新形态一体化系列教材

U0870556

皮肤性病护理学

主　编　张　萍　权　琳

副主编　赵桂花　赵晓玲　李　萌

　　　　史　娜　童学娅

编　委　（按姓氏笔画排序）

史　娜　（青海卫生职业技术学院）

包已男　（内蒙古医科大学）

权　琳　（德阳科贸职业学院）

李　萌　（西安卫生学校）

张　萍　（青海卫生职业技术学院）

陈　倩　（青海卫生职业技术学院）

赵桂花　（青海卫生职业技术学院）

赵晓玲　（内蒙古医科大学）

童学娅　（成都博润白癜风医院有限公司）

长江出版传媒　湖北科学技术出版社

图书在版编目（CIP）数据

皮肤性病护理学 / 张萍，权琳主编. — 武汉：湖北科学技术出版社，2023.3
新形态一体化系列教材
ISBN 978-7-5352-8791-5

Ⅰ. ①皮… Ⅱ. ①张… ②权… Ⅲ. ①皮肤病－护理学－教材 Ⅳ. ①R473.75

中国版本图书馆CIP数据核字(2022)第183922号

责任编辑：兰季平　　封面设计：曾雅明

出版发行：湖北科学技术出版社　　电话：027-87679440
地　　址：武汉市雄楚大街268号　　邮编：430070
（湖北出版文化城B座13-14层）
网　　址：http://www.hbstp.com.cn

印　　刷：廊坊市广阳区九洲印刷厂　　邮编：065005

开　　本：787×1092　1/16　印张：13.5　字数：320千字
2023年3月第1版　　2023年3月第1次印刷
定价：46.00元

本书如有印装质量问题　可找本社市场部更换

前言 PREFACE

“皮肤性病护理学”是护理学的组成部分，是护理及助产专业学生学习的专业课程之一。

随着生活水平的提高，人们健康观念的转变，人们对健康提出了更高的要求，进而培养实用性、创新型的护理人才，成为我国护理教育改革和实践的迫切需要。

为落实“全国职业教育大会”精神和实施《国家职业教育改革实施方案》，本书在现代护理观的指导下，结合我国护理岗位的需求和护理教育实践的现状，遵循“三基”（基本理论、基础知识、基本技能）、“五性”（思想性、科学性、先进性、启发性和适用性）的原则，充分体现整体护理理念和护理程序的工作要求，紧紧围绕护理人才培养目标，紧扣最新国家护士执业资格考试大纲，以专业核心能力的培养为根本，认真选择内容，把握内容的深浅度，同时本书的编写注重理论与实践相结合、基础知识与临床相结合，满足“必需、够用”的要求。注重学生创新精神、创新意识的培养，融传授知识、培养能力、提升综合素质为一体。

本书由具有丰富临床和教学经验的专家组织编写。在保证学科内容体系的系统性和完整性基础上，本书体现以下特点：①落实立德树人的根本任务。在实现课程的知识传授、能力培养等基本功能的基础上，根据本课程的特点，增加了课程思政内容，以达到立德树人的根本目的。②突出实用性。以培养护士上岗所必须具备的皮肤性病护理知识和技能为目标，摈弃传统教材中与护理岗位需求不相适应的内容。③强调护理程序。本书首先介绍疾病的临床特点，再着重介绍疾病的护理评估、护理诊断、护理措施及健康教育，淡化护理目标和护理评价。④教材图文并茂。彩色图片便于直接辨认不同皮肤性病的形态和特点，利于知识的学习和技能的掌握。⑤便于自主学习。本书有学习目标、案例导入、知识拓展、思考题和病案分析，有利于学生通过自主学习，理解、掌握学习内容，以达成教学目标，提高学生分析问题、解决问题的能力。⑥既注意与其他相关学科的联系，又避免了不必要的学科重复，力求达到“整体、优化”的目的。

本书每章内容以人的健康为中心，以整体护理为导向，以护理程序为框架，按疾病概述、护理评估、常见护理诊断/问题、护理措施及健康教育等模块来进行编写，重点叙述护理措施，突出护理学专业的特色。全书共十三章，第一章为总论，主要介绍皮肤的解剖、生理特点，常见皮肤性病的症状、辅助检查、治疗、护理和预防保健；后十二章为各类皮肤性病患者的护理，具体介绍皮肤性病护理学常见病、多发病患者的护理。本书适用于各类院校护理专业及相关专业学生使用，也可作为临床护理工作者的参考书。

本书编者在编写过程中参考了相关教材、专著和研究资料，在此向原作者表示感谢。由于编者水平有限，书中难免存在不足之处，敬请各位同人和广大读者提出宝贵意见。

编　者

目录 CONTENTS

第一章 总论

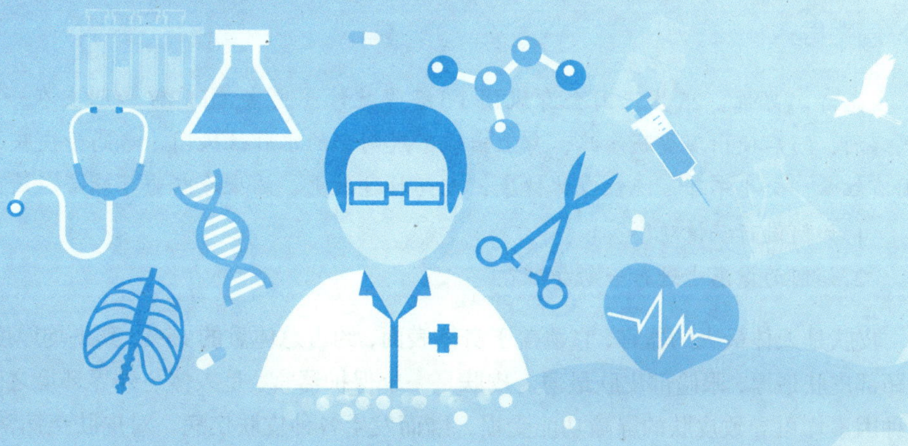

学习目标

【课程思政目标】

1.通过对皮肤性病护理学总论的学习，让学生认识到扎实的基础医学知识，对学习这门课程的重要性。引导学生将强基础、重根基的学习精神延伸到自己的学习、工作、生活中，严格要求自己，打牢人生根基，才能更好地为国家、为社会做贡献，做一个有益于社会和国家的人。

2.培养学生具有耐心细致的观察能力、救死扶伤的人道主义精神和人文关怀理念。敬畏生命，忠于职守，乐于奉献。

3.培养学生具有良好的心理素质和团队协作精神，在护理实施中关心、爱护、尊重患者，具有良好的职业素养。

【知识目标】

1.掌握皮肤性病的护理措施。

2.熟悉皮肤的解剖和组织学特点、生理功能；皮肤性病常见症状。

3.了解皮肤性病的常见辅助检查和预防治疗原则；皮肤的保健与美容。

【能力目标】

1.能应用护理程序为患者进行护理评估，实施整体护理。

2.能够协助医生进行常规诊疗技术操作，熟悉各项护理措施，做好职业防护。

3.能开展皮肤的保健与美容。

病案导入

患者，男性，25岁，因全身风团1d瘙痒就诊。患者1d前曾和朋友在一起吃小龙虾、喝啤酒，随后便出现皮肤瘙痒，身上出现不规则形的水肿性风团，略高于皮肤，呈白色，周围有红晕，大小不等。既往身体健康，无药物过敏史，临床诊断为荨麻疹。请问：

1.如何进行病情观察？

2.如何为该患者进行一般护理？

皮肤是人体最大的器官，它覆盖于身体表面，约占总体重的16%，其平均厚度为0.5~4 mm，掌跖部皮肤最厚，眼睑部皮肤最薄。皮肤是一个保护器官，是人体与外界环境之间的主要屏障，多种因素均可导致皮肤的屏障功能受损，继而发生各种皮肤疾病。对皮肤疾病常见症状及体征的观察、临床思维的运用和护理措施的掌握，有助于早期发现病情变化，及时进行诊治与处理，促进患者早日康复和预防疾病复发。

第一节　皮肤的解剖和组织学特点

皮肤由表皮、真皮、皮下组织及其附属器组成。其间分布有丰富的血管、神经、淋巴管和肌肉。皮肤是一个保护器官，是人体与外界环境之间的主要屏障，具有感觉、分泌、排泄、吸收与代谢、调节体温、免疫等功能。多种因素均可导致皮肤的屏障功能受损，继而发生各种皮肤疾病。

一 表皮

表皮位于皮肤最外层，通过基底膜带与真皮相连接，主要由角质形成细胞、黑素细胞、朗格汉斯细胞和麦克尔细胞等构成。

（一）角质形成细胞

角质形成细胞是表皮的主要细胞，数量占表皮细胞的80%以上，在分化过程中可产生角蛋白。根据其分化阶段和特点可分为5层，由浅至深分别为角质层、透明层、颗粒层、棘层和基底层。

（1）角质层：位于表皮的最外层，一般由5~20层已经死亡的扁平细胞构成，又称角质细胞。角质层厚度不等，在掌跖部位可厚达40~50层。此处细胞正常结构消失，胞质中充满角蛋白，角质层非常坚硬，可防止水分渗入、微生物侵入，是一层天然的保护屏障。

（2）透明层：位于角质层与颗粒层之间，由2~3层较扁平的细胞构成，细胞界限不清，仅见于掌跖等部位的较厚表皮中。

（3）颗粒层：位于透明层下方，在角质层薄的部位由1~3层梭形或扁平细胞构成，而在掌跖等部位细胞可厚达10层，其厚度随角质层的厚薄而变化。

（4）棘层：位于颗粒层下方，由4~8层多角形细胞构成。细胞间有许多短小的胞质突起，像棘突一样，故称棘层。

（5）基底层：位于表皮最底层，由一层圆柱状或立方形细胞构成，细胞长轴与真皮—表皮交界线垂直。基底层细胞底部借半桥粒与基底膜带相附着。基底层细胞含有黑色素颗粒，人体皮肤的颜色深浅则是根据表皮中黑色素颗粒的多少而定的。基底层细胞具有活跃的增殖能力，产生新的角质形成细胞，角质形成细胞有次序地逐渐向上移动，由基底层移行至颗粒层约需14d，再移行至角质层表面并脱落又需14d，因此，正常表皮细胞的更替时间为28d。

（二）黑素细胞

黑素细胞是生成黑色素的细胞。起源于外胚层的神经嵴，其数量与年龄、部位有关，与人种、肤色、性别等无关。黑色素是决定皮肤和头发颜色的重要因素。黑色素具有遮挡和反射紫外线的功能，可使真皮及深部组织免受辐射损伤。所有组织内几乎均有黑素细胞，但以表皮、视网膜色素上皮、毛囊、黏膜等处为多。

（三）朗格汉斯细胞

朗格汉斯细胞是一种免疫活性细胞，具有树枝状突起，散在分布于棘层浅部，数量占表皮细胞总数的3%~5%，密度因年龄、性别、部位而不同，一般掌跖部较少，面颈部较多。

（四）麦克尔细胞

麦克尔细胞位于基底层。细胞呈扁平状，有短指状突起；胞质中含许多直径为 80~100 nm 的神经内分泌颗粒；胞核呈圆形，常有深凹陷或呈分叶状，可能是一种能接受机械性刺激的感觉细胞。

（五）表皮与真皮间的连接

表皮与真皮之间为一层基底膜，它通过半桥粒和其他固定蛋白质，如基底膜糖蛋白、层粘连蛋白及Ⅳ型胶原等相连。基底膜带结构的异常可导致真皮与表皮分离，形成表皮下水疱或大疱，如类天疱疮和大疱性表皮松解症。

二 真皮

真皮位于表皮下方，对表皮起支持作用。全身各部位的真皮厚薄不一，一般为 1~3 mm，眼睑处最薄，为 0.3 mm。真皮内有各种皮肤附属器及血管、神经、肌肉和淋巴管。真皮由浅至深可分为乳头层和网状层，两层之间无明确界限。真皮属于不规则的结缔组织，以纤维成分为主，纤维之间有少量的细胞和基质成分。

（一）胶原纤维

胶原纤维是真皮结缔组织的主要成分。真皮乳头层胶原纤维较纤细，且走向不定；真皮中下部的胶原纤维较粗大且成束，相互交织成网，在不同水平面上各自延伸；真皮下部的胶原束最粗。胶原纤维韧性大，抗拉力强，但缺乏弹性。

（二）网状纤维

网状纤维细小，有较多的分支，彼此交织成网，主要由胶原蛋白构成，是未成熟的胶原纤维。其主要分布在乳头层及皮肤附属器、血管和神经周围。

（三）弹力纤维

弹力纤维较胶原纤维细，直径 1~3 nm，呈波浪状。弹力纤维由弹力蛋白和微原纤维构成。弹力纤维具有较强的弹性。

（四）基质

基质为无定形均质状物质，填充于纤维、纤维束间隙和细胞之间，主要成分为蛋白多糖。基质有骨架、支链和侧链，使基质形成许多微孔隙的分子筛立体构型。小于这些孔隙的物质，如水、电解质、营养物质和代谢产物可自由通过，进行物质交换；大于孔隙的分子物质，如细菌等则不能通过，被限制于局部，有利于吞噬细胞吞噬和消灭。

（五）细胞

细胞主要有肥大细胞、巨噬细胞、成纤维细胞、朗格汉斯细胞和噬色素细胞等，还有少量白细胞和淋巴细胞，其中肥大细胞、巨噬细胞和成纤维细胞是真皮结缔组织中主要的常驻细胞。

三 皮下组织

皮下组织位于真皮下方，与真皮无明显的界限。它由疏松结缔组织及脂肪小叶组成，又称皮下脂肪层。其含有血管、神经、淋巴管、小汗腺和顶泌汗腺等。脂肪的厚度随性别、部位及营养状况的不同而有所差异。

四 皮肤附属器

皮肤附属器包括毛发、皮脂腺、汗腺和甲等。

（一）毛发

毛发由角化上皮细胞构成，包含毛干、毛根、毛球、毛囊和毛乳头。毛乳头含有结缔组织、毛细血管和神经末梢，为毛球提供营养。毛发的生长周期分为生长期（约 3 年）、退行期（约 3 周）和休止期（约 3 个月），有 80%的头发处于生长期。各部位毛发并非同时或按季节生长及脱落，而是不同时间分散地脱落和再生。正常人每天可脱落 70~100 根头发，同时会有等量的头发再生。毛发的性状与健康状况、激素水平、遗传、药物和气候等因素有关。

（二）皮脂腺

皮脂腺位于毛囊与立毛肌之间，属泡状腺体，由腺泡和短的导管构成。立毛肌收缩可促进皮脂排泄。皮脂腺主要分布于头、面及胸背上部等处，称为皮脂溢出部位。皮脂腺还分布于指趾屈侧和掌跖以外的全身皮肤。

（三）汗腺

汗腺根据结构与功能不同而分为小汗腺和顶泌汗腺。

（1）小汗腺：为单曲管状腺，由分泌部和导管部两部分构成。分泌部位于真皮深部和皮下组织，导管部由两层小立方形细胞组成，是排泄汗液的通道，受交感神经系统支配。

（2）顶泌汗腺：曾称大汗腺，属大管状腺体，由分泌部和导管组成。分泌部位于皮下脂肪层，腺体为一层分泌细胞；导管的结构与小汗腺相似，其直径约为小汗腺的 10 倍，通常开口于毛囊上部皮脂腺开口的上方，少数开口于表皮。顶泌汗腺主要分布在乳晕、腋窝、脐周、包皮、阴阜、小阴唇及肛周。顶泌汗腺的分泌受性激素影响，青春期分泌旺盛。

（四）甲

甲是覆盖在指（趾）末端伸面的坚硬角质，由多层紧密的角化细胞构成。甲由甲板、甲半月、甲廓、甲根、甲床及甲母质组成，甲母质是甲的生长区，甲下真皮富含血管。指甲生长速度约为每 3 个月 1 cm，趾甲生长速度约为每 9 个月 1 cm。甲的性状及生长速度受营养状况、疾病、环境及生活习惯等因素影响。

五 皮肤的神经、血管和肌肉

（一）神经

皮肤中分布有丰富的神经，有感觉神经和运动神经。皮肤的神经支配呈节段性，相邻节段间有部分重叠。神经纤维多分布在真皮和皮下组织中。

（二）血管

皮肤血管具有营养皮肤组织和调节体温等作用。皮肤的血管有皮下血管丛、乳头下血管丛（浅丛）和真皮下血管丛（深丛）。这些血管丛呈层状分布，与皮肤表面平行，浅丛与深丛之间由血管相连通，构成丰富的吻合支。这种结构的皮肤血管有利于为皮肤提供充足的营养，还可有效地进行体温调节。

（三）淋巴管

正常皮肤中淋巴管较少。皮肤中的组织液、细菌、游走细胞、肿瘤细胞等均易通过淋巴管到达淋巴结，最后被吞噬处理或引起免疫反应，肿瘤细胞也可通过淋巴管转移到皮肤。

（四）肌肉

立毛肌是皮肤内最常见的肌肉，由平滑肌纤维束构成。立毛肌一端起自真皮乳头层，另一端插入毛囊中部的结缔组织鞘内。当寒冷及精神紧张时立毛肌收缩可引起毛发直立，即所谓的“起鸡皮疙瘩”。此外尚有血管壁平滑肌、乳晕平滑肌、阴囊肌膜等，面部表情肌和颈部的颈阔肌属于横纹肌。

第二节 皮肤的生理功能

皮肤覆盖于体表，是机体内、外环境的分界，也是人体抵御外界有害因素入侵的第一道防线。皮肤的功能对机体健康起着非常重要的作用。皮肤具有屏障、吸收、感觉、分泌和排泄、体温调节、物质代谢等功能，同时它还是一个重要的免疫器官，可参与机体的各种免疫反应，并发挥免疫监视的作用。

一 皮肤的屏障功能

皮肤的屏障功能具有双向性：一方面可防止体内水分、电解质及营养物质的丢失；另一方面可保护体内各种器官和组织免受外界有害刺激或不需要的物质入侵，从而维持机体内环境的稳定。

（一）物理性损伤的防护

皮肤对机械性损伤，如摩擦、挤压、冲撞及牵拉等有较好的防护作用。致密而柔韧的表皮角质层，在防护中起重要作用。经常受摩擦和压迫的部位，如掌跖的角质层可增厚，甚至形成胼胝，后者可显著增强皮肤对机械性损伤的承受能力。真皮内有弹力纤维、胶原纤维和网状纤维，并交织成网状，使皮肤具有一定的弹性和伸展性。皮下脂肪层有缓冲外力的作用，使皮肤具有一定的抗牵拉、抗冲撞及抗挤压的能力。皮肤对光线可起到防护作用，皮肤各层对光线的吸收有选择性，黑素细胞对防止紫外线损伤具有重要作用。

（二）化学性刺激的防护

皮肤角质层是防护化学性刺激的最主要结构。角质层细胞具有抗弱酸弱碱作用。正常皮肤表面一般偏酸性，对碱性物质可起到一定的缓冲作用，称为碱中和作用。皮肤对酸性物质也有一定的缓冲作用，称为酸中和作用。

（三）微生物的防御作用

皮肤与外界环境直接接触，会接触各种病原微生物。致密的角质层和角质形成细胞间通过桥粒结构相互镶嵌排列，能机械地防止一些微生物的侵入，因此皮肤具有防御微生物的作用。角质层生理性脱落，也可使一些寄居于体表的微生物被清除。

（四）防止营养物质的丢失

具有半透膜性质的皮肤角质层，使体内的营养物质、水分及电解质不会透过角质层丢失，皮脂膜也可使通过皮肤丢失的水分显著减少。正常成人24h经皮肤丢失的水分为240~480 mL，一旦角质丧失，水分的丢失将达到10倍以上，体内的电解质和营养物质也会大量丢失，对身体健康造成极大的危害。

二 皮肤的吸收功能

皮肤具有吸收外界物质的能力，这在皮肤病的治疗上有着重要的作用，也是皮肤局部药物治疗的理论基础。皮肤吸收主要通过3种途径进行：角质层（主要途径），毛囊、皮脂腺，汗管。

皮肤的吸收功能可受很多因素的影响：①皮肤的结构和部位；②角质层的水合程度；③吸收物质的理化性质；④外界环境。

三 皮肤的感觉功能

皮肤的感觉可以分为两类：一类是单一感觉，如触觉、痛觉、压觉、冷觉和温觉等；另一类是复合感觉，如湿、糙、硬、软、光滑等。此外，皮肤还有形体觉、定位觉和两点辨别觉等。

四 皮肤的体温调节功能

皮肤对保持体温恒定具有重要的调节作用。一是作为感受器，感知外环境的温度变化并及时传达到体温调节中枢，皮肤中的温度感受器分为冷感受器和热感受器，当外环境温度发生变化时，温度感受器就向下丘脑传输信息，引起血管扩张或收缩，出现寒战或出汗等反应。二是作为效应器，通过物理性体温调节的方式保持体温恒定。

五 皮肤的代谢功能

（一）糖代谢

皮肤中的糖类物质主要为糖原、葡萄糖和黏多糖等。糖类是体内最主要的供能物质，在有氧情况下，表皮中50%～75%的葡萄糖通过糖酵解途径分解提供能量，在缺氧时则有70%～80%通过无氧酵解途径分解提供能量。

（二）蛋白质代谢

蛋白质是人体最主要的物质基础。皮肤蛋白质包括纤维性和非纤维性蛋白质，前者包括角蛋白、胶原蛋白和弹性蛋白等，后者包括细胞内的核蛋白以及调节细胞代谢的各种酶类。

（三）脂类代谢

皮肤中的脂类包括脂肪和类脂质，人体皮肤的脂类总量，包括皮脂腺、皮脂及表皮脂质，占皮肤总重量的3.5%～6%，最高可达10%。脂肪的主要功能是储存能量和氧化供能。脂肪合成主要在表皮细胞中进行。

（四）水和电解质代谢

皮肤是人体重要的储水库。儿童皮肤含水量高于成人，成年女性略高于男性。皮肤中的水分主要分布在真皮内，当机体脱水时，皮肤可提供其水分的5%～7%以维持循环血容量的稳定。皮肤中含有各种电解质，主要储存于皮下组织中，它们对维持晶体渗透压和酸碱平衡起着重要的作用。

第三节 皮肤性病症状

皮肤性病的症状包括主观症状和客观症状，是反映病情的重要指标，也是诊断和鉴别诊断各种皮肤性病的主要依据。

一 主观症状

主观症状是指患者主观感觉到的不适感或其他影响生活质量的感觉，包括瘙痒、疼痛、麻木、烧灼感、蚁行感和感觉分离等局部症状，也包括畏寒发热、关节痛、乏力和食欲不振等全身症状，这些症状与皮肤性病的种类、病情及患者个体差异有关。

（一）瘙痒

瘙痒（itching）是指一种不愉快的皮肤感觉引起搔抓或摩擦皮肤的欲望，当皮肤的神经受到轻微的刺激时瘙痒发生，属于正常个体的皮肤感觉范围。瘙痒是皮肤性病中最常见的一种主观症状。较多皮肤疾病均伴有皮肤瘙痒，如湿疹、荨麻疹、皮肤瘙痒症、神经性皮炎、疱疹样皮炎、疥疮等。肛门生殖器区对瘙痒尤为敏感，一旦发生，患者瘙痒可能十分严重，以致难以忍受。

【病因】

引起瘙痒的原因较为复杂，多种内外因素均可导致瘙痒。

1.神经精神因素

神经精神因素如神经功能障碍、情绪紧张、焦虑、恐惧、精神创伤、激动和忧郁等。

2.系统性疾病

系统性疾病如肝胆疾病、慢性肾功能衰竭、血液病、内分泌及代谢性疾病、恶性肿瘤、食物或药物过敏以及妊娠等。

3.各种感染

各种感染如细菌感染、病毒感染、真菌感染、滴虫感染、阴虱感染等。

4.各种刺激

各种刺激如衣物刺激、药物刺激等可引起女性外阴瘙痒和男性阴囊瘙痒，痔瘘、肛裂可引起肛周瘙痒等。

5.环境因素

环境因素如温度、湿度、光线、季节，以及工作和居住环境等。

6.生活习惯

生活习惯如过度使用肥皂、清洁护肤化妆品等。

7.个体皮肤性状

个体皮肤性状如皮肤老化、水合度等。

【临床表现】

1.全身性瘙痒

瘙痒开始即可为全身性，或最初局限于一处，继而扩展至全身，或痒无定处，瘙痒呈阵发性且夜间加重。浓茶、咖啡、酒类、海鲜、情绪激动或某些暗示等都可能导致瘙痒发作或加重。同时，还可伴有烧灼、蚁行感。老年人常因皮肤腺体功能减退所致的皮肤萎缩、干燥粗糙、脱屑等引起全身性瘙痒，称为老年性瘙痒。冬季时瘙痒常由气候干燥引起，并在使用肥皂过度洗浴后或脱衣睡觉时瘙痒加剧，以小腿胫前多见，春暖缓解，或逢夏季瘙痒出现，秋凉后自愈，但病因不明，称为季节性瘙痒。

2.局限性瘙痒

局限性瘙痒呈阵发性局部剧痒，多发于头皮、女性外阴、男性阴囊、肛周、小腿等部位。温度变化、衣物摩擦等刺激可引起瘙痒发作或加重。常因搔抓引起继发性皮肤损害，包括表皮剥蚀、条状抓痕、血痂、色素沉着或减退，日久可见局部肥厚、浸润及苔藓样变，还可继发各种皮肤感染，如疖、毛囊炎、淋巴结炎等。

3.妊娠性瘙痒

妊娠性瘙痒是发生于孕妇的，仅表现为皮肤瘙痒而无原发性皮肤损害的一种皮肤病。患者首次妊娠发生率低，为0.06%~0.43%，再次妊娠时发病率可高达47%。大多数患者是由于雌激素增多引起的肝内胆汁淤积所致。瘙痒为弥漫性，偶可较为严重。本病常发生于妊娠末期，但也可发生于妊娠早期。部分患者于瘙痒发生后2~3周出现黄疸，产后黄疸很快消失。一般不引起孕妇死亡，但早产率高达30%。

（二）疼痛

疼痛常见于带状疱疹、接触性皮炎、皮肤化脓性感染、淋病和生殖器疱疹等，疼痛性质可表现为针刺样、刀割样、烧灼样和电击样等，疼痛范围多局限于患处。此外，蚁行感常见于面部激素依赖性皮炎，麻木感和感觉分离可见于麻风患者等。

二 客观症状

皮肤损害（lesions）是皮肤性病客观症状中最主要的体征，简称“皮损”或“皮疹”，是指客观存在、可以观察到或触及的皮肤黏膜及其附属器的病变。皮肤损害的性质和特征常常作为诊断皮肤病的主要依据。皮损可分为原发性皮损和继发性皮损两大类。原发性皮损是皮肤性病病理变化直接产生的最早损害；继发性皮损是由原发性皮损演变或因搔抓而产生的皮肤损害。但有时两种皮损不能截然分开，如脓疱为原发性皮损，但也可由水疱或丘疹演变而来。因此，判断原发性皮损或继发性皮损应根据具体情况而定。

【病因】

引起皮肤损害的原因较为复杂，多种因素均可导致皮肤损害。

1.各种过敏性或变态性皮肤病

各种过敏性或变态性皮肤病如湿疹、荨麻疹、神经性皮炎等。

2.感染性疾病

感染性疾病如细菌、病毒、真菌、原虫等病原微生物感染。

3.药物不良反应性皮肤病

药物不良反应性皮肤病如药物性皮炎、药物注射部位的皮肤反应等。

4.结缔组织疾病

结缔组织疾病如红斑狼疮、皮肌炎、硬皮病等。

5.水疱和大疱性皮肤病

水疱和大疱性皮肤病如天疱疮、类天疱疮、疱疹样皮炎、获得性大疱性表皮松解症等。

6.红斑丘疹鳞屑性皮肤病

红斑丘疹鳞屑性皮肤病如多形红斑、银屑病、红皮病等。

7.瘙痒性皮肤病

瘙痒性皮肤病如瘙痒症、痒疹、慢性单纯性苔藓等。

8.物理性皮肤病

物理性皮肤病如日光性皮炎、痱子、冻疮、放射性皮炎等。

9.血管性皮肤病

血管性皮肤病如过敏性紫癜、结节性红斑、变应性皮肤血管炎等。

10.其他

其他如皮肤肿瘤、遗传性皮肤病、营养与代谢障碍性皮肤病等均可导致皮肤损害。

【临床表现】

1.原发性皮损

原发性皮损为皮肤组织病理变化直接产生的损害，还未发生自然演变或受人为因素的影响，是皮肤性病诊断的重要依据。

（1）丘疹：一种坚实性、局限性、浅表性皮损，高出于皮肤表面，通常直径小于1 cm，如图1-1（a）所示。其是由表皮或真皮浅层细胞增殖、炎细胞浸润、代谢产物聚积引起的。丘疹可呈圆形、扁平或乳头状；颜色可呈淡黄色、紫红色或黑褐色；表面可光滑或粗糙。丘疹常见于许多皮肤病，如银屑病、湿疹、扁平疣、扁平苔藓、皮肤淀粉样变等。

（2）斑疹：局限性皮肤颜色或表面质地的改变，皮损与周围皮肤平齐，既无隆起，也不凹陷，如图1-1（b）所示。皮疹呈不规则形，大小不一，直径一般小于1 cm，当大于1 cm时称斑片。根据特征及发生机制的不同，斑疹可分为红斑、出血斑、色素减退及色素沉着斑等。红斑由毛细血管扩张、增多、充血所致，压之褪色；出血斑由血液外渗到真皮内所致，压之不褪色，直径小于2 mm称瘀点，大于2 mm称瘀斑；色素减退及色素沉着斑是由表皮色素减少或增加所致。斑疹常见于白癜风、花斑癣、黄褐斑等。

（3）斑块：较大的或多数丘疹融合形成的直径大于1 cm的扁平隆起性皮损。皮疹大小不一，呈圆形或不规则形，如图1-1（c）所示。斑块常见于银屑病等。

（4）水疱：高出皮肤表面、内含液体的局限性腔隙性皮损。可直接发生，也可由丘疹转变而来，直径小于1 cm称为小疱，大于1 cm时称大疱。依据病变位置不同，水疱可分为角质层下水疱、表皮内水疱及表皮下水疱，疱壁可呈紧张或松弛形，如图1-1（d）所示，常见于急性接触性皮炎、天疱疮、大疱性类天疱疮等。

（5）脓疱：内含脓液的局限性、腔隙性、高出皮面的皮损。可由细菌或非感染性炎症所致。常见于脓疱疮、脓疱型银屑病等。

（6）风团：真皮浅层水肿引起的暂时性、隆起性皮损。风团一般大小不一，形态不规则，颜色可为红色或白色，周围常有红晕，如图1-1（e）所示，常见于荨麻疹等。

（7）结节：实质性、局限性可触及的圆形或类圆形的皮损。位置可深达真皮或皮下组织，可由炎性浸润或代谢产物沉积所致。皮损可高出皮面，亦可不隆起，触之有一定硬度或浸润感。常见于结节性红斑、结节性黄色瘤等。

（8）囊肿：含有液体、黏稠物或细胞成分的局限性囊性皮损。外观呈圆形或椭圆形，触之有弹性感，大小不等，一般位于真皮或更深位置，可隆起于皮面，如图1-1（f）所示。常见于皮脂腺囊肿、皮样囊肿等。

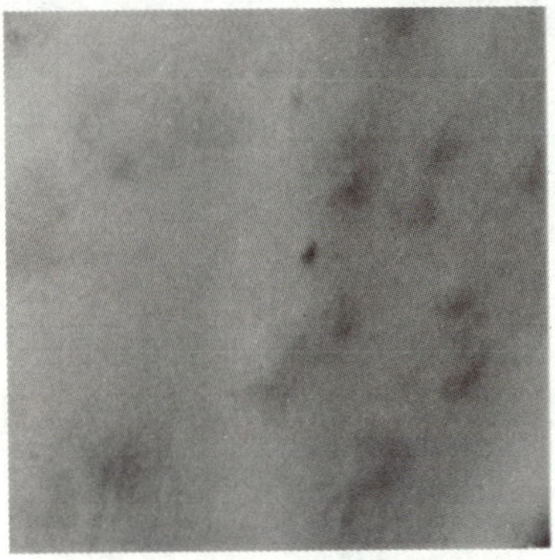
（a）丘疹

（b）斑疹

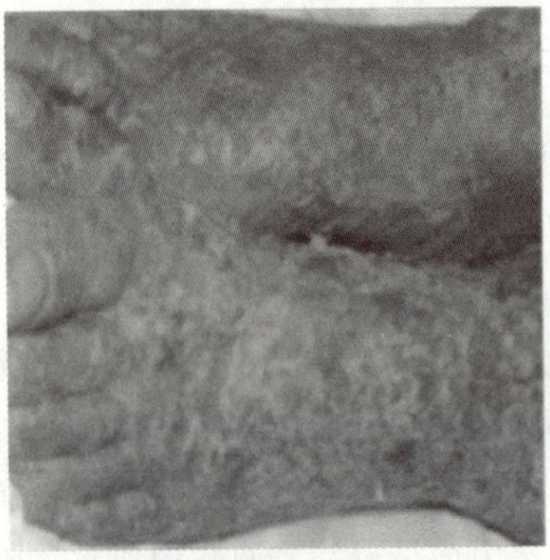
（c）斑块

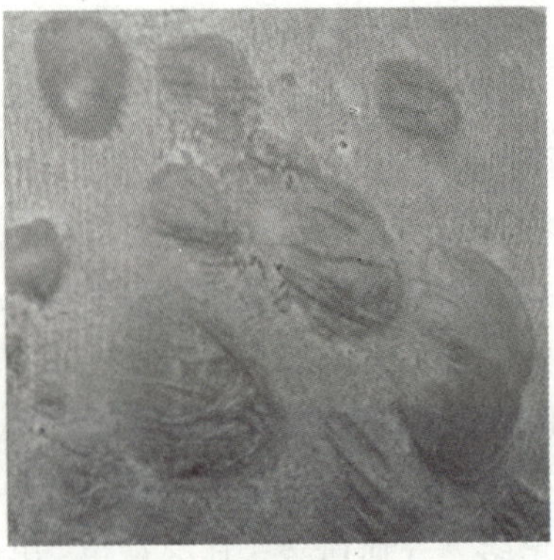
（d）水疱

图1-1　原发性皮损

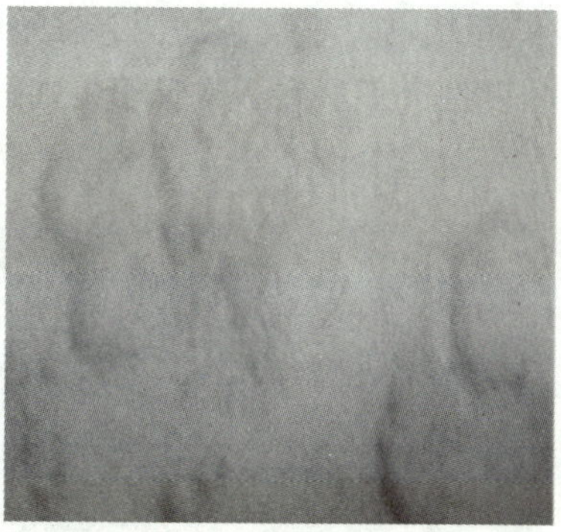
（e）风团

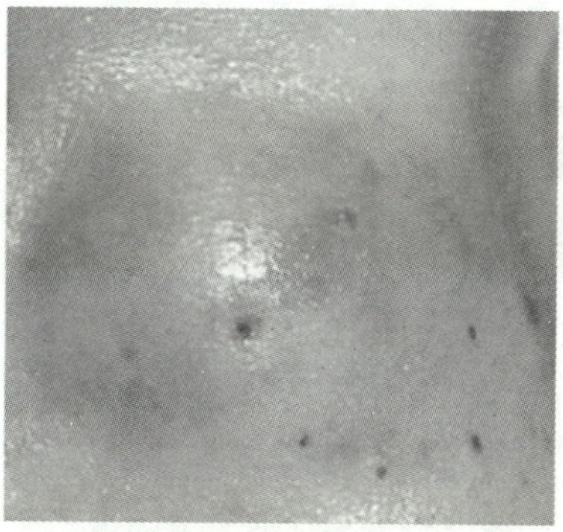
（f）囊肿

图 1-1 原发性皮损（续）

2.继发性皮损

继发性皮损是由原发性皮损自然演变而来，或因人为搔抓、治疗不当引起。

（1）鳞屑：由干燥或油腻的即将脱落或脱落的角质层细胞堆积形成。常由表皮细胞角化不全、角化过度演变而来。鳞屑的厚薄、大小、形态不一，可呈蛎壳状、大片状或糠秕状，如图1-2（a）所示。常见于银屑病、剥脱性皮炎、花斑癣等。

（2）糜烂：指局限性皮肤表皮或黏膜上皮缺损形成的红色湿润创面，多由水疱、脓疱破裂或浸渍处表皮脱落所致。皮损大小、形态各异，基底部较清洁。常见于湿疹、天疱疮及中毒性表皮松解症等。

（3）溃疡：指皮肤或黏膜局限性缺损形成的创面，可深达真皮或更深位置，因病情而异。皮损的大小、形态各异，如图 1-2（b）所示。见于感染、皮肤癌、放射性损伤等疾病。

（4）浸渍：常因皮肤角质层吸收过多水分后出现的皮肤发白、松软及起皱。皮损颜色变白，质地变软，表面可起皱。常见于长时间浸水或湿敷较久、指趾缝等皱褶部位经常潮湿等。

（5）裂隙：也称皲裂，为线状的皮肤裂口，深度可达真皮。因局部皮肤干燥或慢性炎症等导致皮肤弹性减弱后牵拉引起，好发于掌跖、指趾关节部位、肛周及口角部位等。

（6）瘢痕：真皮或真皮以下组织缺损或破坏后，由新生结缔组织增生修复而成。皮损表面光滑、无弹性，无皮纹及毛发，如图 1-2（c）所示。按其与周围正常皮肤的高低关系可分为增生性瘢痕和萎缩性瘢痕。增生性瘢痕是指瘢痕增厚而高出皮肤表面，如瘢痕疙瘩；萎缩性瘢痕则指瘢痕萎缩凹陷，如盘状红斑狼疮。

（7）萎缩：皮肤的一种退行性病变而引起的表皮厚度变薄或真皮及皮下结缔组织减少所致的皮损。萎缩可分为表皮萎缩、真皮萎缩及皮下组织萎缩。其中表皮萎缩如图 1-2（d）所示。表皮萎缩常表现为皮肤变薄，半透明，正常皮沟变浅或消失，表面有细皱纹呈羊皮纸样；真皮萎缩表现为局部皮肤凹陷，毛发可能变细或消失，表皮纹理可正常；皮下组织萎缩则表现为局部皮纹正常，但凹陷明显。

（8）痂：由血液、脓液、药物及脱落组织等混合干涸后凝结而成，常附着于有渗液的创面上。痂可薄可厚，质地柔软或脆硬，如图 1-2（e）所示。根据凝结物的不同，痂可分为脓痂（黄绿色）、浆痂（淡黄色）、血痂（暗红或黑褐色）。

（9）抓痕：摩擦或搔抓所致的线状或点状的表皮或深达真皮浅层的剥脱性缺损，如图1-2（f）所示。

（10）苔藓样变：也称苔藓化，表现为局部皮肤粗糙增厚，皮沟加深，皮嵴隆起，类似皮革样改变。皮损界限清楚，常由搔抓、摩擦及皮肤慢性炎症所致。常见于慢性瘙痒性皮肤病，如慢性湿疹、慢性单纯性苔藓等。

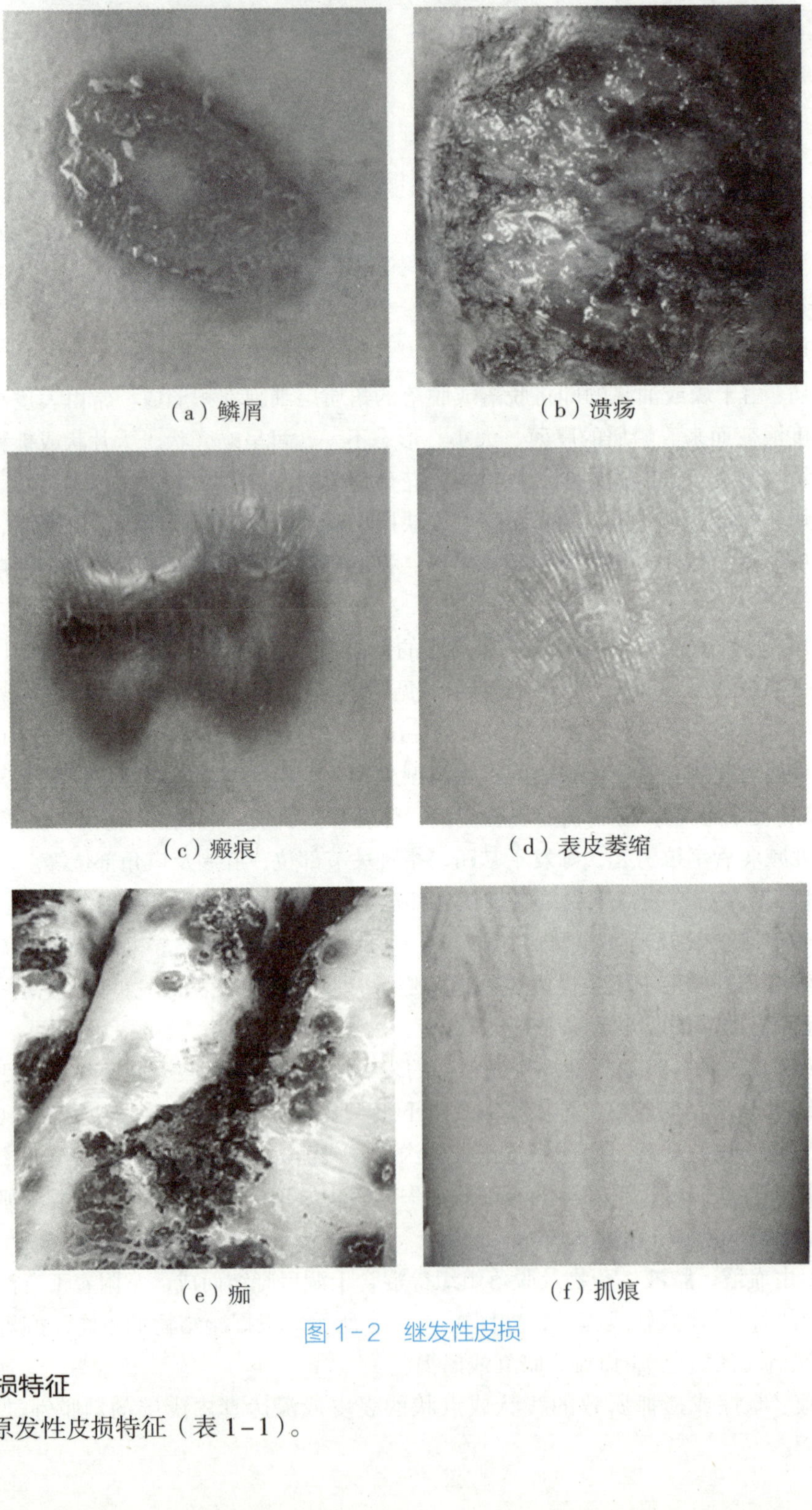

（a）鳞屑　（b）溃疡

（c）瘢痕　（d）表皮萎缩

（e）痂　（f）抓痕

图 1-2　继发性皮损

3.皮损特征

（1）原发性皮损特征（表1-1）。

表 1-1 原发性皮损特征

原发性皮损	特征
丘疹	实质性、局限性、浅表性损害，高出皮面，直径小于 1 cm，病变位于表皮或真皮上部
斑疹	皮肤颜色局限性改变，无隆起，不凹陷，直径小于 1 cm，直径大于 1 cm时称为斑片
斑块	较大的或多数丘疹融合而成的、直径大于 1 cm以上的扁平、隆起性损害
水疱	高出皮面的、内含液体的、局限性腔隙性损害；直径小于 1 cm时称为小疱，大于 1 cm者称为大疱
脓疱	内含脓液的局限性、腔隙性、高出皮面的疱，充满中性粒白细胞
风团	真皮浅层水肿引起的暂时性、隆起性、瘙痒性损害
结节	实质性、局限性、深达真皮或皮下组织的皮损
囊肿	内含液体、黏稠物质和细胞成分的局限性囊性皮损

（2）继发性皮损特征（表 1-2）。

表 1-2 继发性皮损特征

继发性皮损	特征
鳞屑	由干燥或油腻的即将脱落或脱落的角质层细胞堆积形成，其大小、厚薄及形态不一
糜烂	局限性皮肤表皮或黏膜上皮缺损形成的红色湿润创面，多由水疱、脓疱破裂或浸渍处表皮脱落所致，一般不留瘢痕
溃疡	皮肤或黏膜局限性缺损形成的创面，可深达真皮或更深位置。愈合较慢且愈后可留有瘢痕
浸渍	常因皮肤角质层吸收过多水分后出现的皮肤发白、松软及起皱
裂隙	亦称皲裂，是皮肤的线条状裂口
瘢痕	真皮或真皮以下组织缺损或破坏后，由新生结缔组织增生修复而成
萎缩	皮肤的一种退行性病变而引起的表皮厚度变薄或真皮及皮下结缔组织减少所致的皮损
痂	由血液、脓液、药物及脱落组织等混合干涸后凝结而成，需附着于有渗液的创面上
抓痕	摩擦或搔抓所致的表皮或真皮浅层的缺损
苔藓样变	皮肤局限性浸润肥厚，皮沟加深，皮嵴突起，表面粗糙，似皮革样，触之有增厚及实质感

4. 伴随症状

（1）原发性皮损伴随症状：水疱和大疱内容物可含血液；脓疱的疱液可稀薄或黏稠，一般较浑浊，皮损周围常有红晕；风团常伴有瘙痒，其皮损特点为时隐时现，此起彼伏，消退后不留任何痕迹；结节一般可吸收消退，亦可自行破溃，形成溃疡，愈后可留瘢痕。

（2）继发性皮损伴随症状：糜烂损害较表浅，愈合较快且愈后不留瘢痕；溃疡损害常破坏基底层细胞，故愈合较慢且愈后可留有瘢痕；浸渍如受摩擦可发生表皮脱落而露出糜烂面，容易继发感染；裂隙常伴有出血或疼痛；痂可与皮肤粘连；抓痕皮损表面可有渗出、脱屑，常伴血痂，若浅表损伤愈后不留瘢痕。

第四节 皮肤性病的辅助诊断

一 体格检查

（一）视诊

视诊是指用视觉来观察患者局部或全身表现的诊断方法。在观察皮肤表面变化或皮肤损害（简称皮损）颜色时，要先用生理盐水清洁皮肤，或用酒精棉球擦去皮肤上的污垢、化妆品及其他物质。视诊需查看皮损以下特征。

1.大小和数目

大小可用实物描述，如芝麻、黄豆、鸡蛋或手掌大小，亦可测量实际大小；数目可为单发或多发。

2.形状

形状可呈圆形、椭圆形、多角形、地图状或不规则形等。

3.边缘及界限

边缘可整齐或不整齐；界限可清楚、比较清楚或模糊等。

4.性质

性质可区分原发性皮损与继发性皮损，有无合并其他损害等。

5.颜色及其色调

颜色及其色调可分为正常皮色或红、黄、紫、黑、褐、蓝、白等，红色还可表现为鲜红色、暗红色、淡红色等。

6.表面

表面可呈现光滑、粗糙、扁平、隆起、中央脐凹、半球形等，还应观察有无糜烂、渗出、溃疡、出血、脓液、鳞屑等。

7.基底

基底可较宽、较窄或呈蒂状。

8.内容物

主要观察水疱、脓疱和囊肿，内容物可为血液、浆液、黏液、脓液、皮脂或其他异物等。

9.分布和部位

皮损分布形式可为全身性或局限性，是否沿血管、沿神经节段分布，是否对称分布；查看皮损是位于暴露部位、覆盖部位还是与某特定物一致。

10.排列

皮损可呈群集或孤立，排列可呈线状、带状、环状或无规律。

（二）触诊

触诊是用手的感觉进行判断的一种诊断方法。此方法可对皮肤的温度和湿度及皮肤质地的变化进行了解，判断皮肤的柔韧性和坚实性。触诊需注意下列各项。

（1）皮损的大小、形态、硬度、深浅、弹性感及波动感；表面湿润、干燥、光滑、粗糙；有无松弛、凹陷、萎缩变薄或浸润增厚等。

（2）深部皮损的轮廓是否清楚，与周围组织有无粘连、是否固定、可否推动。

（3）有无触痛、感觉过敏或减弱。

（4）局部皮温是否正常。

（5）通过摩擦可了解鳞屑的性质，如是否易剥去，刮除法可显露基底状况。

（三）皮肤划痕试验

用尖圆钝器用力划过皮肤后，有条索状风团出现，可出现三联反应：第一反应，划后 15 s 于划过处发生红色线条，这是皮肤内肥大细胞释放组胺引起毛细血管扩张所致；第二反应，划后 30 s 可在红色线条两侧出现红晕，由小动脉扩张引起，是一种轴突反应，麻风损害处不发生这种红晕；第三反应，划后 1~3 min 于划过处发生条状风团，这是由组胺引起水肿所致，此反应常见于皮肤划痕症及某些荨麻疹患者。

（四）玻片压诊法

用玻片按压红斑时，红色消退，当玻片松开时，红色恢复。如为瘀斑瘀点，则玻片按压后颜色不变。

（五）棘层细胞松解征检查

棘层细胞松解征检查又称尼氏征（Nikolsky sign）检查，此征阳性常见于大疱性表皮松解型药疹、天疱疮等某些大疱性疾病。可有以下 4 种表现。

（1）用手指推压水疱，可使疱壁移动。

（2）手指轻压疱顶，疱液可向四周移动。

（3）稍用力在外观正常皮肤上推擦，表皮即剥离。

（4）牵扯已破损的水疱壁时，可见水疱以外的外观正常皮肤一同剥离。

三 辅助检查

（一）实验室检查

1. 血液学检查

血液学检查包括血常规、生化检查、自身抗体谱检查等。

2. 皮肤试验

（1）划破试验：该方法主要用于检测导致速发型变态反应发生的变应原，高度敏感患者需慎用。①方法：检测者以75%医用酒精消毒受试者前臂屈侧皮肤后，用一次性注射针头在皮肤上划1 cm长的划痕，以不出血为度，将1滴试剂滴于划痕上，再用针柄轻轻擦压一下，在对侧相应部位做对照试验，待30 min后观察结果。②结果判定：阴性反应，与对照试验相同；阳性反应，可分为可疑、弱阳性、中等阳性和强阳性。“±”为可疑，皮肤出现风团或水肿性红斑，直径小于0.5 cm；“+”为弱阳性，皮肤出现风团有红晕，直径为0.5 cm左右；“++”为中等阳性，皮肤出现风团伴有明显红晕，直径为0.5~1 cm；“+++”为强阳性，皮肤出现风团并发红晕及伪足，直径大于1 cm。③临床意义：用于测定速发型变态反应的过敏原，如荨麻疹及遗传性过敏性疾病等的病因。阳性反应提示患者对该试验物质过敏，但应区分假阳性反应。④注意事项：抗组胺类药物可减弱试验反应，为确保试验的准确性，需停药48 h后再进行测试；高度敏感者（如曾发生过敏性休克者）禁止做本试验；试验前应准备0.1%肾上腺素以备用。

（2）斑贴试验：一种检测机体迟发型接触性变态反应的诊断方法。①方法：根据受试物质的性质配制成适当浓度的浸液、溶液、软膏或用原物作为试剂，将试剂浸湿在4层1 cm×1 cm大小的纱布上，然后贴于前臂屈侧或背部，其上覆盖一稍大的透明玻璃纸，边缘用橡皮膏固定，48 h后取下受试物查看结果。若在试验过程中，一旦出现瘙痒、疼痛或炎症反应时，应立即取下受试物用清水洗净，并做相应处理。第4~5 d时评价试验结果，则更为可靠。同时做多个不同试验物时，每两个试验物之间的距离应不小于4 cm，必须有对照试验。②结果判定：阴性反应，受试部位无任何反应；阳性反应，可分为可疑、弱阳性、中等阳性和强阳性。“±”为可疑，皮肤出现瘙痒或轻微发红；“+”为弱阳性，皮肤出现瘙痒及单纯红斑；“++”为中等阳性，皮肤出现丘疹、水肿性红斑；“+++”为强阳性，皮肤呈现显著红肿伴丘疹或水疱。③临床意义：阳性反应提示患者对受试物过敏，也可能是因为原发性刺激或其他因素所致的阳性反应，但后者一旦将试验物去除，反应可很快消失，而阳性反应则一般在试验物去除后24~48 h是增强而不是减弱；阴性反应则表示患者对受试物不敏感。④注意事项：因斑贴试验与操作技术不当或实际接触时的情况不同，均可出现假阴性反应。

（3）皮内试验：原理同划破试验。①方法：一般先以低稀释度的试剂开始，在前臂屈侧内注射0.1 mL的稀释液。②结果判定：通常于30 min内出现反应，如出现风团及红晕为即刻反应阳性；6~48 h后才出现反应并有浸润性结节则为迟发型反应阳性。③临床意义：即刻反应阳性，表示患者对试验物过敏；迟发型反应阳性的实际意义尚未明了。④注意事项：对试验物高度敏感或曾有过严重反应者，不宜做此试验；试验30 min内应严密观察全身反应，特别是注意过敏性休克的发生，故试验前应做好抢救过敏性休克的各种治疗措施。

（二）物理检查

1.放大镜检查

放大镜检查可用于一些皮肤病的特殊表现，如盘状红斑狼疮的毛囊角栓、基底细胞癌珍珠状乳白色边缘的纤细毛细血管扩张等。

2.滤过紫外线灯检查

滤过紫外线灯（Wood灯）检查是一种有助于诊断和治疗的重要检查方法，利用Wood滤过器将所有可见光滤过后获得一种紫外线。可用于头癣、其他真菌和细菌感染、色素性疾病、接触性皮炎、皮肤上的矿物油等检查。

（三）真菌检查

真菌检查对诊断真菌性皮肤病具有重要意义，常用直接镜检和培养。

1.直接镜检

将所取标本置于载玻片上，滴 1~2 滴 10% ~20%氢氧化钾溶液以溶解角质，盖上盖玻片后，放置数分钟或在火焰上微加温以加速角质溶解，然后轻轻压紧盖玻片，驱除空气泡。

2.培养

培养主要用于确定菌种，也可作为直接镜检的辅助检查。常用方法有常规培养、微量培养和大培养三种。

（四）皮肤组织病理检查

皮肤组织病理检查有助于皮肤病的临床诊断及疾病分型。病理标本采集时，皮损的选择应注意以下几点。

（1）脓疱、水疱或需寻找病原体的损害，应选择早期新发损害，并切取完整的脓疱或水疱。

（2）通常选择成熟而未经治疗的典型皮损，包括一部分皮损周围的正常皮肤，便于与病变组织做对照。

（3）较大的损害，应取其活动性的边缘。同时存在几种皮肤病的损害时，应分别取其皮损做检查。

第五节　皮肤性病的预防和治疗

一　皮肤性病的预防

皮肤性病发病率高，严重影响患者及家属的生活质量，损害患者身心健康，甚至危及患者生命。有效的预防工作可以大大减少皮肤性病的发生及流行。皮肤性病的预防要有整体、全面的观念，应根据疾病的病因、性质等不同，采取相应的预防措施。

（一）变态反应性皮肤病

了解有无家族史，有无合并其他系统性疾病。查找变应原，去除各种可疑致病因素，避免再次接触或摄入。药物过敏者应禁用致敏药物及类似的药物。

（二）瘙痒性皮肤病

积极寻找并去除病因，嘱患者避免搔抓皮损，穿柔软棉质宽松衣服，保持衣服、床单、被服的干净，内衣不宜太紧，干净平滑即可；保持周围环境适宜的温度及湿度，洗浴不宜过度，水温不宜过高，尤其是北方城市、老年人及皮肤干燥者，沐浴后涂抹护肤液或爽肤液；禁食辛辣刺激食物等。

（三）感染性皮肤病

该类疾病以预防为主，如脓疱疮、疥疮、真菌病、结核、艾滋病、梅毒、淋病等，应控制好传染源，切断传播途径，改善环境卫生，改变不良生活方式。

（四）医学美容、生活美容不当导致的皮肤病

一些盲目或不当的美容服务、化妆品不规范使用等导致的化妆品皮炎发病日趋增多。应帮助患者认识皮肤的健美是心理状态和精神面貌处于最佳时期的表现，与健康的身体、合理的饮食、充足的睡眠、积极的锻炼等综合因素有关。不要轻信各种嫩肤产品、快速美白和美容措施，应充分了解美容化妆的卫生知识，慎重对待各种美容手术。

（五）皮肤肿瘤

要避免长期、过度日光暴露和接触有害致癌物质，要定期进行专科检查。重视皮肤病与精神因素、环境的关系。当今社会的压力大、节奏快导致人们精神紧张，是诱发或加重皮肤病的原因之一。此外，生活、工作环境、室内装修中的某些有毒、有害物质，以及食用的蔬菜、水果中残留的一些激素、抗生素、农药等成分可导致一些皮肤病的反复迁延，应尽量避免接触。

二 皮肤性病的治疗

皮肤病和性病的治疗主要包括内服药物治疗、外用药物治疗、物理治疗和皮肤外科治疗等。

（一）内服药物治疗

药物治疗是目前皮肤病和性病的主要治疗手段，其中许多皮肤病与性病需通过口服或注射等方式进行治疗，常用的内服药物有抗过敏药物、糖皮质激素及抗感染药物等。

1.抗组胺药物

抗组胺药物根据其竞争受体的不同，可分为H_1受体拮抗剂和H_2受体拮抗剂两大类。

（1）H_1受体拮抗剂：根据其对中枢神经系统的镇静作用不同可分为第一代和第二代。常用的第一代H_1受体拮抗剂有氯苯那敏、赛庚啶、酮替芬、多虑平和苯海拉明等。本组药物常见不良反应有困倦、头晕、乏力、注意力不集中等，高空作业、驾驶员和精细工作者需慎用或禁用，青光眼和前列腺肥大者也需慎用。常用的第二代H_1受体拮抗剂有阿伐斯汀、咪唑斯汀、西替利嗪、氯雷他定等。本组药物一般口服吸收快，最大的优点是对中枢神经系统影响较小，无困倦作用或较轻微，是目前临床上应用较广的抗组胺药物，尤其适用于高空作业者、驾驶员及需长期服药者。

（2）H_2受体拮抗剂：在皮肤科主要用于治疗慢性荨麻疹、皮肤划痕症等。常见不良反应有头痛、眩晕，长期应用可致血清转氨酶升高、精子减少和阳痿等，孕妇及哺乳期妇女慎用。常用药物有西咪替丁、雷尼替丁和法莫替丁等。

2.糖皮质激素药物

糖皮质激素药物具有抗炎、抗毒、抗休克、抗增生、免疫抑制等多种作用。

（1）适应证：常用于多形红斑、药疹、严重的急性荨麻疹、过敏性休克、接触性皮炎、变应性皮肤血管炎、天疱疮及类天疱疮、系统性红斑狼疮及皮肌炎等。

（2）不良反应：长期大量使用糖皮质激素时不良反应较多，主要有诱发或加重感染、升高血糖及血压、消化道溃疡或穿孔、电解质紊乱、骨质疏松或缺血性骨坏死以及出现神经精神症状等，不规律停药或过快减量还可导致病情反跳。长期外用此药物可引起毛细血管扩张、局部皮肤萎缩、痤疮及毛囊炎等，故面部、外生殖器及婴儿需慎用。

3.抗菌药物

（1）青霉素类：主要用于疖、痈、丹毒、蜂窝织炎和梅毒的治疗等。

（2）头孢菌素类：主要用于耐青霉素的金黄色葡萄球菌和某些革兰阴性（G^-）杆菌的感染。对青霉素过敏者应慎用。

（3）氨基糖苷类：多为广谱抗生素，常用药物有链霉素、庆大霉素、丁胺卡那霉素等，此类药物有耳、肾毒性，长期应用需加强监测。

（4）大环内酯类：常用药物有红霉素、罗红霉素、阿奇霉素等；主要用于淋病、非淋菌性尿道炎等治疗。

（5）喹诺酮类：主要用于细菌性皮肤病、支原体或衣原体感染等，常用药物包括环丙沙星、氧氟沙星等。

（6）其他药物：甲硝唑、替硝唑可治疗厌氧菌感染、滴虫病及淋菌性盆腔炎等；磺胺类对细菌、衣原体、奴卡菌有效；克林霉素、万古霉素、多粘菌素等均可根据病情选用。

4.抗病毒药物

（1）核苷类抗病毒药：主要有阿昔洛韦及同类药物。常用于单纯疱疹病毒、水痘－带状疱疹病毒感染和生殖器疱疹等的治疗。不良反应有注射处静脉炎、暂时性血清肌酐升高，肾功能不全患者慎用。

（2）病毒唑（利巴韦林）：一种广谱抗病毒药物，可用于疱疹病毒等的治疗。不良反应有白细胞减少、口渴等，禁用于妊娠早期。

5.抗真菌药物

（1）制霉菌素：有抑制念珠菌及隐球菌的作用，主要用于消化道念珠菌感染。

（2）灰黄霉素：主要用于治疗头癣。不良反应有头晕、胃肠道不适、白细胞减少、肝损害等。

（3）唑类：为人工合成的广谱抗真菌药，常用的药物有伊曲康唑、氟康唑、酮康唑、克霉唑等。内服可治疗系统性念珠菌感染、慢性皮肤黏膜念珠菌病、泛发性体癣、花斑癣等，外用可治疗各种浅部真菌病等。常见不良反应有皮疹、胃肠道反应、肝功能异常、白细胞减少等。

6.维A酸类药物

维A酸类药物可调节上皮细胞和其他细胞的生长与分化，有抑制恶性细胞生长的作用，还可调节免疫和炎症过程等。常用内服药物有异维A酸、维胺脂、阿维A酸等；外用药物有阿达帕林和他扎罗汀等。此类药物对寻常型痤疮、掌跖角化病、银屑病等有较好疗效。常见不良反应有皮肤黏膜干燥、肝功能异常、高脂血症、高血钙、骨骼早期闭合及致畸作用等。

7.免疫抑制剂

免疫抑制剂的常用药物有环磷酰胺、硫唑嘌呤、甲氨蝶呤、环孢素A、他克莫司等。主要用于红斑狼疮、皮肌炎、天疱疮、变应性皮肤血管炎及重症银屑病等治疗。此类药物不良反应较大，应慎用，常见有胃肠道反应、骨髓抑制、肝损害、诱发感染及致畸作用等，用药期间应严密监测。

8.免疫调节剂

此类药物能增强机体的特异性和非特异性免疫反应，使不平衡的免疫反应趋于正常。常用药物有干扰素、转移因子、胸腺素及卡介苗等，主要用于病毒性皮肤病、皮肤肿瘤和自身免疫性疾病等的辅助治疗。

（二）外用药物治疗

外用药物治疗是皮肤病治疗的重要手段。皮肤覆盖于体表，是人体最大的器官，为局部用药创造了良好条件，药物经皮吸收是外用药物治疗的理论基础，局部用药皮损处药物浓度高、系统吸收少，故局部用药具有疗效高和不良反应少的特点。

1.外用药物的种类

外用药物的种类见表1-3。

表1-3　外用药物的种类

种类	常用药物
清洁剂	生理盐水、3%硼酸溶液、0.02%呋喃西林溶液等
保护剂	氧化锌糊、炉甘石、滑石粉等
角质促成剂	3%水杨酸、3%～5%硫黄、卡泊三醇软膏等
角质剥脱剂	20%～40%尿素软膏、5%～10%水杨酸、10%硫黄、5%～10%乳酸、0.01%～0.1%维A酸等
糖皮质激素	卤米松、氟米松、0.1%丁酸氢化可的松、曲安奈德、醋酸地塞米松等
止痒剂	1%麝香草酚、5%苯唑卡因、糖皮质激素等
抗菌剂	3%硼酸溶液、0.5%～3%红霉素、0.1%黄连素（小檗碱）、1%四环素、2%莫匹罗星等
抗真菌剂	2%～3%克霉唑、2%酮康唑、1%特比萘芬、5%～10%水杨酸、6%～12%苯甲酸等
抗病毒剂	阿昔洛韦乳膏、3%～5%阿昔洛韦（无环鸟苷）、5%～10%疱疹净（碘苷）等
维A酸类	0.1%他扎罗汀凝胶、0.025%～0.05%全反式维A酸霜等
遮光剂	10%氧化锌、5%二氧化钛、5%～10%对氨基苯甲酸等

2.外用药物的治疗原则

（1）外用药物种类的选用：应根据皮肤病的病因与发病机制等进行选择，如变态反应性疾病应选用糖皮质激素或抗组胺药，瘙痒者选用止痒剂，细菌性皮肤病选用抗菌药物，真菌性皮肤病选用抗真菌药物等。

（2）外用药物剂型的选用：应根据皮损特点进行选择。选用原则为：①仅有红斑丘疹而无渗液的急性皮炎者可选用粉剂或洗剂；炎症较重，渗液糜烂较多时宜用溶液湿敷；有糜烂而渗出不多时则用糊剂。②渗出不多的亚急性皮炎者宜用糊剂或油剂，如无糜烂宜选用乳剂或糊剂。③慢性皮炎可选用软膏、硬膏、乳剂、酊剂、涂膜剂等。④单纯瘙痒无皮损者可选用乳剂、酊剂等。

（3）用药指导：使用外用药前，护理人员应当向患者详细说明使用部位、方法、时间、次数和可能出现的不良反应及其处理方法等。

（三）物理治疗

1.光疗法

（1）红外线：具有扩张血管、改善局部血液循环、加速组织修复及促进炎症消退等作用。常用于皮肤感染、慢性皮肤溃疡、多形红斑等。

（2）紫外线：可分为长波紫外线（UVA）、中波紫外线（UVB）和短波紫外线（UVC），UVB和UVA应用较多。紫外线具有加速血液循环、促进维生素D的合成、促进色素生成、促进上皮再生、抑制细胞过度生长、镇痛、止痒等作用。适用于银屑病、玫瑰糠疹、痤疮、毛囊炎、疖病、白癜风、斑秃及慢性溃疡等。照射时应注意对眼睛的防护，光敏感者，活动性肺结核、甲亢或严重心、肝、肾疾病者禁用。

（3）激光：具有相干性强、单色性好和功率高的特点。激光治疗近年来在皮肤科发展迅速，不断有新的激光开发成功。主要用于除皱，嫩肤，祛太田痣、文身等治疗。皮肤科常用激光治疗有二氧化碳激光、半导体激光、脉冲激光、点阵激光等。

（4）光化学疗法：内服或外用光敏剂后照射UVA的疗法，可达到抑制DNA的复制，从而抑制细胞增生和炎症。此疗法适用于银屑病、白癜风、特应性皮炎及斑秃等。不良反应可见白内障、光毒性反应、皮肤光老化、光敏性皮损等，长期应用可致皮肤癌。

（5）光动力疗法：其原理为光敏剂进入人体聚集在肿瘤组织中，在特定波长激光的照射下被激发，造成肿瘤组织坏死，但对正常组织损伤较小。皮肤科应用最多的光敏剂是氨基乙酰丙酸，常用光源有非连续性激光、脉冲激光等。适用于基底细胞瘤、鳞状细胞癌等皮肤肿瘤。不良反应为局部灼热感、红斑、疼痛等。

2.冷冻疗法

冷冻治疗法原理为利用制冷剂产生低温使病变组织坏死，以达到治疗的目的，常用冷冻剂为液氮（－196 ℃），冷冻后可见局部组织肿胀、发白，1~2d内可出现水疱，然后干燥结痂，1~2周脱痂。适用于各种疣、结节性痒疹、化脓性肉芽肿、瘢痕疙瘩、浅表良性肿瘤等。

（四）皮肤外科治疗

皮肤外科治疗可用于活体组织取材、皮肤创伤清理、皮肤肿物切除、改善或恢复皮肤异常功能及美容整形等。常用的皮肤外科手术有切割术、皮肤移植术、毛发移植术、腋臭手术及皮肤磨削术等。

第六节　皮肤性病的护理

皮肤病为一种慢性疾病，常常反复发生，迁延不愈，可表现为瘙痒不适或疼痛难忍。其中瘙痒是皮肤病患者最常见的主观症状，可轻可重，时间上可为阵发性、间断性或持续性，常见于荨麻疹、湿疹、瘙痒症及银屑病等患者。疼痛的性质可为针刺样、刀割样、烧灼样等，范围多为局部患处。要根据皮肤病患者的不同症状，采取相应的护理措施，减轻患者病痛，提高生活质量。

一　一般护理

（一）环境要求

病室应每天定时通风，用紫外线消毒空气，保持室内适宜的温度及湿度。床单位及被服保持整洁，用物专人专用。患者不应使用空气清新剂、灭蚊剂等。清洁工在进行清洁工作时应湿扫湿擦，避免扬尘及使用挥发性、刺激性的消毒液。严禁探视者带鲜花、宠物、毛制品进入病室。医护人员勤洗手，严格无菌操作规程。患者在使用激素期间，限制探视及陪住人员，避免交叉感染。告知患者避免皮肤受日晒、冷热刺激等。如日光性皮炎患者应避免在日光强烈时外出，外出时应戴遮阳镜、遮阳帽，穿长衣长裤或打伞等，避免将皮肤直接暴露于日光下，可外涂保护剂、遮光剂，以免加重皮损。

（二）饮食护理

过敏性皮肤病患者应告知其避免进食易致敏的食物，如虾、蟹、海鱼、海带、紫菜等海鲜类食物，以及辛辣刺激食物，如姜、葱、蒜、辣椒及芥末等食物。急性期患者应多进食富含维生素A、维生素C、维生素E的蔬菜及水果。瘙痒性皮肤病患者还应多饮水，少喝浓茶、咖啡等兴奋神经的饮料，禁饮酒，因乙醇可使全身血管扩张，加剧瘙痒。渗液较多的皮肤病患者应足量饮水，保持出入量平衡，鼓励进食高蛋白、高维生素、易消化、营养丰富的食物及新鲜蔬菜、水果等。有水肿者，应限制钠盐的摄入。

（三）心理护理

多种皮肤病常经久不愈、反复发生，导致患者均有不同程度的焦虑和恐惧，且情绪波动可致疾病加重。故护理人员应嘱患者保持良好的心态，学会自我放松及情绪调节；应多与患者进行沟通交流，耐心讲解皮肤病的相关知识及注意事项，取得患者信任，使其增强战胜疾病的信心。

二 病情观察

（一）皮损观察

护理人员观察皮损的面积、分布、性状及消退情况；观察分泌物及渗液的量、颜色、气味，并做细菌培养，合理选择抗菌药物。创面干燥结痂，护理人员嘱患者不可撕掉痂皮，应待其自然脱落。

（二）全身症状观察

护理人员密切观察病情变化，尤其注意伴有发热、内脏损害、过敏反应、重症药疹、天疱疮等反应；注意观察患者的生命体征、主观症状及用药后不良反应等。

三 用药护理

（1）长期大量使用糖皮质激素治疗的患者，应密切观察患者激素的副作用、并发症及减量过程中有无反跳现象等。

（2）使用某些抗组胺药时，严禁驾驶机动车辆或高空作业。

（3）使用外用药时应按外用药使用原则和注意事项实施，并向患者详细说明外用药的使用方法、用药次数及涂抹药物前后的清洁方法等。如银屑病患者涂抹药物前，应先将鳞屑及结痂浸软除掉，这样能使药物更好地发挥治疗作用。

（4）换药或涂抹药物时，应首先更换无菌创面，再处置感染创面，冬季注意保暖，防止受凉。

（5）外用易致敏或刺激性较强的药物时，应先做斑贴试验或小面积试用，如无皮疹、红斑、水肿等反应，方可使用。

（6）注意观察患者局部用药后反应及药效。

（7）湿敷护理。①湿敷目的：有保护创面、消炎、降温止痒、止痛，吸附创面坏死组织、分泌物及病菌，清洁创面和收敛作用。②常用的溶液：生理盐水、0.1%新霉素溶液、洗必泰（氯己定）、0.02%呋喃西林、3%硼酸溶液等。③注意事项：应在无菌操作下进行，分泌物多的不洁创面，应在清洗创面后进行湿敷；将纱布浸于溶液中，用无菌镊子拧水至半干，覆盖于局部，至少用4~6层纱布；冬季注意保暖，可将液体加热，更换敷料的次数，视分泌物多少而定，一般每天3~4次，直至局部渗液减少，再更换其他治疗方法；湿敷范围不能超越体表总面积的1/3，以免引起药物吸收中毒；保持床单的干燥、整洁，必要时垫置中单。

四 对症护理

（一）瘙痒的护理

（1）局部瘙痒剧烈、皮温较高时，可选用冰袋或冰块冷湿敷，或行液氮涂擦治疗，可迅速缓解瘙痒症状，还可起到镇静的功效。

（2）若感觉奇痒难忍，可用手掌轻轻拍打、按压或按摩瘙痒部位替代抓挠。

（二）光感性皮炎或日晒后病情加重的护理

注意避免日光直接照射，外出最好打伞，穿长袖衣服。

（三）传染性皮肤病的护理

传染性皮肤病，如脓疱病、疥疮、癣等，应进行床旁隔离或病室隔离，所用过的纱布敷料、衣被、脚盆、便器等应单独处理。涂抹药物时戴手套，防止交叉感染。

（四）皮肤损害的护理

（1）糜烂渗出：初期予以烤灯照射，清洁换药，局部使用庆大霉素16万U加入0.9%生理盐水100 mL局部清创，每天2次，清创后糜烂面用油纱覆盖或外涂药膏。渗液严重的患者，应采取暴露疗法，即将患者所穿衣物全部脱去，以充分暴露皮损，使用支被架将被套托起，勿使被套直接接触患者皮损处，以免加重游离表皮的剥脱。在使用支被架覆盖时应保留一个通风口便于烤灯照射，使用消毒的无菌床单及被套防止感染，及时更换被渗液浸湿的床单、被褥。日间鼓励患者多站立，夜间应每2~3 h更换体位。同时应注意病室空气及床单元的消毒，调整好室内适宜的温度及湿度，避免患者受凉感冒，加重病情。

（2）水疱：小疱原则上不需特殊处理可自行吸收，大疱则需使用无菌注射器抽吸。用安尔碘棉签消毒水疱，在疱体的下方边缘处用无菌注射器抽吸疱液，用无菌棉签从上向下轻轻挤压疱液，注意保持疱壁的完整。

（3）脓疱：应先挑破，剪掉坏死的疱壁，再用强力碘（碘仿）清洁。

（4）溃疡：可先给予0.9%生理盐水清创，再用0.05%强力碘（碘仿）湿敷创面15~20 min，湿敷后外涂碱性成纤维细胞生长因子等促进溃疡愈合的药物，每天各2次。

（5）痂：脓血痂可用强力碘（碘仿）浸软，痂皮较厚时，如婴儿湿疹、脂溢性皮炎、黄癣等，不能及时清除，应先用硼酸软膏厚涂包扎，次日擦去油膏及浸软的痂，用强力碘（碘仿）溶液清洁。愈合的结痂皮损切不可强行撕脱，而用新霉素软膏外涂，以软化痂皮，促进其自然脱落，以免造成皮损破溃、出血。

（五）黏膜损害的护理

（1）眼部：双眼红斑、糜烂可用0.9%生理盐水冲洗，每天2~3次，并根据具体情况使用泰利必妥、托百士等眼药水滴眼，每天2~6次，并注意观察双眼结膜充血、红肿有无好转，双眼有无感染、粘连等并发症的发生。

（2）鼻部：鼻腔糜烂、粘连给予复方薄荷脑滴鼻剂滴鼻，每天4~6次。

（3）口腔：口腔糜烂、溃疡时禁用牙刷刷牙，指导患者在饭前、饭后及睡前正确使用漱口液漱口。根据患者口腔糜烂的具体情况选用适合的漱口液，每天4次以上，口唇处糜烂、结痂可遵医嘱正确涂抹外用药膏。

（4）会阴部：外阴糜烂、破溃创面给予暴露疗法，渗液处予烤灯照射。局部使用碘附或强力碘（碘仿）清洁消毒后，外涂软膏，每天2次，注意男性患者包皮内等皱褶部位的清洁，阴茎及阴囊糜烂皮损可给予油纱外敷，避免组织粘连加重糜烂。

第七节　皮肤的保健与美容

皮肤覆盖于体表，是人体的天然屏障。健康的皮肤不仅具有多种生理功能，还能呈现人体美感，使人容光焕发，富有生机活力。随着人们物质生活和精神生活水平的逐步提高，审美观念也不断提升，因此皮肤的保健与美容也越来越受到重视。

一　皮肤的保健

（一）皮肤的性状

人们的审美观受其种族、国家和文化背景的影响，整体美感也没有统一的评判标准。皮肤是机体的外部器官，皮肤的营养及代谢与机体内部各系统和器官的正常功能密切相关，因此皮肤为“内脏之镜”。判断皮肤是否健康的主要标准包括皮肤的色泽（肤色）、光洁度、湿润度、纹理、弹性及其功能，皮肤性状的差异主要与遗传、性别、年龄、营养、内分泌变化及健康状况等因素有关。

1.肤色

肤色与皮肤内黑素的含量、分布和皮肤血液循环状况及皮肤表面光线反射等因素有关。健康的皮肤表现为白里透红，由于不同种族的肤色受遗传因素的影响，可呈现为白色、黄色或黑色。

2.光洁度

健康的皮肤质地细腻、光洁度高；不健康的皮肤则质地粗糙、黯淡无色。某些职业（如务农、从事野外作业者、长期户外运动者）、慢性化学刺激（如频繁接触洗涤剂）或皮肤疾病等，均可导致皮肤外观粗糙、增厚、脱屑及缺乏光泽。

3.纹理

健康皮肤的表面纹理表浅、细小、走向柔和，皮肤光滑细腻。皮肤老化或某些皮肤病（如慢性湿疹、慢性单纯性苔藓等）可使真皮组织发生变性或增生，引起相应区域皮肤纹理变粗、增多或加深，皮肤出现皱纹、苔藓样变等表现。

4.弹性

皮肤的皮下脂肪厚度和含水量适中时，质地柔韧而富有弹性。皮肤老化后皮下脂肪萎缩，含水量下降，皮肤弹性减弱。

5.湿润度

皮肤分泌及代谢功能正常时，皮肤表面可形成适度的皮脂膜，使皮肤光滑滋润。皮脂分泌过多，皮肤外观油腻；过少则皮肤干燥、脱屑、起皱。

6.皮肤的功能

皮肤的正常功能不仅可使皮肤具有健康的外观，还能使皮肤内外环境保持平衡，延缓皮肤的衰老。

（二）皮肤的类型

对皮肤的分型方法有多种。目前根据皮肤pH值、含水量、皮脂分泌状况及皮肤对外界刺激的反应性的不同，可将皮肤分为5种类型。

1.中性皮肤

其pH值为4.5~6.5，角质层含水量为20%左右，皮脂分泌正常，皮肤表面光滑细嫩，不干不油，富有弹性，对外界刺激适应性较强，为理想的皮肤类型。

2.干性皮肤

干性皮肤又称干燥型皮肤。其pH值＞6.5，角质层的含水量低于10%，皮脂分泌量少，油脂缺少，皮肤干燥、皮纹细，毛孔不明显，脸部清洁后有紧绷感，对外界刺激敏感，皮肤易出现皲裂、脱屑及皱纹。干性皮肤与遗传因素有关，也与经常风吹日晒、过多使用碱性洗涤剂有关。

3.油性皮肤

油性皮肤又称多脂型皮肤，多见于肥胖者及中青年。其pH值＜4.5，角质层含水量为20%左右，皮脂分泌旺盛，皮肤外观油腻发亮，肤色常较深，毛孔粗大，弹性好，不易起皱，对外界刺激一般不敏感。油性皮肤多与体内雄激素分泌旺盛、过多进食高脂食物及浓香调味品有关，易患痤疮、脂溢性皮炎等皮肤病。

4.混合性皮肤

混合性皮肤为干性、中性或油性混合存在的一种皮肤类型。常表现为“T”区（即前额、鼻部、鼻唇沟及下颌部）呈油性，双面颊、双颞部等则表现为中性或干性皮肤特点。毛发性状及躯干部皮肤一般与头面部一致，干性皮肤者毛发干燥，油性皮肤者毛发油腻光亮。

5.敏感性皮肤

敏感性皮肤又称过敏性皮肤，常见于过敏体质者。皮肤对外界刺激反应性强，对冷、热、紫外线、化妆品等均较敏感，易出现丘疹、红斑及瘙痒等表现。

（三）影响皮肤健康的因素

1.皮肤的酸碱度

健康皮肤偏酸性，pH值为5.5~7.0，当皮脂分泌旺盛时皮肤的pH值降低，反之则升高。

一般女性皮肤较男性更偏碱性，新生儿皮肤偏碱性，青春期皮肤pH值最低。皮肤具有中和碱的作用，外用碱性肥皂后皮肤表面可暂时变为碱性，1 h后便恢复为原来状态，但若过度使用碱性物质，则会破坏皮肤的偏酸性环境。

2.皮脂膜

皮脂膜是由皮脂、汗液和表皮细胞分泌物等互相乳化而形成的半透明薄膜，覆盖于皮肤表面，可对皮肤起到保湿作用。皮脂膜还具有防止皮肤水分丢失、抑制皮肤表面细菌生长和阻止外界有害物质入侵皮肤等作用。皮脂膜的性质及厚薄受性别、年龄、健康状况、环境和洗涤等因素影响。

3.皮肤的敏感性

不同皮肤类型对刺激的敏感性不同，干性和敏感性皮肤对各种刺激敏感，易产生过敏反应。

4.皮肤的老化

皮肤自然老化是指随着年龄增长而出现的皮肤生理性衰老。皮肤老化为自然规律，老化程度受遗传、内分泌、营养、卫生状况、免疫等因素的影响，在一定条件下可以延缓衰老的过程。光老化是指皮肤长期受到光照而引起的老化，主要与UVA、UVB照射有关，可使皮肤色素沉着、松弛、皱纹增多，易发生皮肤肿瘤。

5.理化及生物学因素

紫外线、温度、湿度等因素均可影响皮肤的性状，化妆品和药物也可引起皮肤质地的改变。如某些化妆品可影响皮脂的排泄而发生痤疮样皮损；长期使用糖皮质激素可引起毛细血管扩张、皮肤萎缩；各种微生物可引起皮肤感染，从而影响皮肤的健康。

6.疾病的影响

皮肤是人体“内脏之镜”，各种机体疾病，如贫血、先天性心脏病、甲状腺疾病、重症肝炎、维生素代谢异常等，都可引起皮肤组织、性状和功能的改变。

（四）皮肤的保健

1.良好的生活习惯

（1）保持乐观、稳定的情绪：皮肤性状与精神状态密切相关，乐观、稳定的情绪可使皮肤血管扩张、血流量增加、代谢旺盛，表现为肤色红润、容光焕发；反之，忧愁、抑郁、紧张或焦虑均可加快皮肤衰老，使面色黯淡无光。

（2）充足的睡眠：皮肤补充营养和修复的时间一般在晚上10时至凌晨2时，充足的睡眠时间和良好的睡眠习惯对维持皮肤的更新和功能非常重要。成人应保持每天6~8 h睡眠，失眠或过劳者往往因皮肤不能正常更新而肤色黯淡。

（3）合理饮食：糖、蛋白质、脂肪、维生素和微量元素均是维持皮肤正常代谢、保持皮肤健美所必需的物质，新鲜的蔬菜和水果不仅可提供各种维生素及微量元素，还能保持大便通畅，及时清除肠道有毒物质，起到养颜护肤作用。因此饮食结构必须合理，维生素和微量元素缺乏，则会出现皮肤色素沉着、干燥、脱屑、红斑等；吸烟、过量饮酒可加速皮肤衰老，应尽量避免。

（4）积极的锻炼：经常进行体育锻炼，如跑步、游泳、登山等，可增加皮肤对氧、负离子的吸收，增加血流携氧量，加速废物排泄，并增强皮肤对外界环境的适应能力，保持皮肤健美。

（5）皮肤的清洁：皮肤表面常会有灰尘、污垢、皮肤排泄物、微生物等黏附，导致毛囊孔和汗腺口堵塞。因此清洁皮肤非常重要，清洁皮肤还可促进皮肤血液循环、增进皮肤和身心健康，培养良好的卫生习惯。清洁皮肤水温应适中，以 35 ℃ ~38 ℃为宜，清晨洗澡水温可稍低，睡前洗浴水温可稍热，以利于入睡。

2.预防皮肤老化

尽量避免紫外线照射，外出时应打伞、穿浅色衣服或外用遮光防晒剂。坚持自我面部按摩可加速新陈代谢、改善皮肤血液循环、增加细胞活力、增加弹力纤维的活性，从而延缓皮肤衰老。应根据年龄、皮肤类型和气候选择合适的保湿、抗衰老化妆品，避免选用含激素、汞、砷等成分的化妆品。

3.头发的保健

头发是人外在美的一个重要标志，头发是否健康可直接影响皮肤的健美，因此保持头发健康非常重要。应定期清洁头发，每周洗头 2~3 次为宜，洗发剂应根据头发的油腻程度进行选择，同时根据发质选用适宜的护发素。

二 皮肤的美容

皮肤与机体的其他器官一样，随着年龄的增长而逐渐衰老。皮肤覆盖于体表，岁月的痕迹常从皮肤上呈现出来，如额头皱纹、鱼尾纹、眼睑下垂的出现直至全身皮肤松弛，均标志着一个人的生命里程逐渐走向暮年，目前尚无阻止这种自然生理演变的有效方法。但对于某些影响皮肤健康的瑕疵，则可采用一定的美容方法减轻或去除。

（一）遮盖术

遮盖术是利用特殊的霜剂化妆品外涂于有颜色改变的皮损处，使局部颜色被遮盖或减轻，从而获得美容效果的方法。外用制剂在化妆品专柜均有出售，适用于有局部颜色改变（如太田痣、鲜红斑痣、咖啡斑等）而对遮盖霜不过敏者。

（二）药物面膜倒模

药物面膜倒模是将药物、按摩、理疗有机地结合起来，达到面部皮肤保健和治疗某些皮肤病的美容方法，包括冷喷倒模面膜和热喷倒模面膜。应根据不同的需要（如祛斑、消炎、脱色、润肤等）选择不同的药物，配合人体经络、穴位进行按摩，再结合离子喷雾，并辅以成型材料于面部，使药物充分吸收。在成模过程中，面膜会产生持久而均匀的紧缩压力，促进真皮纤维组织和肌肉的收缩，具有消除面部皱纹的作用。适应证包括寻常性痤疮、脂溢性皮炎、黄褐斑、雀斑、面部皱纹、皮肤增白、皮肤保养等。过敏性皮肤病、各种感染性皮肤病患者禁用。

（三）激光祛斑、脱毛术

激光美容是近年来国内外发展迅速且疗效显著的一项皮肤美容技术。根据激光波长的不同，可治疗各种皮肤疾病。如波长为 510 nm、520~530 nm、532 nm 的激光，适合治疗表皮层的色素性疾病（如雀斑、脂溢性角化症等）；波长为 595 nm 的激光，可治疗鲜红斑痣、面部毛细血管扩张症等；波长为694 nm、755 nm的激光，适合治疗表皮及真皮交界的色素性疾病；波长为1 064 nm的激光，适合治疗真皮层的色素性疾病（如太田痣）。半导体激光用于全身各部位的脱毛。

（四）化学剥脱术

化学剥脱术将腐蚀剂直接外用于皮损处，利用药物的原发性刺激，使皮损处的表皮和真皮层出现不同程度的变性、坏死、结痂、脱落，从而达到治疗目的。常用制剂多为酸性物质（如果酸等）。适应证有雀斑、雀斑样痣、睑黄瘤、汗管瘤、浅表瘢痕、脂溢性角化病等。

（五）防皱与除皱术

目前除皱的方法有多种，比较常用的有光子嫩肤术、皱纹局部注射肉毒素、手术除皱和胶原填充术等。

（六）皮肤磨削术

皮肤磨削术是利用电动磨削器、砂纸或硅金，对表皮和真皮浅层进行磨削来消除凹凸性皮肤病变，达到美容效果的治疗方法。适应证包括痤疮、雀斑、皱纹、文身和其他炎症性皮肤病遗留的点状凹陷性瘢痕等。

思考题

1.表皮由哪几部分组成？它们的特点和作用是什么？
2.皮肤的生理功能有哪些？
3.简述皮肤性病常见的主观症状。
4.简述原发性皮损和继发性皮损的特征。
5.尼氏征阳性的表现有哪些？
6.皮肤性病的治疗原则有哪些？
7.简述皮肤性病的一般护理。
8.如何做好皮肤性病的皮损护理？
9.皮肤分为几种类型？它们的特点是什么？
10.如何做好皮肤的保健？

第二章 变态反应性皮肤病患者的护理

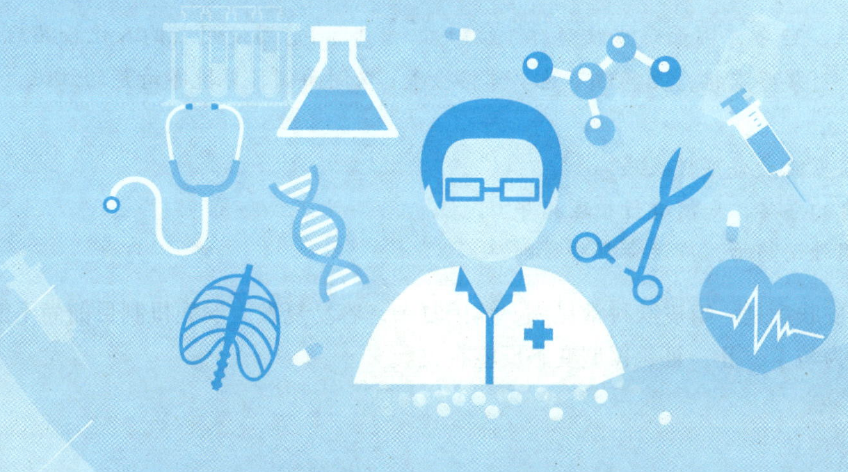

学习目标

【课程思政目标】

1.通过对变态反应性皮肤病患者的护理的学习，让学生认识到良好、积极地面对疾病对于预防疾病发生、提高和稳定免疫力的重要性，保持乐观积极向上的人生态度，使预防和治疗疾病事半功倍。

2.结合当前实际情况，培养学生具有救死扶伤的人道主义精神和人文关怀理念，敬畏生命，忠于职守，乐于奉献的良好品格。

3.培养学生具有良好的心理素质和团队协作精神，在护理实施中关心、爱护、尊重患者，具有良好的职业素养。把“正医德、立医品、精医术、传医风”作为培养学生的中心环节。

【知识目标】

1.掌握接触性皮炎患者的护理措施。

2.熟悉接触性皮炎患者的临床表现、护理评估和护理诊断。

3.了解接触性皮炎患者的病因和发病机制、辅助检查、治疗原则。

【能力目标】

1.能应用护理程序为患者实行护理评估，实施整体护理。

2.能够协助医生进行常见诊疗技术操作，熟悉各项护理措施，做好职业防护。

3.能运用相关知识，对变态反应性皮肤病患者提供瘙痒护理，并进行健康教育。

病案导入

患者，女性，32岁，因面部皮肤瘙痒1d就诊。患者1d前因使用新购入化妆品后两侧面部出现红斑，有瘙痒症状，无其他不适。体格检查：双侧面颊可见境界清楚的红斑，未见水泡。请问：

1.患者目前可能患有哪种疾病?

2.针对患者的瘙痒，如何进行护理指导?

3.如果使用外用药物，应注意哪些原则?

变态反应性皮肤病是一组皮肤科常见病，病因复杂，容易复发。发病机制目前尚不能完全明确，但一般认为与Ⅰ、Ⅱ、Ⅲ、Ⅳ型变态反应有关。

第一节　接触性皮炎

接触性皮炎（contact dermatitis）是指皮肤或黏膜与外源性物质接触后，在接触部位发生的一种皮肤急性或者慢性炎症反应。

【病因】

1.原发性刺激物

接触物本身具有较强的刺激性或毒性，任何人接触均可发生皮炎。如在接触强酸或强碱等化学物质后常引起急性皮炎；长期、反复接触有些刺激性较小的物质（如肥皂水、去污剂），接触部位可发生皮炎。

2. 接触性致敏物

接触性致敏物表现为典型的迟发Ⅳ型变态反应。通常为低分子的化学物质如染料、生漆等，多数人无不良反应，而仅使少数具有过敏体质者发病。以Ⅳ型变态反应居多。

【临床表现】

1. 急性接触性皮炎

该病起病急，典型皮损为在接触部位发生边界清楚的皮肤、黏膜炎症反应，轻者为淡红色或鲜红色红斑、丘疹、丘疱疹，重者可发生水疱或大疱，水疱破裂可有糜烂、渗出和结痂等继发损害，甚至可产生皮肤松解或坏死。经积极处理，1~2 周内可痊愈，遗留暂时性色素沉着。病程有自限性，再次接触仍可发病（图 2-1）。

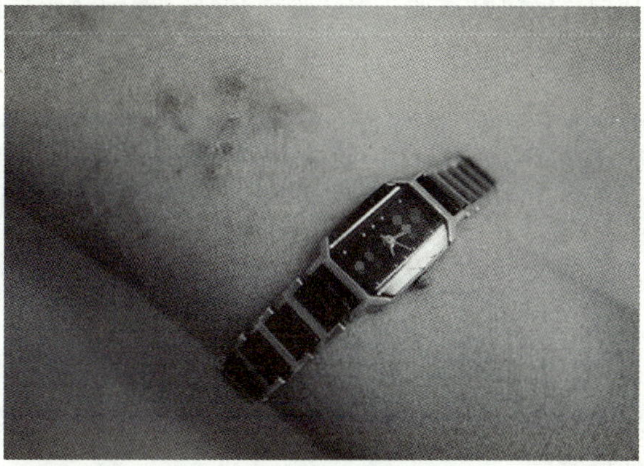

图 2-1 急性接触性皮炎

2. 亚急性和慢性接触性皮炎

如接触物的刺激性较弱或浓度较低，皮损开始可呈亚急性，表现为轻度红斑、丘疹，境界不清。长期反复接触可导致局部皮损慢性化，表现为轻度增生及苔藓样变，发展为慢性肥厚性损害，迁延难愈。

3. 特殊类型接触性皮炎

常见的有化妆品皮炎、尿布皮炎、漆性皮炎和空气源性接触性皮炎。

（1）化妆品皮炎：由接触化妆品所致的急性、亚急性和慢性皮炎。主要过敏原是化妆品中的成分，如香料、苯甲酸、安息香、苯甲醇、苯甲酸苄脂、丁香酸等。

（2）尿布皮炎：尿布更换不勤，产氨细菌分解尿液产生较多的氨刺激皮肤引起皮炎。

（3）漆性皮炎：接触油漆，或接触其挥发性气体引起致敏，多见于外露部位。

（4）空气源性接触性皮炎：空气中的化学物质可能导致暴露部位，特别是上眼睑、面部的急性和慢性皮炎。

【辅助检查】

1. 激发试验

激发试验是指通过再次接触可疑变应原进行协助诊断，一般用于化妆品或职业性接触所致的湿疹样皮炎的诊断。

2.斑贴试验

斑贴试验是诊断接触性皮炎、寻找致敏原较可靠的检查方法。

（1）试验方法：①根据受试物的性质配制成适当浓度的浸液、溶液、软膏或用原物做试剂；②取4层1 cm×1 cm大小的纱布用试剂浸湿，或将受试物置于纱布上，贴于前臂屈侧或背部，再用稍大的透明玻璃纸覆盖，用橡皮膏固定边缘；③48 h后取下受试物查看结果，试验中或试验后若出现痒、痛或炎症反应，应立即取下受试物，用清水洗净并做适当处理；④同时有多个不同受试物时，每两个之间的距离至少为4 cm；⑤必须同时做阴性对照试验。

（2）结果判断：①阴性（-），受试部位无任何反应；②可疑阳性（±），皮肤出现痒或轻微发红；③弱阳性（+），皮肤出现单纯红斑、瘙痒；④中等阳性（++），皮肤出现水肿性红斑、丘疹；强阳性（+++），皮肤出现显著红肿伴丘疹或水疱。

（3）注意事项：①配制受试物时应与原致病物一致；②浓度必须由低到高，以免引起强烈反应；③急性皮炎未消退前禁做斑贴试验；④试验前和受试期间禁服抗组胺类和糖皮质激素药物；⑤试验结果可疑时，应重复试验。

3.总免疫球蛋白检测

总免疫球蛋白（IgE）检测是判定机体过敏体质的一种检测手段，是过敏的一个重要标志。

【治疗原则】

应积极查找病因，去除诱发因素，避免搔抓、洗涤或乱用药物等刺激使病情恶化。

1.局部治疗

急性期红肿明显时外用炉甘石洗剂，渗出多时用3%硼酸溶液湿敷，亚急性期有少量渗出时外用糖皮质激素糊剂或氧化锌油，无渗液时用糖皮质激素霜剂；有感染时加用抗生素；慢性期选用具有抗感染作用的软膏。

2.全身治疗

全身治疗以止痒、脱敏为主，视病情轻重内服抗组胺药或糖皮质激素。

【护理评估】

1.评估患者发病情况

评估患者发病情况包括评估一般情况、发病相关因素、接触史、既往史等。

2.评估患者身心状况

评估患者身心状况包括皮损特性、伴随症状、患者心理社会状况、辅助检查等。

【护理诊断】

（1）皮肤完整性受损与接触部位的皮肤病变有关。

（2）睡眠形态紊乱与皮肤瘙痒有关。

（3）体温改变与继发感染有关。

（4）自我形象紊乱与暴露处皮损影响美观有关。

（5）恐惧、焦虑与突然发病、皮损广泛有关。

【护理措施】

1.一般护理

患者应避免易致敏和刺激性食物，如忌食辛辣食物，忌食鱼、虾、蟹，忌饮酒、浓茶、牛奶等，多食瓜果蔬菜；食物宜清淡且富含营养。护理人员热情接待就诊患者，了解患者的感受和要求，消除患者因疾病引起的各种顾虑和焦躁心理，使其以最佳身心状态接受治疗。

2.寻找和去除病因

了解患者的一般情况及主诉，明确致敏物质。护理人员将致敏物质用红笔标记在病历首页并向患者说明，避免再次接触引起严重的过敏反应。

3.用药护理

主要是类固醇药物的用药护理：①局部使用类固醇药膏用量太多会引起皮肤变薄、表皮血管扩张及皮肤出现皱褶等副作用，涂抹薄层即可；②面部、外生殖器或皮肤皱褶处的皮疹只能用低效类固醇药膏；③长期口服类固醇药物者易并发感染，严格遵医嘱用药，注意观察患者治疗效果和不良反应，如副作用过大，遵医嘱调整药物剂量、停药或改用其他药物，不可骤然停药。

4.皮肤护理

应保持皮肤清洁干燥，去除致敏物质，立即用流动清水冲洗接触部位，至少10~30 min，避免热水、肥皂、搔抓、摩擦等刺激。

（1）急性期无渗液时外用止痒药，有渗液时用3%硼酸溶液或生理盐水冷湿敷，有水疱时用无菌注射器抽吸后再冷湿敷，注意无菌换药，防止感染。

（2）亚急性皮损待干燥后，外用皮质类固醇霜剂，涂抹时不宜过多过厚。

（3）慢性期皮损较顽固，外用药可增加涂抹次数，充分揉进皮损内。疼痛明显时，酌情给予镇痛、镇静药物。瘙痒症状严重时，可局部冷敷或涂止痒液、炉甘石洗剂等以缓解症状。

5.健康教育

（1）尽可能找出并牢记致敏物质，避免再接触；避免摩擦、搔抓、刺激患处，防止由搔抓引起的皮疹增多和瘙痒加剧。

（2）指导患者合理、及时用药，注意观察患者用药后皮肤的反应。

（3）患者避免刺激性和易致敏食物，忌辛辣刺激及海鲜等食物；多吃瓜果蔬菜，以清淡富含营养的食物为主。

（4）不论接触何种物质导致过敏后，患者都要用清水反复冲洗，尽快就医。

第二节 湿 疹

湿疹（eczema）是指因各种内、外因素引起的一种具有明显渗出倾向的皮肤真皮浅层及表皮过敏性炎症性疾病。皮疹具有多样性，瘙痒剧烈，易于复发。急性期以丘疹、水疱为主，慢性期以皮肤浸润、肥厚、苔藓样变为主。

【病因】

确切病因尚不清楚。本病的发病与各种内、外部因素共同作用引起的迟发型变态反应有关。患者可能受遗传因素影响，具有一定易感性，在某些环境及自身健康状况影响下发病。

1.外因素

本病的发生可由食物、吸入物、生活环境、动物毛皮和各种化学物质诱发或加重。如鱼、虾、奶、蛋、辛辣食品、日光、寒冷、炎热、多汗、动物皮毛、植物花粉、化学物品等。

2.内因素

精神紧张、过度疲劳、情绪变化、感染病灶、血液循环障碍、内分泌失调等均可诱发和加重病情。

【临床表现】

根据病程和临床特点，湿疹分为急性、亚急性和慢性 3 种。

1.急性湿疹

该病发病较急，表现为多形性皮疹。先出现密集的粟粒大小的丘疹、丘疱疹或小水疱，基底潮红，表面糜烂，有浆液渗出，皮损边缘弥漫。若并发感染可有脓疱发生，形成脓性渗出液，病变中心往往较重，并可向周围蔓延；病灶常融合成片，边界不清。皮疹多呈对称分布，好发于头面部、耳后、手足、阴囊、女阴和肛周等处。自觉剧烈瘙痒，晚间加剧（图 2-2）。

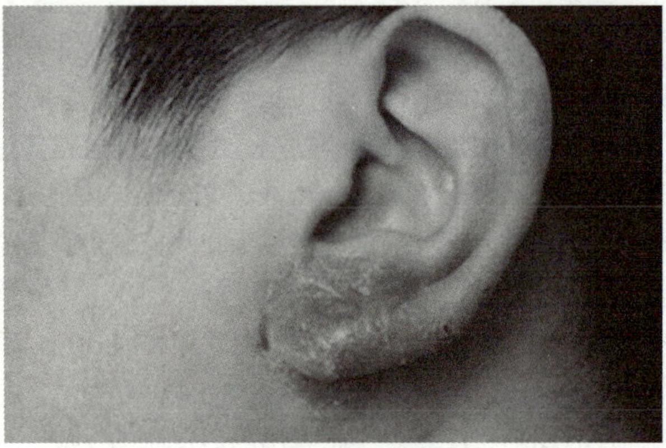

图 2-2　急性湿疹

2.亚急性湿疹

亚急性湿疹因急性炎症减轻、处理不当后发展而来。其红肿、渗出等炎性症状较急性湿疹的减轻，此时的皮损出现鳞屑，仅存在少数丘疹或小水疱，瘙痒剧烈（图 2-3）。

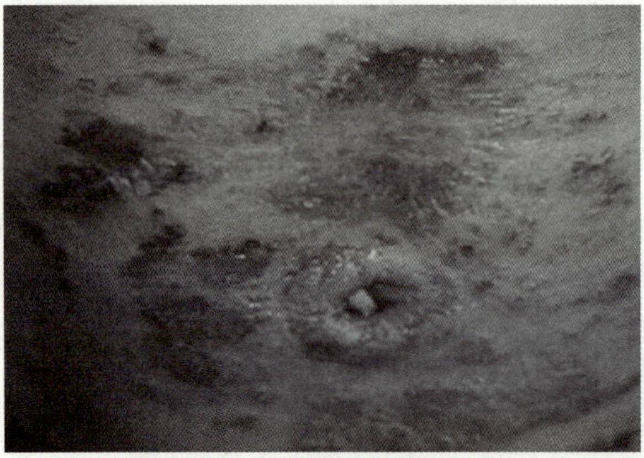

图 2-3　亚急性湿疹

3.慢性湿疹

慢性湿疹可由急性、亚急性湿疹反复发作转变而来，或一开始就为慢性炎症。好发于手、足、小腿、肘窝、股部、乳房、外阴、肛门等处，多对称分布。患部皮肤浸润性暗红斑上有丘疹、抓痕及鳞屑、局部皮肤肥厚、表面粗糙，有不同程度的苔藓样变、色素沉着或色素减退。常呈阵发性瘙痒，病情时轻时重，延续数月或更久（图2-4）。

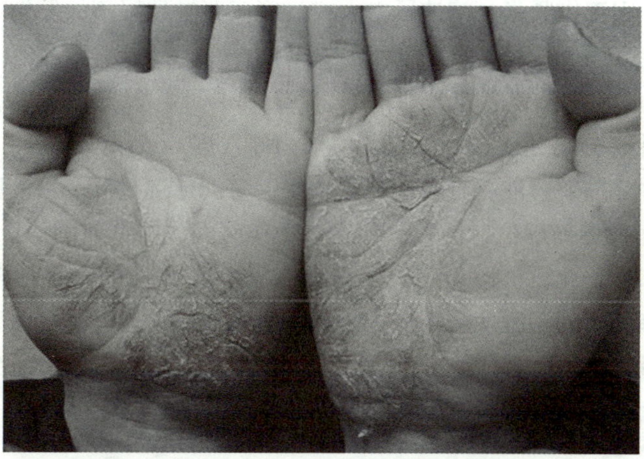

图2-4　慢性湿疹

湿疹还可依发生部位不一样而以患处命名，如耳部湿疹，乳房湿疹，手部湿疹，外阴、阴囊和肛门湿疹等。

【辅助检查】

1.组织病理

表皮显示细胞间及细胞内水肿，乃至海绵形成；棘层内及角质层下有水疱，疱内含少数淋巴细胞、中性粒细胞及崩解的表皮细胞。

2.皮肤专科检查

皮肤专科检查包括皮损的分布部位、面积、外观形态、发生时间及周期评估等。

3.实验室检查

湿疹患者出现白细胞增高、嗜酸性粒细胞增高等。

【治疗原则】

尽可能寻找发病原因，避免各种外界刺激，避免易致敏和刺激性的食物。

1.局部治疗

急性期无渗液或渗出不多者可用氧化锌油，渗出多者可用3%硼酸溶液湿敷，渗出减少后用糖皮质激素霜剂，可与油剂交替使用；亚急性期可选用糖皮质激素乳剂、糊剂，为防止和控制继发性感染，可加用抗生素类慢性期可选用软膏、硬膏、涂膜剂；顽固性局限性皮损可用糖皮质激素做皮损内注射。

2.全身治疗

全身治疗可用抗组胺药、镇静安定剂等抗炎、止痒。一般不宜使用糖皮质激素。急性期可用钙剂、维生素C、硫代硫酸钠等静脉注射或普鲁卡因静脉封闭，有继发感染者加用抗生素。

【护理评估】

1.评估患者发病情况

评估内容包括：①一般情况，如患者的年龄、过敏史、病程长短；②相关因素，如是否有药物、食物、物理化学刺激、微生物及寄生虫接触史，是否有其他内脏疾病，等等；③饮食习惯，如是否有偏食，是否经常吃海鲜、辛辣等食物，是否经常大量饮用咖啡、酒、浓茶，等等；④神经精神因素，如是否因工作紧张、精神压力大或过度疲劳导致湿疹的发作。

2.评估患者身心状况

评估内容包括：①皮疹的位置及分布情况，四肢或躯干、暴露或遮盖部位、广泛性或局限性、对称性或单侧性、分隔性或融合性。②皮疹为原发皮疹或继发皮疹。③皮疹是否有感染，如有无局部皮肤红肿热痛、渗液、有脓性分泌物等，有无体温过高、白细胞升高等全身感染征象。④皮疹是否疼痛及疼痛部位、性质、程度、发作时间、持续时间等。⑤皮疹是否有水肿、渗出；渗出的部位、量、性质；水肿的原因、部位、程度、性质；急性期较严重的水肿渗出是否影响活动。⑥疹痒的时间工程度、特点，疹痒是否在夜间明显，影响睡眠。⑦心理状况。湿疹患者由于疹痒严重，心情烦躁，影响正常生活，使病情加剧，形成恶性循环。尤其是病程长、泛发全身的患者，大多失去信心，遵医性差。

【护理诊断】

（1）皮肤完整性受损与接触部位的皮肤病变有关。

（2）睡眠形态紊乱与皮肤瘙痒有关。

（3）自我形象紊乱与暴露处皮损影响美观有关。

（4）知识缺乏与缺乏预防、治疗和护理本病的知识有关。

（5）恐惧、焦虑与突然发病，皮损广泛有关。

【护理措施】

1.一般护理

保持皮肤清洁，勤洗患部，及时清除局部分泌物，防止污染邻近皮肤，必要时进行创面换药；患者避免接触刺激物或致敏物；创面忌擦化妆品，以防症状加重。湿疹患者的饮食应清淡、多吃水果、蔬菜，避免食用辛辣、刺激性食物以及易引起湿疹的致敏原，如鱼、虾等。

2.寻找和去除病因

湿疹的病因和诱因常因个体不同而异，护理人员应结合病史寻找患者发病的诱因，包括内因和外因。

3.用药护理

护理人员遵医嘱指导患者合理、及时用药。

（1）急性期皮损无糜烂时，可选用洗剂和粉剂；炎症较重出现糜烂渗出时，可采用湿敷。

（2）慢性期可选用软膏、乳膏、酊剂等。

（3）注意外用药物的浓度，刺激性较强的药物不宜用于婴幼儿、颜面部及外阴皮肤；注意观察患者用药后皮肤的反应。

4.治疗配合

（1）遵医嘱给予治疗性的浸浴疗法：如淀粉浴、油浴。注意调节室温、水温，避免感冒或烫伤，严密观察患者有无不适反应。血压高于160/100 mmHg、进食后半小时内或空腹时，不能进行浸浴疗法。

（2）创面冷湿敷：可用4~6层纱布浸入药液中，按创面大小贴敷，每日4~6次，每次持续1~2h。注意冷湿敷面积不能超过体表面积的1/3，以防大量药物吸收引起中毒。

5.瘙痒护理

（1）保持室内温湿度适宜。

（2）洗澡不宜过勤，洗浴后涂抹护肤乳液或护肤油。

（3）冷湿敷降低局部皮肤温度，减轻瘙痒。

（4）护理人员了解患者瘙痒的部位和性质，设法分散其注意力。

（5）患者保持良好的情绪，避免突然的情绪变化使瘙痒加重。

（6）遵医嘱给予抗组胺类药物和镇静剂或外用止痒药水、乳霜、油膏等，使瘙痒不适症状降到最低程度。

6.健康教育

（1）护理人员向患者介绍湿疹的病因和预防方法，找出并牢记致敏物质，避免再接触；说明乐观的态度、稳定的情绪和充足的休息对疾病恢复的意义。

（2）护理人员指导患者正确饮食，饮食清淡，营养均衡，戒烟酒、浓茶和咖啡，忌食海鲜和辛辣刺激食物。保持皮肤清洁，用温水洗浴，减少清洁品、化妆品等对皮肤的刺激。

（3）保持被褥清洁、柔软，穿棉质宽松内衣，避免毛织物、化纤制品直接与皮肤接触。避免各种外界刺激，如抓、烫、肥皂擦洗等，以减少创伤、出血及感染。

（4）用药要规律，疗程应足够长。

第三节 药 疹

药疹（drug eruption）亦称药物性皮炎（dermatitis medicamentosa），是药物的一种不良反应，是药物通过静脉注射、肌内注射、口服或皮肤黏膜吸收等途径进入人体后引起的皮肤、黏膜炎症反应，严重者可累及机体其他系统，甚至危及生命。

【病因及发病机制】

1.病因

（1）个体因素：不同个体对药物反应的敏感性差异较大，包括遗传因素（过敏体质）、某些酶的缺陷、机体病理或生理状态的影响等，同一个体在不同时期对药物的敏感也可不同。

（2）药物因素：临床上易引起药疹的有：①抗生素；②解热镇痛药；③镇静催眠药及抗癫痫药；④抗痛风药物；⑤异种血清制剂及疫苗；⑥中药及制剂。

2.发病机制

（1）变态反应：多数属于此类反应。少数药物具有完全抗原的作用；大多数药物为小分子化合物，属于半抗原，在机体内和大分子量的载体通过共价键结合后才能成为完全抗原并激发免疫反应。少数药物进入人体后，在光线诱导下可转变为抗原性物质，引起光变态反应性药疹。

（2）非变态反应：相对较少。其可能的发病机制有药理作用、过量反应、蓄积作用、个体某些代谢酶缺陷或抑制、光毒性反应等。

①药理作用：某些药物（如阿司匹林、鸦片类药物等）可诱导肥大细胞脱颗粒，释放组胺等化学介质引起荨麻疹型药疹。

②药物的过量反应：因用药剂量过大引起的药疹称为中毒性药物性皮炎，如甲胺蝶呤治疗量与中毒量接近，安全范围小，常引起口腔溃疡、出血性皮疹等。

③药物蓄积：某些药物的排泄速度慢，或患者的肝、肾功能障碍，或用药时间长，均可造成药物蓄积而发生药疹，如长期使用碘化钾可引起的痤疮样皮损。

【临床表现】

药疹的临床表现多种多样，一般特征是发病急，皮疹多样化，伴有发热、瘙痒。停用致敏药物后症状消退较快。严重者可有高热及肝、肾、心、肺、造血系统损害等症状，甚至出现过敏性休克。

1.固定型药疹

固定型药疹（fixed drug eruption）好发于口唇、口周、龟头等皮肤-黏膜交界处，手、足背及躯干亦可发生。典型皮损为圆形或类圆形、水肿性暗紫红色斑疹，直径1~4 cm，常单发，边界清楚，绕以红晕。重者红斑上可出现水疱，黏膜皱褶处易糜烂渗出。自觉瘙痒。停药1周左右红斑可消退并遗留灰黑色素沉着斑。如再用同样药物，则在同一部位发生皮损，其他部位也可有新皮疹出现，故称之为固定型药疹（图2-5）。

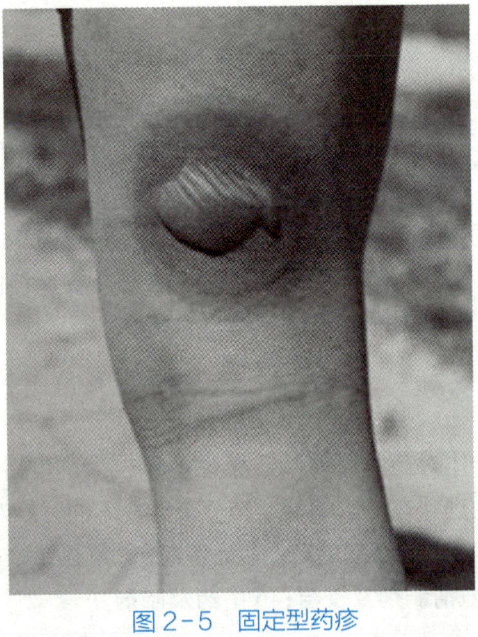

图2-5　固定型药疹

2.麻疹型药疹或猩红热型药疹

患者突然发病，可伴发热等全身症状。麻疹型药疹（morbilliform drug eruption）类似麻疹，为散在或密集分布、针头至米粒大小的红色斑疹或斑丘疹，以躯干为多，对称分布，可泛发全身，重者伴发小出血点，伴明显瘙痒（图2-6）。猩红热型药疹（scarlatiniform drug eruption）酷似猩红热的皮损，初起为小片红斑，从面颈、上肢、躯干向下发展，于2~3d内遍布全身并相互融合，伴面部四肢肿胀，尤以皱褶部位及四肢屈侧更为明显。皮损消退后可伴糠状脱屑。

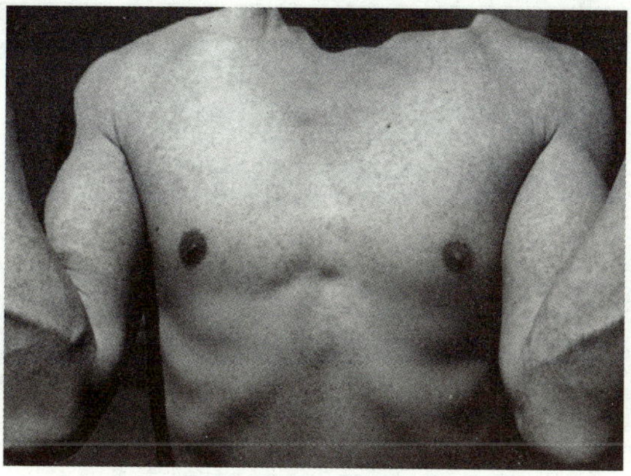

图2-6　麻疹型药疹

3.荨麻疹型药疹

荨麻疹型药疹（urticarial drug eruption）较常见，表现与急性荨麻疹相似，持续时间较长，其皮疹为大小不等的风团，数目多，色泽鲜红，持续时间长。瘙痒剧烈，可伴有刺痛、触痛，多有发热、头痛、全身乏力等全身症状，同时可伴有血清病样症状，如关节痛、腹痛、腹泻、淋巴结肿大等，严重者可并发过敏性休克。若致敏药物排泄缓慢或因不断接触微量致敏原，则可表现为慢性荨麻疹。

4.湿疹型药疹

湿疹型药疹（eczematous drug emption）患者多先出现接触性皮炎，再次使用相同或相似药物出现大小不等的红斑、丘疹、丘疱疹及水疱，常融合成片，泛发全身，可继发糜烂、渗出、脱屑等。

5.紫癜型药疹

紫癜型药疹（purpuric drug eruption）轻者表现为双侧小腿红色瘀点或瘀斑，散在或密集分布，可略隆起于皮面，压之不褪色，有时可伴风团或中心发生小水疱或血疱；重者四肢躯干均可累及，可伴有关节肿痛、腹痛、血尿、便血等表现。

6.多形红斑型药疹

多形红斑型药疹（erythema multiforme drug eruption）多对称分布于四肢伸侧、躯干。皮损初起为米粒大的红斑，迅速增大为豌豆至蚕豆大小、圆形或椭圆形水肿性红斑、丘疹，境界清楚，中心呈紫红色（虹膜现象），常出现水疱。自觉瘙痒，累及口腔及外生殖器黏膜时可疼痛。如皮损泛发全身并在原有皮损基础上出现大疱、糜烂及渗出，出现剧烈疼痛、高热、外周血白细胞计数升高和肝、肾功能损害及继发感染等，称为重症多形红斑型药疹，可导致患者死亡。

7.大疱性表皮松解型药疹

大疱性表皮松解型药疹（drug-induced bullosa epidermolysis）属于重型药疹，其病死率在各型药疹中最高。起病急骤，部分患者开始表现为多形红斑型或固定型药疹，皮损迅速波及全身并出现大小不等的松弛性水疱或大疱，尼氏征阳性，稍受外力即形成糜烂，出现大量渗出，可形成大面积表皮坏死松解，触痛明显。口腔、眼、呼吸道、胃肠黏膜也可累及，全身中毒症状较重，伴高热、乏力、恶心、呕吐、腹泻等全身症状严重者常因继发感染、肝肾功能衰竭、水电解质紊乱、败血症、内脏出血等而死亡（图 2-7）。

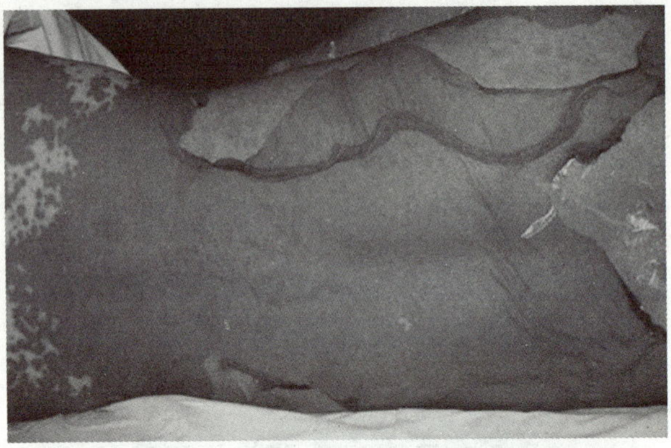

图 2-7　大疱性表皮松解型药疹

8. 剥脱性皮炎型药疹

剥脱性皮炎型药疹（drug-induced exfoliative dermatitis）属于重型药疹，首次发病者潜伏期为 20d 左右，皮损初呈麻疹样或猩红热样，常全身发疹，皮肤呈弥漫性潮红、肿胀，可有渗液，关节处出现皲裂。1~2 周后全身出现弥漫性脱屑，手、足部位呈手套或袜套样剥脱，重者指（趾）甲脱落。患者多伴有眼结膜充血，全身浅表淋巴结常肿大，可伴有支气管肺炎、药物性肝炎，外周血白细胞计数可显著增高或降低，甚至出现粒细胞缺乏。病程较长，如不及时治疗，严重者常因全身衰竭或继发感染而死亡（图 2-8）。

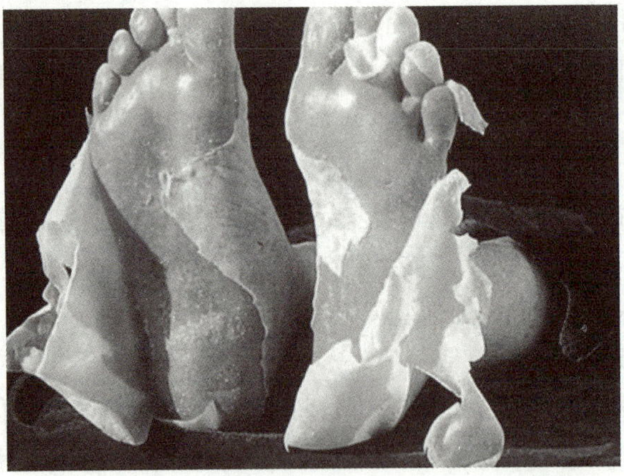

图 2-8　剥脱性皮炎型药疹（袜套样表现）

【辅助检查】

常采用药物过敏试验，分为体内、体外试验 2 种。

1. 体内试验

体内试验包括：①皮肤试验：以皮内试验较常用，准确度高。②药物激发试验。药疹消退一段时间后，内服试验剂量，以探查可疑致敏药物。仅适用于口服药物所致的轻型药疹，同时疾病本身又要求必须使用该药治疗时；禁用于速发型变态反应性药疹和重型药疹患者。

2.体外试验

体外试验安全性高，但结果不稳定。可选择嗜碱性粒细胞脱颗粒试验、放射变应原吸附试验、淋巴细胞转化试验、琼脂弥散试验等。

【治疗原则】

药疹确诊后，首先立即停用一切可疑药物，再根据不同类型进行处理。

1.轻型药疹

患者停用致敏药物后，皮损多迅速消退。给予患者抗组胺药、维生素C等，必要时给予中等剂量泼尼松，皮损消退后可逐渐减量直至停药。局部若以红斑、丘疹为主，外用炉甘石洗剂或糖皮质激素霜剂；以糜烂渗出为主用0.1%依沙吖啶、3%硼酸溶液等湿敷。

2.重型药疹

重型药疹治疗原则为及时抢救、降低死亡率、减少并发症、缩短病程。

（1）早期足量使用糖皮质激素：一般可给氢化可的松、地塞米松或甲泼尼龙静脉滴注，尽量在24h内均衡给药。患者皮损颜色转淡、无新发皮损、体温下降后逐渐减量。

（2）防治继发感染：如有感染存在，选用抗生素时应注意避免使用易过敏药物，并结合细菌学检查结果选用。

（3）加强支持疗法：由于高热、进食困难、创面大量渗出或皮肤大片剥脱等常导致患者低蛋白血症、水电解质紊乱，应及时加以纠正，必要时可输入新鲜血液、血浆或白蛋白以维持胶体渗透压和减少渗出。若患者伴有肝脏损害应加强保肝治疗。

（4）外用药物治疗：对皮损面积广、糜烂渗出重者注意保暖，用3%硼酸溶液或生理盐水湿敷。累及黏膜者定期冲洗以减少感染及防止球睑结膜粘连。

【护理评估】

1.评估患者发病情况

评估内容包括：①患者的发病年龄、性别、职业；②家族史、既往史、有无类似疾病史和药物过敏史等；③诊治经过，特别是已经完成的相关实验室检查和其他辅助检查、治疗用药情况和对药物的治疗反应（包括疗效和不良反应）。

2.评估患者身心情况

评估内容包括：①躯体评估，包括生命体征、意识状态、全身营养状况、睡眠状况、饮食状况、排泄状况、生活自理能力等；②评估患者皮肤损害的好发部位、皮肤损害范围、境界、数量和性质，局部有无瘙痒或烧灼感，黏膜受累程度；③评估是否伴有感染、低蛋白血症和水电解质紊乱等；④评估患者的社会心理状况。患者对暴露部位皮肤损害及对外表影响的心理承受程度，对疾病相关知识的了解程度，能否积极面对和配合治疗。患者是否由于皮肤损害的反复发作、长期不愈以及剧烈瘙痒而感到忧郁和焦虑，对治疗失去信心。

【护理诊断】

（1）皮肤完整性受损与疾病所致的皮肤破损有关。

（2）体温升高与感染和药物热有关。

（3）自我形象紊乱与皮肤完整性受损有关。

（4）有感染的危险与皮肤黏膜产生大面积糜烂有关。

（5）知识缺乏与缺乏药物知识有关。

【护理措施】

1.一般护理

（1）停用一切可疑致敏药物及结构相似的药物，指导患者多饮水或静脉输液以促进药物排泄。

（2）保持呼吸道通畅，鼓励患者勤翻身，协助拍背，促进咳嗽、排痰。

（3）对于躁动的患者，床边应加护栏，防止其摔伤，必要时给予约束。

（4）床单、被套严格消毒灭菌，室内经紫外线照射，每天30~60 min、定时通风换气，防止环境污染引起皮损感染。减少探视，避免交叉感染。

（5）饮食宜给高热量、高蛋白、富含维生素、温度适中、易消化的流质或半流质食物，多吃新鲜水果、蔬菜，防止疾病消耗引起的营养缺乏。鼓励患者多饮水、加速有毒物质排出。有异种蛋白过敏者忌食鱼、虾等海产品及辛辣刺激性食物。

（6）护理人员做好患者心理工作，消除患者的思想顾虑。

2.用药护理

（1）轻型药疹皮疹少，炎症反应轻，无全身症状者，可停药观察，不必用药。

（2）重型药疹易出现严重并发症，须及时抢救。

皮质激素治疗：早期给予患者足量激素，若病情在3~5 d内未得到控制，增加原激素剂量的1/3~1/2，维持1~2周后再逐渐减量至停药。

维持有效的循环血容量：及时补充血容量，必要时可输血浆，维持水、电解质平衡和酸碱平衡，预防和治疗并发症。

慎重选用抗生素：重型药疹不必常规使用抗生素，若有感染，应选择与致敏药物结构不同的抗生素，或选择较少发生过敏反应的抗生素，还需结合细菌药物敏感试验结果筛选抗生素。

局部治疗：根据有无糜烂，选择外涂软膏、乳膏或湿敷；有大疱者，可抽吸疱液，或清除糜烂创面的坏死表皮及黏附物。

血浆置换疗法：能迅速清除血液循环中药物抗原、抗体和免疫复合物，迅速改善病情，同时可减少激素用量。但该方法由于技术要求较高、费用昂贵而受到限制。

3.对症护理

（1）高热患者护理：病人需卧床休息；床单、被罩需严格消毒灭菌，室内采用紫外线照射，每天30~60 min，定时通风换气；观察患者体温变化，禁用酒精擦浴；皮肤保持清洁干燥及时更换被汗液浸湿的衣服、床单、被褥。

（2）重症患者护理：重症药疹病人的角膜、口腔黏膜、外阴黏膜损害明显，需加强护理；用滴眼液清洁眼部，减少分泌物聚集，用眼药膏涂抹以防眼睑粘连；勤漱口，疼痛明显者，可在漱口液中加入2%利多卡因，用油膏涂于口唇周围，防止干裂和粘连；有表皮松解及大疱的病人，用无菌注射器抽吸疱液，皮疹表面扑撒消毒滑石粉。

4.皮肤护理

重症药疹患者角膜、口腔黏膜、外阴黏膜损害明显，做好相应部位的皮肤护理。

5.健康教育

（1）告知患者常见致敏药物，避免用药不当和再次发病。

（2）教育患者不可滥用药物，必要时多向医护人员咨询。

（3）告知患者多饮水，多食高蛋白质、高热量、高维生素饮食，保持大小便通畅。

思考题

病案分析一

患者，女性，30岁。进食海鲜后3h出现全身红斑、风团伴瘙痒。风团持续1h后可自行消退，不留痕迹。但很快再次出现上述皮肤损害。无明显发热、关节痛、头痛、恶心、呕吐、腹痛、腹泻等不适。请问：

（1）该患者的诊断是什么？

（2）本病的治疗原则是什么？

（3）治疗和护理过程中有可能发生危及生命的情况吗？应如何注意？

（4）该患者目前的护理诊断有哪些？

（5）该患者当前护理措施是什么？

病案分析二

患者，女性，45岁。全身红斑伴瘙痒、发热3d。缘于20d前因“痛风”开始服用别嘌呤醇，3d前全身出现散在红斑伴轻微瘙痒，未予注意和诊治。很快皮损增多，并累及黏膜，瘙痒加重，伴有发热，体温最高达39.2℃。查体：39.1℃，脉搏97次/min，呼吸26次/min，血压13.6/9.06 kPa（102/68 mmHg）。急性病容，心肺腹部查体未见明显异常。全身可见弥漫分布的红斑，边缘略带紫红色，中央有靶形损害，部分皮损融合成片。部分红斑中央有水疱，壁较厚，内容物浑浊，部分破溃形成糜烂面。眼部、口腔及会阴部可见大小不等的糜烂面，有脓性分泌物。请问：

（1）该患者的诊断是什么？

（2）本病的治疗原则是什么？

（3）该患者目前的护理诊断有哪些？

（4）该患者当前护理措施是什么？

（5）本病的预防措施和健康宣教有哪些？

病案分析三

患者，女性，25岁，因眼部皮肤瘙痒1d就诊。患者1d前因使用滴眼液后鼻两侧皮肤出现带状红斑，有瘙痒症状，无其他不适。体格检查：沿双眼内侧向下至下颌处可见境界清楚的红斑，未见水疱。请问：

（1）患者目前可能患有哪种疾病？

（2）针对患者的瘙痒，如何给予护理指导？

（3）如果使用外用药物，应注意哪些事项？

第三章 荨麻疹、瘙痒性皮肤病患者的护理

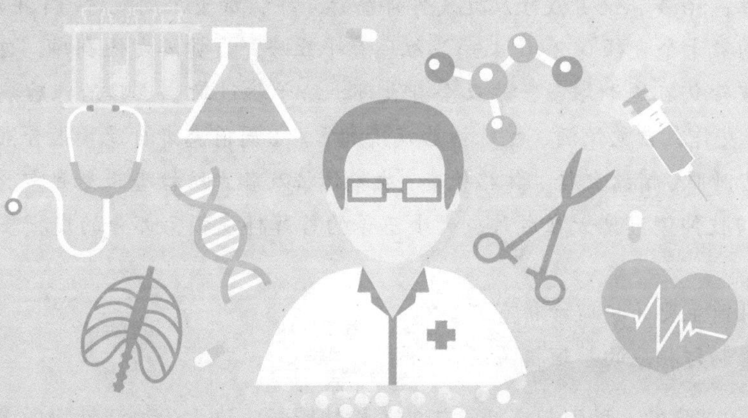

学习目标

【课程思政目标】

1.通过对瘙痒性皮肤病患者中医治疗的学习，培养学生具有传承弘扬中华优秀传统文化，坚定文化自信的能力。

2.本章疾病以瘙痒为主要表现，瘙痒使患者烦躁、焦虑，甚至严重影响睡眠。要培养学生的同理心，多与患者沟通交流，增强患者战胜疾病的耐心、信心和勇气。

3.培养学生具有良好的心理素质和团队协作精神，在护理实施中关心、爱护、尊重患者，具有良好的职业素养。

【知识目标】

1.掌握荨麻疹、瘙痒性皮肤病患者的护理措施。

2.熟悉荨麻疹、瘙痒性皮肤病患者的临床表现、护理评估和护理诊断。

3.了解荨麻疹、瘙痒性皮肤病的病因和发病机制、辅助检查、治疗原则。

【能力目标】

1.能应用护理程序为患者实行护理评估，实施整体护理。

2.能够协助医生进行常见诊疗技术操作，熟悉各项护理措施，做好职业防护。

3.能针对荨麻疹、瘙痒性皮肤病患者发病因素积极开展健康教育。

病案导入

患者，男性，56岁，全身皮疹反复发作伴瘙痒4年，加重1周就诊。4年前首先在颈后出现成片分布的数十个直径0.2~0.4cm淡红色扁平丘疹，自觉阵发性剧痒，自服氯苯那敏，瘙痒减轻，但皮疹仍在逐渐增多，波及全身大部，给予抗过敏、止痒治疗后病情逐渐缓解。4年间皮疹时有发作，自觉饮酒、吃辣椒后病情加重。1周前患者自觉紧张劳累后病情加重。自发病以来患者睡眠、情绪欠佳。体格检查：生命体征及各系统检查未见异常。皮肤科情况：颈部、躯干、四肢伸侧可见散在成片、大小不等的苔藓样皮损，部分的皮损表面可见抓痕、血痂。请问：

1.该患者目前主要的护理诊断有哪些？

2.为该患者制订相应的护理措施。

瘙痒是皮肤和黏膜的一种引起搔抓欲望的不愉快感觉。许多生物活性物质（如胺类、蛋白质、多肽类和脂类等）都是引起瘙痒的化学介质，但瘙痒发生的具体机制目前尚不明确。反复搔抓能造成“瘙痒-搔抓-瘙痒”的恶性循环。

第一节　荨　麻　疹

荨麻疹（urticaria）是由于皮肤黏膜小血管暂时性扩张和通透性增加导致的局部组织间水

肿。临床表现为风团，常伴有剧烈瘙痒，一般发生和消退较快。临床十分常见，任何年龄都可以发病。

【病因及发病机制】

荨麻疹的病因复杂，多认为是一个多因素的疾病，不宜找到确切原因。

（1）外源性因素：食物及食品添加剂，如巧克力、贝壳类（虾、蟹）、蘑菇、草莓、坚果、花生、牛奶、鸡蛋等；药物，如抗生素、非甾体抗炎药、生物制品等；感染，如各种微生物、寄生虫感染机体；吸入物，如花粉、羽毛、尘螨、甲醛等；物理因素，如冷、热、日光、摩擦、压力等。

（2）内源性因素：精神因素，如情绪波动、精神紧张、抑郁等；系统性疾病，如合并有糖尿病、甲状腺功能亢进、肾病、结缔组织病及某些肿瘤等。绝大多数荨麻疹发病是由变态反应引起。

各种原因所致的肥大细胞等多种炎症细胞活化，释放具有炎症活性的化学介质，包括组胺、5-羟色胺、细胞因子、趋化因子、花生四烯酸代谢产物（如前列腺素和白三烯），引起血管扩张和血管通透性增加、平滑肌收缩及腺体分泌增加等，产生皮肤、黏膜、呼吸道和消化道等一系列局部和全身性过敏反应。

【临床表现】

根据荨麻疹的临床特征，分为自发性、物理性和其他类型荨麻疹3种。

1.自发性荨麻疹

（1）急性荨麻疹：往往突然发病，常先有皮肤瘙痒，很快出现大小不等、形态不一的风团。风团呈鲜红或苍白色、皮色，开始孤立散在，周围绕以红晕，后逐渐扩大，融合成片（图3-1）。皮疹可局限或泛发，数小时消退后不留痕迹，但新的风团又起，此起彼伏，自觉剧痒。当消化道黏膜受累时，可有恶心、呕吐、腹痛、腹泻等症状。严重时可伴有喉头水肿、呼吸困难，甚至窒息及血压下降等。

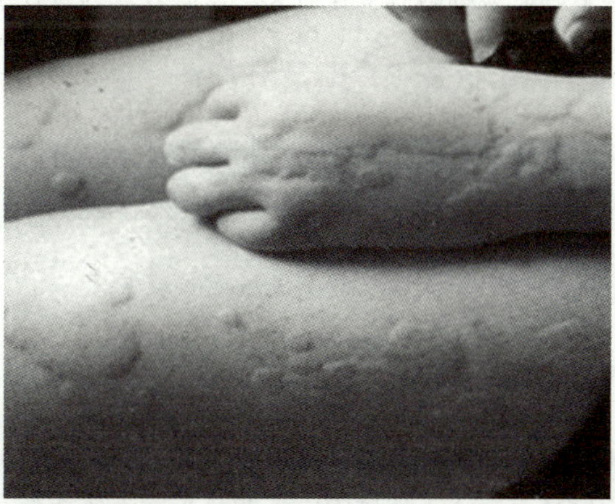

图3-1 荨麻疹

（2）慢性荨麻疹：病程大于6周，主要表现为反复发作的风团或伴有红斑，多不对称，时多时少，持续数月或数年。常伴有其他系统疾病，如自身免疫性甲状腺炎、糖尿病、类风湿性关节炎等。

2.物理性荨麻疹

（1）皮肤划痕症：最常见的物理性荨麻疹。用钝器划过皮肤后，皮肤划痕处出现界限分明的条状隆起风团（图3-2），周围绕以红晕。停止刺激后风团很快消退。病程可达数月或数年。

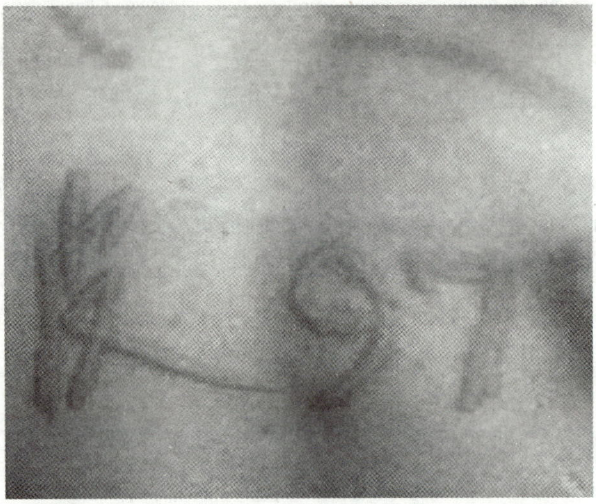

图3-2 皮肤划痕症

（2）寒冷性接触性荨麻疹：接触冷刺激后可诱发风团的形成，风团局限在受冷的局部。临床分为原发性、症状性和家族性3种。冰块试验阳性。

（3）日光性荨麻疹：日光照射引起的荨麻疹。

（4）压力性荨麻疹：皮肤受压数小时局部出现风团。

3.其他类型荨麻疹

最常见的是胆碱能荨麻疹。多见于青年。主要与运动、情绪激动、饮酒、进食辛辣食物及被动发热（如热水浴）等引起肥大细胞脱颗粒有关。皮肤表现为直径1~3 mm的点状风团，伴有瘙痒，主要累及躯干及四肢近端。

【辅助检查】

由变应原引起的荨麻疹可做点刺试验、血清过敏原检测；物理性荨麻疹可做皮肤划痕试验、冷热等试验；对慢性荨麻疹病程比较长的患者，可做血常规、血沉、C反应蛋白、免疫球蛋白、抗甲状腺自身抗体等检测。

【治疗原则】

根本的治疗是尽量寻找并去除病因。

1.病因治疗

对病因明确或可疑的荨麻疹患者要进行病因治疗，尽量避免诱发物质的吸入、接触和食入。如物理性荨麻疹可避免接触日光、冷、热等因素。明确为感染所致的荨麻疹可针对细菌、真菌或寄生虫进行治疗。脱敏疗法在荨麻疹治疗中有一定效果。

2.内服药物治疗

（1）抗组胺药：一般首选第二代非镇静抗组胺药，如非索非那定、氯雷他定、依巴斯汀、西替利嗪等。急性荨麻疹患者疗程需2周以上，慢性荨麻疹患者常选择两种抗组胺药联合治疗，疗程1~3个月。

（2）糖皮质激素：急性荨麻疹合并呼吸困难或低血压时，可使用泼尼松，口服5~7d后停药。慢性荨麻疹不主张使用。

（3）其他药物：环孢素A、免疫球蛋白、生物制剂等多用于严重的荨麻疹患者。

3.外用药物治疗

针对荨麻疹患者瘙痒症状，可对症给予外用止痒药物，如炉甘石洗剂等。

4.物理治疗

对慢性自发性荨麻疹和人工荨麻疹患者，抗组胺药物治疗同时，可使用紫外线（UVA和UVB）照射治疗。

【护理评估】

1.评估患者发病情况

评估内容包括一般情况、发病相关因素、进食情况、过敏史、家族史、用药史等。

2.评估患者身心状况

评估内容包括皮损特性、伴随症状、患者心理社会状况、辅助检查等。

【护理诊断】

（1）瘙痒与皮损有关。

（2）气体交换受损与喉头水肿有关。

（3）体温过高与感染有关。

（4）焦虑与缺乏荨麻疹知识有关。

【护理措施】

1.一般护理

寻找并消除病因，饮食宜清淡，忌鱼虾及辛辣刺激食物，忌暴饮暴食、饮酒。避免冷热环境刺激，情绪激动，剧烈运动等。多饮水或静脉输液，促进致敏物质排出。

2.对症护理

患者避免用力抓挠使皮肤受损，防止继发感染。对发热、感染者，做好对症护理，警惕发生败血症，注意观察病情。对有消化道、呼吸道症状的患者密切观察病情变化，做好急救准备。发现喉头水肿、呼吸困难者及时通知医生，做好气管切开准备。观察患者血压情况，防止过敏性休克发生。

3.健康教育

（1）对花粉、尘螨过敏者室内禁止摆放鲜花草，避免接触不知名植物及宠物，外出活动时可戴口罩。

（2）避免冷热刺激，做好防晒防寒，保持情绪稳定，心情舒畅。

（3）注意个人卫生，消灭蚊子、蚤、虱等，饮食宜清淡，禁食致敏食物。

（4）第一代抗组胺药对驾驶员、高空作业人员慎用，青光眼、前列腺肥大禁用。

（5）护理人员向患者宣讲疾病知识，采取分散注意力的方法，增加患者对瘙痒的耐受性。

第二节 神经性皮炎

神经性皮炎（neurodermatitis）是一种慢性炎症性皮肤病，以阵发性剧痒和皮肤苔藓样变为特征，又称慢性单纯性苔藓，多见于成年人。

【病因】

神经性皮炎的病因尚不十分清楚，多认为与大脑皮质兴奋和抑制功能紊乱有关。神经精神因素、内分泌紊乱、胃肠道功能障碍、饮食、过度疲劳、感染、饮酒、局部刺激（摩擦、化学品刺激等）均可诱发本病，加重病情。

【临床表现】

典型皮损表现为皮肤苔藓样变，表面可有少许鳞屑。常伴瘙痒，呈阵发性。根据受累范围，分为局限性和播散性 2 种类型。

1.局限性神经性皮炎

局限性神经性皮炎多见于中青年。皮疹常发生在颈部及两侧、肘、腰、骶尾部、会阴、阴囊等部位。常先有局部瘙痒或摩擦等刺激，反复搔抓后局部出现针帽至粟粒大小正常皮色或淡红色、褐黄色扁平丘疹，表面光滑或有少量鳞屑。成群扁平丘疹融合成片，形成皮肤苔藓样变（图 3-3）。局部皮肤粗糙增厚，皮沟加深，皮嵴隆起，表面可见抓痕或血痂。患者常有阵发性剧烈瘙痒。

2.播散性神经性皮炎

播散性神经性皮炎多见于中老年人。皮疹分布广泛，除局限性神经性皮炎常见发生部位外，还可波及眼睑、头皮、躯干及四肢等部位。患者自觉阵发性瘙痒剧烈，夜间尤甚，长期难愈，易复发。可因发复搔抓引起毛囊炎及淋巴结炎。

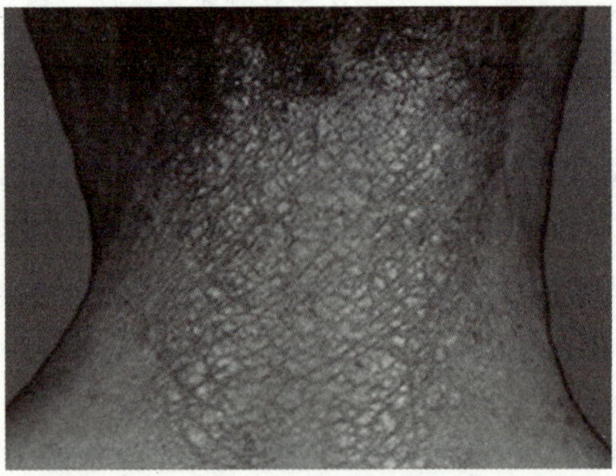

图 3-3 局限性神经性皮炎

【辅助检查】

皮肤组织病理检查可见表皮角化过度，棘层增厚。真皮层成纤维细胞增多，胶原纤维增粗，毛细血管增生，真皮浅层淋巴细胞浸润。

【治疗原则】

本病根本的治疗是止痒。阻断瘙痒—反复搔抓—皮肤苔藓样变的恶性循环。患者需消除精神紧张，规律生活，不宜饮酒及食用刺激性食物，尽量避免刺激性护肤品、洗浴方式、摩擦等。

1.内服药物治疗

抗组胺药或镇静药以对症止痒。复合维生素B和谷维素调节自主神经辅助治疗。

2.外用药物治疗

外用药物包括类固醇皮质激素制剂、铝涂剂、黑豆馏油软膏等。

3.静脉封闭治疗

皮疹泛发者可予普鲁卡因静脉封闭或联合使用雷公藤类药物进行治疗。

4.中医治疗

祛风止痒为治则，中药清瘟败毒饮、四物消风散、丹栀逍遥散加减，皮肤针灸同时配合拔罐和艾灸条均对治疗本病有效。

【护理评估】

1.评估患者发病情况

评估内容包括一般情况、精神因素、进食情况、过敏史、家族史、用药史、既往史等。

2.评估患者身心状况

评估内容包括皮损特性、伴随症状、心理社会状况、辅助检查等。

【护理诊断】

（1）瘙痒与疾病症状有关。

（2）自我形象紊乱与全身皮损有关。

（3）焦虑与本病病程长、病情反复及皮肤瘙痒有关。

【护理措施】

1.用药护理

（1）瘙痒严重者口服或外用止痒药物，避免搔抓。避免用热水和碱性肥皂过度清洗，减少刺激。

（2）经常用温水做局部清洗，以清洁皮肤；有感染者，遵医嘱使用抗生素。

2.健康教育

（1）患者严禁吸烟、饮酒，禁食辛辣刺激性食物，防止诱发因素。应养成良好卫生习惯，搞好个人卫生，同时不用油脂性护肤品或化妆品等。穿全棉内衣，衣领处尽量避免摩擦。

（2）精神紧张可加重病情。患者应保持良好心态，规律生活及适当运动。

（3）本病治愈后易复发，复发时及早就医。

（4）本病病程长，护理人员需耐心安慰患者，减轻思想负担，解除患者顾虑。

（5）患者避免饮酒和浓茶，有胃肠功能紊乱者应及时纠正。

第三节 瘙 痒 症

瘙痒症（pruritus）是指皮肤仅有瘙痒而无原发性皮肤损害的皮肤病。

【病因】

病因比较复杂，一般可分为全身性瘙痒和局部性瘙痒两种。全身性瘙痒症与某些系统性疾病如糖尿病、原发性胆汁性肝硬化、慢性肾衰竭、缺铁性贫血、甲状腺疾病、淋巴瘤、内脏恶性肿瘤、寄生虫、艾滋病等有关。神经精神因素，感染性疾病，慢性病灶，过敏性疾病，月经不调，妊娠，温度，日光，酒类，化学、生物学刺激，皮肤状态及功能异常和阿片、合成激素等药物亦可引起本病。

局部性瘙痒症除与上述因素有关外，常由于局部因素如摩擦、分泌物刺激等引起。

【临床表现】

1. 全身性瘙痒症

临床表现多为阵发性剧痒，以夜间为甚，常在睡觉前、情绪变化、进食辛辣刺激性食物及气候变化后发生。症状可由局部发展为全身。患部除瘙痒外无原发损害，重者瘙痒难忍，影响睡眠和工作。有时可继发毛囊炎、淋巴管炎及淋巴结炎。老年人因皮脂腺功能减退，皮肤老化、干燥、萎缩，对气候变化异常敏感，引起老年性瘙痒症。冬季气候干燥引起皮肤脱屑、瘙痒，称之为冬季瘙痒症。

2. 局部性瘙痒症

局部性瘙痒症多见于肛门、阴茎、女阴及小腿等处。

（1）肛门瘙痒症：男女均可发病，多局限于肛门及周围皮肤，呈阵发性瘙痒，因经常搔抓，皮损浸润、糜烂、皱襞肥厚、苔藓样变及色素沉着。

（2）阴囊瘙痒症：限于阴囊，也可累及阴茎、会阴及肛门。阵发性瘙痒，经常搔抓揉擦引起局部水肿、浸润、渗出、糜烂、肥厚、苔藓样变及色素沉着。

（3）女阴瘙痒症：多见于大小阴唇、阴蒂及阴道口等处。阵发性瘙痒，夜间加重，因瘙痒致局部皮肤浸润肥厚及苔藓样变。常引起患者精神抑郁或烦躁不安等。

3. 老年瘙痒症

老年瘙痒症是老年人易患的皮肤病，顽固难治，严重影响老年人的生活质量。其特点是以皮肤瘙痒为主要症状，没有原发性皮肤损害，或伴继发性抓痕、结痂、色素沉着和苔藓样变等，可以分为泛发性和局限性瘙痒。

【辅助检查】

1. 血常规检查

荨麻疹引起的瘙痒，患者血常规可有嗜酸性粒细胞增高。有急性细菌感染时白细胞总数及嗜中性粒细胞增高。由药物引起的过敏性瘙痒白细胞总数亦可增高。

2. 尿常规检查

该项检查可排除泌尿系统疾病以及胆汁排泄异常引起的皮肤瘙痒。

3. 补体检查

若是过敏性瘙痒，该项检查可表现为血清补体降低。

4. 冷球蛋白检查

寒冷性荨麻疹瘙痒可测冷球蛋白及冰块试验，均有助诊断。

5. 皮肤斑贴试验

如已经明确是因接触某种变应原而引起的瘙痒，可做皮肤斑贴试验。

6.阴道分泌物检查

该项检查有助于鉴别真菌性或滴虫性阴道炎性瘙痒。

7.肝肾功能检查

有些肝肾疾病亦可引起皮肤瘙痒。

【治疗原则】

积极寻找病因，患者进行必要的全身检查，针对病因给予相应治疗。患者禁食辛辣刺激性食物，避免热水、肥皂、洗烫及各种外界刺激。

1.局部治疗

根据季节和个体皮肤情况选用不同剂型药物。

（1）夏季宜选用液体搽剂，如1%含酚炉甘石洗剂、1%薄荷炉甘石洗剂等；冬季宜选用10%甘油止痒洗剂和霜剂等。

（2）局限性瘙痒，可外用0.1%曲安奈德霜、0.1%倍他米松乳膏、氟轻松乳膏，每天1~2次。

2.全身治疗

可根据不同病因选用药物。

（1）使用性激素。男性患者用丙酸睾酮肌肉注射，或服用甲级睾酮；女性患者可服己烯雌酚。

（2）抗组胺药及镇静剂、维生素C口服，或葡萄糖酸钙、硫代硫酸钠静脉缓慢注射。

（3）全身性瘙痒症可用普鲁卡因静脉封闭。

3.物理治疗

患者可进行矿泉浴、糠浴、淀粉浴、小苏打浴及紫外线照射等，以上方法均有一定疗效。

4.中医治疗

内服以养血、祛风、安神为原则。对肛门、阴囊及女阴瘙痒多以湿热下注论治，选用龙胆泻肝汤或三妙丸加减；也可服秦艽丸、润肤丸、除湿丸。外用药可用苦参、地肤子、蛇床子、百部、防风、野菊花各20g，水煎熏洗，1剂。

【护理评估】

1.评估患者发病情况

评估内容包括患者有无全身性疾病、现病史、既往史、用药史、过敏史等。

2.评估患者身心情况

评估内容包括患者对疾病的相关知识的认知程度、心理承受能力，家属对患者的态度，是否能积极配合治疗。

【护理诊断】

（1）瘙痒与皮损病变有关。

（2）皮肤完整性受损与皮肤溃破、过度搔抓有关。

（3）焦虑与疾病反复发作有关。

【护理措施】

1.一般护理

瘙痒症患者的饮食应清淡，多吃水果蔬菜，避免接触辛辣、刺激性食物，以及易引起瘙痒的致敏原，如鱼、虾、蟹等。多数老年患者瘙痒病与皮肤干燥有关，因此保湿对缓解瘙痒十分重要，外用润肤剂用霜剂为好。冬季或浴后尤其需保湿皮肤，选不含香料的润肤剂。洗澡忌太勤、忌水过烫、忌搓揉过频、忌肥皂碱性太强。冷天一般每周一次，水温以35～37℃为宜。可选用中性护肤浴液，浴后用保湿润肤剂。衣服松软，不穿化纤品，宜选用光滑的棉织品。鼓励患者多饮水，每天至少1 500 mL，补充皮肤水分。

护理人员向患者解释诱发加重瘙痒的因素，耐心细致地说明治疗方法及疗效，消除患者长期患病所造成的紧张心理，使其树立信心，积极配合治疗。

2.对症护理

了解患者瘙痒的部位和性质，设法分散其注意力，避免皮肤抓挠，夜间睡觉时可佩带棉质手套，避免皮肤抓伤。如瘙痒难忍，可按医嘱外用止痒药膏，或轻拍患处，防止抓伤皮肤及形成瘙痒—搔抓—更痒恶性循环。并遵医嘱给予患者抗组胺药静剂或止痒药水、乳霜、油膏等，使瘙痒不适症状降到最低程度。

3.健康教育

（1）合理休息，生活规律早睡早起，保证充足的睡眠，睡前不饮浓茶或咖啡。注意劳逸结合、避免劳累。

（2）保持适当的环境温度及湿度，避免日光暴晒、过度风吹、环境干燥、寒冷刺激等。秋冬气温低，湿度变化大，应注意保暖，但室温不宜过高。如果室内空气干燥，可使用加湿器。

（3）加强锻炼，增强免疫力，适当参加体育锻炼可促进皮肤的新陈代谢，提高皮肤对营养的吸收，还可促进汗液的分泌，缓解症状。

（4）正确选用护肤品，规范使用药物。许多化妆品中含有香精、色素、防腐剂等成分，这些成分中又有重金属铅、汞、铁以及甲醛，会刺激皮肤，增加瘙痒感。应选用成分简单、性质温和、安全的保湿剂。按医嘱规范使用止痒药物，根据病因和皮肤损害性质进行有针对性的治疗，不宜自行乱搽药，同一药物亦不能长期大量外用。

第四节 痒　　疹

痒疹(prurigo)是一种以风团样丘疹、结节为主要损害，伴有剧烈瘙痒的炎症性皮肤病。

【病因】

病因尚不明确，一般认为与超敏反应有关，也可能与精神神经因素、遗传过敏体质有关。昆虫叮咬、食物、药物过敏、胃肠功能失常、肠道寄生虫病、恶性肿瘤、遗传等均可能导致本病发生。

【临床表现】

1.小儿痒疹

小儿痒疹多发生于3岁以前儿童，好发于四肢两侧，尤以下肢多见。初发为风团或风团样小丘疹，风团消退后可留小米粒至高粱粒大小淡红、褐红色坚硬小丘疹或结节，对称分布。剧烈瘙痒，常因搔抓而出现抓痕、血痂及湿疹样变，继发感染时可发生脓疱疮及腹股沟淋巴结肿大。患者多伴有营养不良、消瘦、贫血、胃肠功能失常。病程慢性，至青春期可缓解自愈，留有色素沉着。

2.成人痒疹

成人痒疹多见于成年女性，30 岁以上女性尤为多见。好发于四肢两侧及躯干，亦可累及头、面部。皮损初发为米粒至绿豆大小风团样红色斑块或丘疱疹，淡红或正常肤色，风团消退后遗留坚实小丘疹，散在分布，互不融合。剧烈瘙痒，常因搔抓出现抓痕、血流、苔藓样变及色素沉着。慢性病程，治愈后易复发。

3.结节性痒疹

结节性痒疹多见于成人女性，好发于四肢，以小腿居多，为疣状结节性损害。根据临床研究，结节性痒疹初期症状为淡红色丘疹，后转变为半球形结节，大小为黄豆或是蚕豆一般，顶端有角化，表面粗糙，呈红褐色或是灰褐色。病症散立分布，数目不等，少则 5~6 个，多则 20 多个。触感坚实，剧烈瘙痒，会发生表皮剥脱和血痂。结节周围的皮肤会有色素沉淀，病程呈慢性，可迁延多年不愈。

4.症状性痒疹

症状性痒疹是指在某些疾病中皮肤上出现的非特异性瘙痒性皮损。如发生在妊娠三四个月的孕妇称为早发型妊娠痒疹；发生在妊娠八九个月的孕妇称为迟发型妊娠痒疹；发生于淋巴瘤或白血病患者，则称为淋巴瘤样性痒疹或白血病性痒疹。基本损害为对称性分布于躯干、臀部、股部以至全身的风团样或多形红斑样丘疹，有时为丘疱疹，伴剧痒，搔抓后可见表皮剥脱、血痂、色素沉着等继发损害，症状可随原发疾病的好转而减轻或消失。

【辅助检查】

1.体格检查

此项检查主要通过皮肤检查，观察皮损形态、数目、分布及发病部位。初发者为风团样丘疹、丘疱疹；反复发作者可见坚实的小丘疹，伴苔藓样变及湿疹样变。

2.皮肤组织病理学检查

此项检查有助于了解疾病发生、发展情况，了解患者机体的状态，可见表皮轻度角化不全和角化过度，棘层增厚明显，偶有海绵及小水疱形成，真皮血管周围淋巴细胞浸润。

3.病理切片检查

此项检查可观察到呈非特异性苔藓样组织反应。表皮角化不全，表皮嵴延长，细胞间水肿，基底细胞液化变性，血管周围细胞浸润及血管扩张。偶见外周血中嗜酸性粒细胞增加。

【治疗原则】

找出致病因素，消炎止痒，以防止感染为原则。

1.寻找和去除病因

治疗原发疾病，防止虫咬，避免搔抓，禁辛辣、刺激性食物。

2.外用药物治疗

外用药物治疗主要以止痒、消炎和预防继发感染为主。可选用复方炉甘石洗剂、糖皮质激素制剂和角质剥脱剂，封包增强疗效。结节内注射曲安奈德治疗，皮损内注射联合低温冷冻治疗有着更显著的效果。

3.全身治疗

全身治疗适用于皮损泛发、病情顽固、局部治疗效果不佳者。可使用抗组胺药，如赛庚啶、氯苯那敏等。重症可适量服用糖皮质激素。

【护理评估】

1.评估患者发病情况

评估内容包括患者有无过敏性病史；有无胃肠功能失常、营养不良、慢性感染等。

2.评估患者身心情况

评估内容包括患者对疾病的相关知识的认知程度、心理承受能力，家属对患者的态度，是否能积极配合治疗。

【护理诊断】

（1）皮肤完整性受损与皮损溃破、过度搔抓有关。

（2）瘙痒与皮损有关。

（3）潜在并发症包括感染等。

【护理措施】

1.一般护理

为患者提供一个安静、温湿度适宜的修养环境，并保持室内空气新鲜，通风、每天用紫外线灯照射消毒1次。给予患者同情和理解，保护患者的隐私。患者养成良好的饮食习惯，禁食辛辣及刺激性食物，膳食营养合理。衣物最好是纯棉制品，不穿化纤、羊毛衣服，以柔软浅色的棉布为宜，衣服要清洁、宽松。保持皮肤清洁，避免抓破皮肤发生感染。夜间睡觉患者可佩带棉质手套。注意患者有无腹泻、便秘等消化道症状，因内脏损害可能为本病的病因，一经发现及时给予对症处理。

为了使患者产生安全感及信赖，护理人员要给予其强有力的心理支持，并且关心及体贴患者，通过讲解成功的病例鼓励其要勇敢的面对生活，消除其心理负担。指导患者对疾病有正确的认识，使患者心情保持平静，在精神上摆脱悲观的心理，积极地面对疾病。

2.用药护理

护理人员正确指导患者用药，避免滥用外用药物。每天观察患者皮损状况、有无蔓延至其他部位等，并将具体信息详细记录。护理人员告知患者按时涂抹药物的重要性，提高其配合程度；且涂抹药物前，还应对其皮损部位进行湿敷，20~30min 即可。根据病情变化及时调整用药剂量及浓度。

3.健康指导

（1）指导患者改善居住环境，避免昆虫叮咬，居室保持干燥、通风。

（2）注意劳逸结合，避免过度劳累，勿晚睡，尽量避免情绪波动。

（3）注意个人卫生，剪短指甲，防止抓伤。

（4）忌食致病的动物性蛋白和海鲜发物，不吃辛辣刺激性食物，不饮酒。保持清淡饮食，多吃些新鲜蔬菜和水果。

思考题

病案分析一

患者，男性，70岁，生命体征平稳，营养中等，神志清楚，双下肢轻度水肿。既往患糖尿病30多年，目前使用胰岛素控制血糖；慢性肾功能不全（失代偿期）；长期便秘，日常使用开塞露等辅助排便。目前病情稳定，近1月来反复诉全身皮肤瘙痒，无特定部位，皮肤呈干燥、纹理加深、缺乏弹性等生理性改变，局部可见抓痕和皮损，以小腿内侧和腹股沟处为甚，发作时不能忍受，情绪焦躁，夜间加重，影响睡眠。遵医嘱给予皮炎平、复方酮康唑软膏等外用药后症状缓解不明显。请问：

（1）该患者目前主要护理诊断有哪些？

（2）为患者制订相应的护理措施。

病案分析二

患者，女性，34岁，躯干红色丘疹，红斑2个月。就诊时见：前胸可见大片网状分布褐色色素沉着斑，融合成片，表面未见鳞屑，未见毛细血管扩张，触之未及萎缩。实验室检查血常规，尿常规均正常；真菌检查阴性。诊断为色素性痒疹（PP）。经治疗2周后基本痊愈。请问：

（1）该患者目前主要护理诊断有哪些？

（2）为患者制订相应的护理措施。

第四章 病毒性皮肤病患者的护理

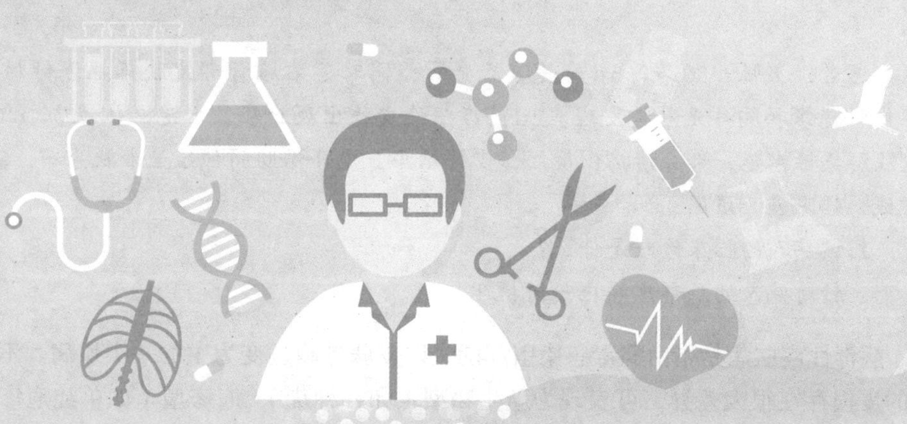

学习目标

【课程思政目标】

1.通过对病毒性皮肤病患者护理的学习，让学生认识到良好、积极面对疾病的心态对于预防疾病发生、提高和稳定免疫力的重要性，保持乐观积极向上的人生态度，是预防和治疗疾病的良药。

2.培养学生具有救死扶伤的人道主义精神和人文关怀理念，耐心细致的观察能力，敬畏生命、忠于职守、乐于奉献。

3.使学生具有良好的心理素质和团队协作精神，在护理实施中关心、爱护、尊重患者，培养其良好的职业素养。把“正医德、立医品、精医术、传医风”作为培养学生的中心环节。

【知识目标】

1.掌握单纯疱疹患者的护理措施。

2.熟悉单纯疱疹患者的临床表现、护理评估和护理诊断。

3.了解单纯疱疹患者的病因和发病机制、辅助检查、治疗原则。

【能力目标】

1.能应用护理程序为患者实行护理评估，实施整体护理。

2.能够协助医生进行常见诊疗技术操作，熟悉各项护理措施，做好职业防护。

3.能运用相关知识指导病毒性皮肤病患者进行皮肤护理、用药护理和生活护理。

病案导入

患者，男性，50岁。5d前受凉后感冒，同时感右胸背部皮肤疼痛，针刺样，间断性，在内科就诊拍胸片无异常发现。2d前疼痛处皮肤出现丘疹、水疱，体温36.8℃。右胸背部皮肤群集性水疱，部分溃疡，糜烂，少许结痂，皮疹沿肋间神经呈带状分布，不超越人体正中线，睡眠差。请问：

1.该病人的临床诊断是什么？

2.针对病人的局部疼痛应如何护理？

病毒性皮肤病是指由病毒感染引起的、以皮肤黏膜病变为主的一类疾病。不同病毒感染引起的皮损存在很大差异，可表现为新生物型（如各种疣）、疱疹型（如单纯疱疹）和红斑发疹型（如麻疹）。

第一节 单纯疱疹

单纯疱疹（herpes simplex）是由单纯疱疹病毒（herpes simplex virus，HSV）感染引起的，发生在皮肤黏膜交界处以簇集性水疱为特征的病毒性皮肤病，通过飞沫或接触传染。本病有自限性，易复发。

【病因】

HSV病毒分为HSV-1型和HSV-2型，前者主要引起生殖器以外的皮肤黏膜及脑部感染，后者主要引起生殖器部位感染或新生儿感染，与宫颈癌发生有关。初次感染多为隐性感染，之后HSV病毒侵入皮肤黏膜，可长期潜藏于支配皮损区域的神经节内。当受到某种诱因，如发热、受凉、曝晒、劳累、机械刺激等，病毒可被激活，疱疹复发。由于HSV不产生永久免疫力，在机体抵抗力降低时，即可复发。

【临床表现】

1.初发型

初发型又称之为原发性单纯疱疹，指初次感染HSV者，平均潜伏期为6d。

（1）疱疹性龈口炎：多见于6岁以下儿童。好发于口腔、牙龈、舌、硬腭、软腭、咽等部位，表现为迅速发生的群集性小水疱，破溃后形成浅表溃疡，疼痛明显，亦可波及口周和唇缘，可伴发热、咽痛及局部淋巴结肿痛。

（2）新生儿单纯疱疹：多经产道感染，一般出生后5~7d发病，表现为皮肤、口腔黏膜、眼结膜出现水疱、糜烂，严重者伴发热、呼吸困难、肝脾肿大、意识障碍等，可危及生命。

（3）疱疹性湿疹：常发生于6个月以上婴幼儿，多见于躯干上部、颈部和头部，表现为患有湿疹和特应性皮炎的原皮损处突然发生的簇集脐窝状水疱或脓疱（图4-1）。

（4）接种性疱疹：接触部位出现簇集性水疱。

（5）疱疹性角膜结膜炎：角膜出现树枝状或深在圆板状溃疡，严重者可发生角膜穿孔致失明，伴有结膜充血水肿。

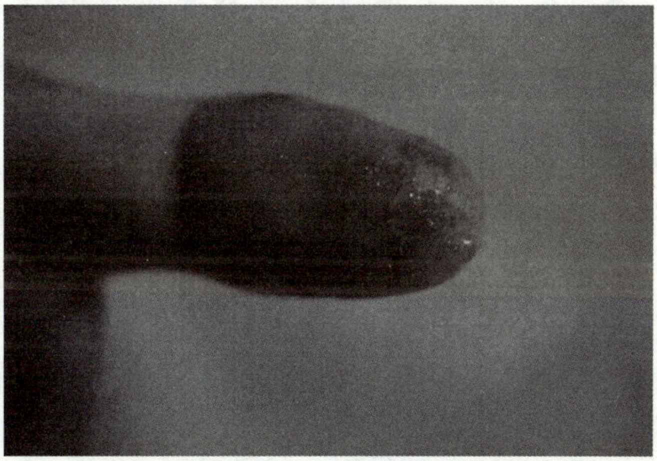

图4-1 疱疹性湿疹

2.复发型

复发型多见于成人，好发于皮肤黏膜交界处，如口周、鼻腔周围及外阴，也可见于面部或口腔黏膜等部位，局部现有灼热和痛痒感，随即在红斑的基础之上出现簇集性水疱或丘疱疹，基底稍红，可发生糜烂（图4-2）。有原位复发的特点，呈自限性，1~2周消退，愈后遗留暂时性红斑。

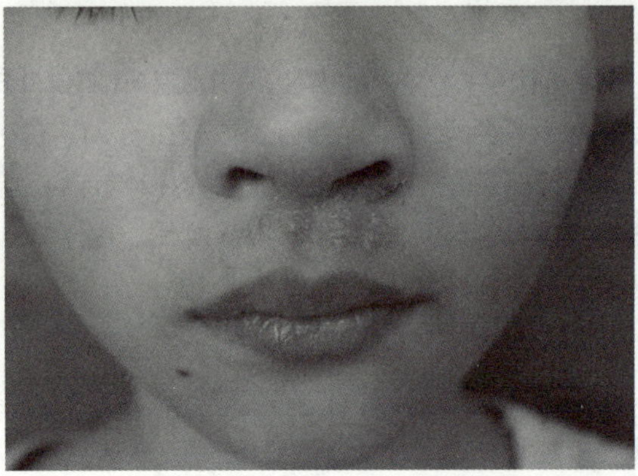

图 4-2　复发型单纯疱疹

【辅助检查】

1. 病毒培养

病毒培养可鉴定诊断 HSV 感染。

2. 细胞学检查

可在皮损处刮片做细胞学检查。

3. 聚合酶链反应检测

用聚合酶链反应检测疱液中 HSV-DNA。

4. 血清 HSV-IgM 型抗体检测

该项检测有辅助诊断价值，尤其是对新生儿 HSV 感染。

【治疗原则】

缩短病程、防止继发感染、减少复发和传播是本病的治疗原则。

1. 局部治疗

局部治疗以收敛、干燥和防止继发感染为主。可外用抗病毒药物，如阿昔洛韦软膏、喷昔洛韦乳膏等；局部可激光照射。继发感染时可用新霉素霜、莫匹罗星软膏。

2. 全身治疗

采用阿昔洛韦口服或静脉滴注进行全身治疗。

3. 病因治疗

频繁复发者应除去诱发因素，应用病毒长期抑制疗法，并可使用免疫调节药物。

【护理评估】

1. 评估患者发病情况

评估内容包括：①评估患者的年龄、性别、职业；②是否患有慢性消耗性疾病，良、恶性肿瘤，或长期服用类固醇皮质激素及免疫抑制剂；③发病前是否有感冒、劳累等引起机体抵抗力下降的因素。

2. 评估患者身心情况

评估内容包括：①患者的体温、脉搏，询问患者患部皮肤感觉，有无烧灼感及神经痛、有无全身不适等；②了解皮肤损害发生的部位、范围、色泽及排列规律；③观察皮肤损害处有无渗出、血疱或局部坏死，有无眼、耳部并发症；④患者是否因皮疹及其引起的疼痛出现不适的心理反应；⑤患者是否了解本病的预防和治疗知识及掌握程度。

【护理诊断】

（1）皮肤完整性受损与病毒侵犯皮肤有关。

（2）感染与免疫力低下和疱疹破溃有关。

（3）焦虑与频繁复发、担心预后或面部皮肤损害影响美观有关。

（4）知识缺乏与对疾病的发展过程不了解有关。

【护理措施】

1.一般护理

患者适当休息，保持局部皮肤的清洁、干燥，防止继发感染。护理人员密切注意患者皮损变化及有无并发症出现。患者口腔黏膜有破溃时要加强口腔护理。

2.用药护理

每天用生理盐水清洁患处，不要搔抓，观察皮损变化，加强用药护理。①用干棉签轻轻擦拭分泌物，外涂阿昔洛韦稀释液保持皮肤湿润；②合并感染加用抗生素软膏，注意及时换药；③疱疹性龈口炎应保持口腔清洁，并用1∶1 000苯扎溴铵溶液含漱，若口腔黏膜破溃，可涂口腔溃疡膏；④生殖器疱疹有糜烂者，便后清洗，局部涂抗生素软膏，以防感染；⑤复发性疱疹患者尽可能在发疹后24h内及时用药，以提高疗效。

3.健康教育

护理人员讲解本病的预防、处理及防止传染的知识。①患者避免过度疲劳、寒冷、曝晒等，提高机体抵抗力，避免诱发因素；②患者饮食宜清淡，多食蔬菜水果，忌烟酒和辛辣刺激性食物；③孕妇发生生殖器疱疹，胎儿或新生儿可能出现感染而预后不良，应劝其终止妊娠。④向患者家属讲解皮肤护理的重要性及加重皮肤损害的因素，并告知患者本病有自限性，以解除患者思想负担，积极配合治疗。

第二节 带状疱疹

带状疱疹（herpes zoster）是由水痘-带状疱疹病毒（varicella-zoster virus,VZV）引起，以沿单侧周围神经分布的簇集性小水疱为特征的病毒性皮肤病，常伴有明显的神经痛。病愈后可获得较持久的免疫力。

【病因和发病机制】

VZV病毒为人疱疹病毒Ⅲ型（HHV-3），可经呼吸道黏膜进入血液而形成病毒血症。初次感染水痘-带状疱疹病毒后表现为水痘或呈隐性感染，病毒潜伏于脊髓后根神经节或脑神经的感觉神经节内。当机体受到某种刺激或抵抗力下降时，潜伏病毒被激活，引起相应神经分布区产生水疱，同时受累神经发生炎症、坏死，产生神经痛。

【临床表现】

本病好发于成人，春秋季节多见，具有自限性。

1.典型表现

（1）前驱症状：发疹前可有全身乏力、轻度发热、食欲缺乏等症状，自觉皮肤灼热感、感觉过敏或神经痛等，持续1~5d。

（2）好发部位：依次为肋间神经、脑神经和腰骶神经支配区域（图4-3）。

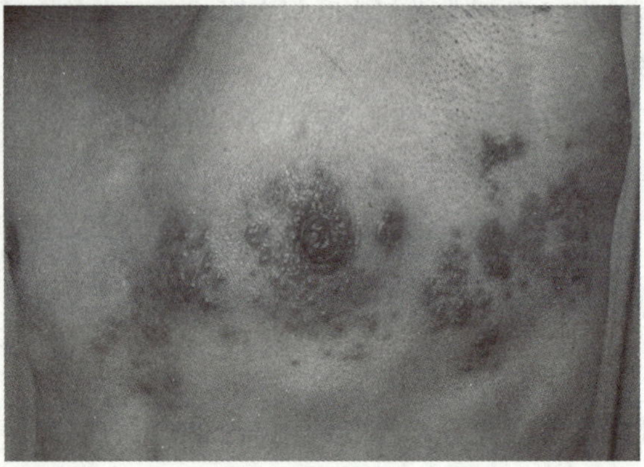

图4-3　胸肋部带状疱疹

（3）皮损发展：患处先出现潮红斑，继而出现簇状分布而不融合的粟米至黄豆大小丘疹，迅速变为水疱，疱壁紧张发亮，外周绕以红晕，各簇水疱群间皮肤正常；皮损沿某一周围神经呈带状排列，多发生在身体一侧，不超过正中线（图4-4）。

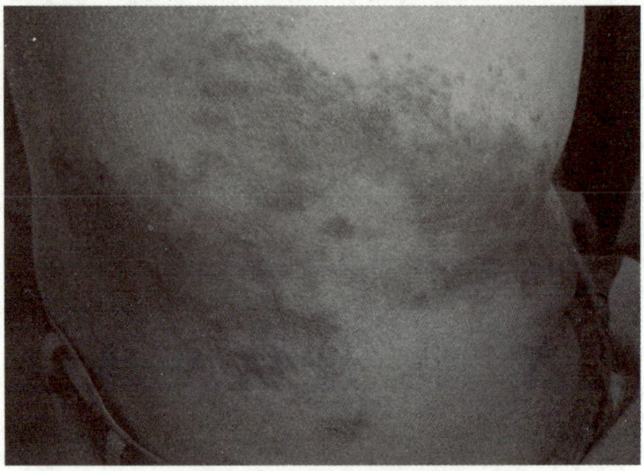

图4-4　大疱型带状疱疹

（4）特点：神经痛为本病特征之一，老年患者疼痛较为剧烈。

（5）预后：留有暂时性淡红斑或色素沉着，以及后遗神经痛，消退慢，常持续至皮损完全消退后，可持续数月或更长时间。

2.特殊表现

（1）眼带状疱疹：皮损累及眼部，表现为眼周肿胀，结膜充血，结膜和角膜可出现水疱，甚至形成溃疡性角膜炎，严重者可失明。

（2）耳带状疱疹：面部带状疱疹可致病毒侵犯面神经及听神经，表现为外耳道或鼓膜疱疹。膝状神经节受累同时侵犯面神经的运动和感觉神经纤维时，可出现面瘫、耳痛及外耳道疱疹三联征，称为拉姆齐·亨特综合征（Ramsay Hunt Syndrome）。

【辅助检查】

1. 细胞学检查

疱底刮出物涂片做细胞学检查，可见多核巨细胞和核内包涵体。

2. 其他检查

对本病患者还可进行白细胞计数、组织病理、X线检查和脑脊液检查等。如白细胞计数升高，可能发生继发感染；胸段带状疱疹可能发现结核等肺部病变；脑脊液检查适合耳部受累伴脑膜刺激症状者。

【治疗原则】

治疗原则包括抗病毒、镇痛、消炎、防止并发症。

1. 局部治疗

局部治疗以干燥、消炎为主。

（1）疱液未破时可外用炉甘石洗剂、阿昔洛韦乳膏等。

（2）破溃后可用3%硼酸溶液或1 ∶ 5 000呋喃西林溶液湿敷，再外用莫匹罗星软膏。

（3）局部可使用辣椒辣索贴剂或利多卡因凝胶止痛。

（4）如合并眼部损害，请眼科医生协同处理，外用3%阿昔洛韦眼膏、碘苷（疱疹净）滴眼液。

2. 全身治疗

（1）抗病毒药物可选用阿昔洛韦等口服或静脉滴注。

（2）镇痛药物可选用非甾体消炎药、三环类抗抑郁药、卡马西平等。

（3）神经营养药可选用甲钴铵、腺苷钴胺、维生素B_1等。

（4）严重者可应用糖皮质激素和免疫球蛋白等。

3. 物理治疗

本病可选用氦氖激光、半导体激光、紫外线或频谱治疗仪等物理治疗，以缓解疼痛，促进皮损干涸和结痂。

【护理评估】

1. 评估患者发病情况

评估发病季节，患者年龄、既往是否发生过水痘或带状疱疹、是否存在机体免疫力降低的情况，如感染结核、恶性肿瘤、使用免疫抑制剂和过度劳累等。

2. 评估患者身心情况

评估内容包括：①前驱症状。评估疱疹出现前有无局部皮肤神经痛、皮肤感觉过敏、全身发热不适、食欲降低或睡眠障碍等。②皮损情况。评估红斑、丘疹与水疱出现的时间，皮损形态、部位、大小，观察皮肤损害处有无渗出、血疱，有无结痂、融合、溃疡及坏死等；神经痛与疱疹出现的时间关系；局部有无淋巴结肿大；有无眼、耳部并发症。③继发症状。评估是否出现a. 神经痛引起食欲降低、睡眠障碍等；b. 病毒侵犯中枢神经系统引起病毒性脑炎；c. 侵犯三叉神经眼支引起病毒性角膜炎；d. 侵犯面神经、听神经引起耳、乳突部疼痛；e. 膝状神经受累影响面神经的运动与感觉纤维；f. 脊髓后根神经元受累，进而交感、副交感神经的内脏神经纤维受累，引起胃肠道和泌尿道刺激症状；g. 胸、腹膜受累引起胸腹腔积液。④评估剧烈的神经痛是否使患者产生焦虑、烦躁甚至抵触情绪。患者是否了解本病的预防和治疗知识及掌握程度。

【护理诊断】

(1)急性疼痛与病毒侵犯神经节及相应神经节段的皮肤有关。

(2)睡眠障碍与疼痛和环境改变有关。

(3)皮肤完整性受损与带状疱疹侵犯局部皮肤、疱皮破损有关。

(4)潜在并发症包括皮肤细菌感染。

【护理措施】

1.一般护理

(1)消毒隔离。本病可接触传染，应安排患者单间病房，病室定时通风、紫外线消毒，生活用品专人专用，限制探视、陪住，避免交叉感染。

(2)疼痛护理。护理人员进行护理时应注意:①评估疼痛的原因、性质和程度等，了解患者既往疼痛的处理办法及效果;②操作时动作轻柔、迅速，以减轻患者的恐惧感和疼痛;③应用分散注意力的方法减轻患者疼痛、促进睡眠;④遵医嘱给予患者物理治疗，如局部冰敷、氦氖激光或紫外线照射及频谱电疗等;⑤对有后遗神经痛者应予以重视，必要时遵医嘱给予镇静、止痛及营养神经的药物。

(3)饮食护理。发热期患者卧床休息，进食高维生素、高蛋白质食物，鼓励患者多喝水，促进病毒经尿液排出，保障足够的营养与水分的供应。

(4)心理护理。老年患者的神经痛往往较为严重，即使皮疹完全消失，也常遗留后遗神经痛数月甚至更久，对于此类患者要给予高度重视。治疗过程中要加强心理护理，经常关心和劝慰患者，鼓励其多听音乐、广播，分散注意力，减轻痛感，稳定情绪。

2.对症护理

如合并眼部皮损，注意观察患者有无视力影响，角膜和结膜有无充血等;如有分泌物，可用消毒棉签拭去并遵医嘱定时滴用抗病毒眼药，如阿昔洛韦滴眼液，避免用手揉眼及不洁物接触双眼;如早期出现鼻尖、鼻侧小水疱，提示三叉神经眼支、鼻支受侵犯，应按时涂药，注意眼部护理，警惕发生角膜受损引起溃疡性角膜炎，导致失明;如出现头痛、恶心、呕吐、惊厥、感觉障碍、共济失调等神经症状，提示可能发生脑膜脑炎，应引起高度重视。

3.皮肤护理

保持皮肤清洁，防止继发感染。选择纯棉的贴身衣服，避免抓挠，挤压和冷、热刺激，等等。外用收敛剂,如炉甘石洗剂以减轻局部肿胀。伴渗出者可用3%硼酸液湿敷;伴感染者可用1∶2 000黄连素(小檗碱)液湿敷或外涂抗生素药膏;有皮损坏死者，应早期清除坏死组织;疱皮破损后，消毒后暴露局部，或行氦氖激光照射等，促其干燥结痂，夜间用无菌纱布覆盖。

4.健康教育

(1)嘱患者配合医生规范治疗，禁忌搔抓。

(2)患者加强锻炼，提高机体抵抗力，避免诱发因素，儿童应避免与水痘患者密切接触。

(3)患者宜进清淡易消化饮食，保证足够饮水，保持大便通畅。

(4)告知患者本病具有自限性，多数不会再复发，对于有后遗神经痛者，随着时间推移，疼痛会逐渐减轻至消失，消除病人顾虑。

第三节 传染性软疣

【教学内容】

传染性软疣（molluscum contagiosum）是由传染性软疣病毒感染引起的一种传染性皮肤病。皮损表现为特征性有蜡样光泽的丘疹或结节，顶端凹陷，能挤出乳酪状软疣小体。

【病因】

由传染性软疣病毒感染引起，传染性软疣病毒属于痘病毒科中的一种DNA病毒，主要通过直接接触感染，患者往往在公共浴室或游泳池中被感染，也可自体接种，还可通过性接触感染。

【临床表现】

本病好发于儿童及妇女，潜伏期2~5周。皮损初起为粟粒大小白色、半球形丘疹，逐渐增大至5~10mm约绿豆大小，中央微凹如脐窝，有蜡样光泽，挑破顶端后，可挤出白色乳酪样物质，称为软疣小体。皮损数目不定，或散在，或簇集，一般互不融合。皮损可发生于身体任何部位，但最常见于颈部、躯干、下腹部及外生殖器部位。自觉瘙痒。多数情况下6~9个月后皮损可自行消退，一般不留瘢痕（图4-5）。

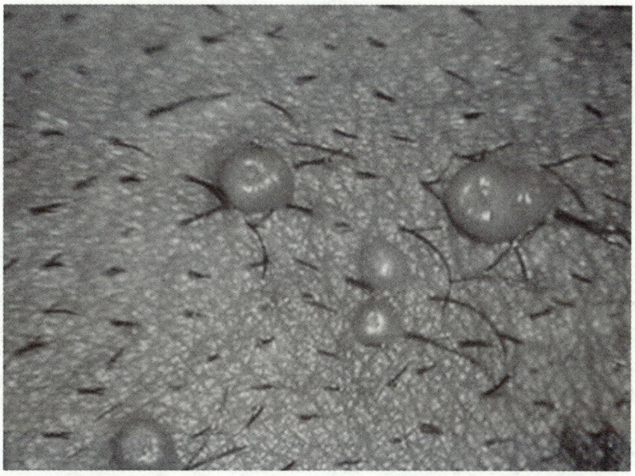

图4-5 传染性软疣

【辅助检查】

组织病理学检查提示表皮角质形成细胞胞浆内可见特征性的包涵体，即软疣小体。

【治疗原则】

治疗首选刮除，以将皮损中的软疣小体完全挤出为目的，可用消毒小镊子或止血钳将软疣夹破，然后涂以2.5%碘酊，可有效去除皮损。其他如冷冻治疗、外用3%酞丁胺软膏或西多福韦软膏等均有效。

【护理评估】

1.评估患者发病情况

评估内容包括患者年龄、性别、既往史、接触史等。

2.评估患者身心情况

评估内容包括患者皮损形态、大小、部位、程度，皮损顶端是否有脐窝，等等。

【护理诊断】

（1）皮肤完整性受损与病毒引起的皮损有关。

（2）知识缺乏与缺乏软疣相关治疗知识有关。

（3）潜在并发症与继发感染与搔抓抓破皮损有关。

【护理措施】

1.一般护理

注意个人卫生，床单、被罩等患者的用物要及时清洗、消毒。患者饮食要清淡，忌食辛辣刺激性食物。

2.皮肤护理

保持皮肤的清洁、干燥，避免搔抓、热水及肥皂水洗烫，防止扩散。一周内避免洗澡，以防继发感染。

3.健康教育

患者避免到公共泳池游泳、使用公共洗浴设施、与他人合用毛巾等，防止感染。同时尽量避免搔抓，防止自身接种传染。

第四节　手足口病

【教学内容】

手足口病（hand-foot mouth disease，HFMD）是由肠道病毒引起的急性传染病，主要症状表现为手、足、口腔等部位的斑丘疹、疱疹，少数病例可出现脑膜炎、脑炎、脑脊髓炎、肺水肿、循环障碍等，致死原因主要为脑干脑炎及神经源性肺水肿。

【病因和发病机制】

引发手足口病的肠道病毒有20多种（型），其中以柯萨奇病毒A16型（Cox A16）和肠道病毒71型（EV 71）最为常见。其中，重症病例多由EV71感染引起。EV71经消化道、呼吸道或通过接触传播等传播途径侵入人体后，主要在咽部或小肠黏膜等上皮细胞和局部淋巴组织繁殖。大部分人为隐性感染，产生特异性抗体；少数人因机体免疫低下，病毒进入血液产生病毒血症，进而侵犯不同靶器官造成感染的播散。

【临床表现】

手足口病主要发生在5岁以下的儿童，潜伏期多为2~10d，平均3~5d。

1.普通病例

急性起病，表现为发热、口痛、厌食、口腔黏膜出现散在疱疹或溃疡，皮损位于舌、颊黏膜及硬额等处为多，也可波及软腭，牙龈、扁桃体和咽部。手、足、臀部、臂部、腿部出现斑丘疹，后转为疱疹，疱疹周围可有炎性红晕，疱内液体较少。手足部较多，掌背面均有。皮疹数少则几个，多则几十个，消退后不留痕迹，无色素沉着。部分病例仅表现为皮疹或疱疹性咽峡炎，多在一周内痊愈，预后良好；部分病例皮疹表现不典型，如单一部位或仅表现为斑丘疹（图 4-6、图 4-7）。

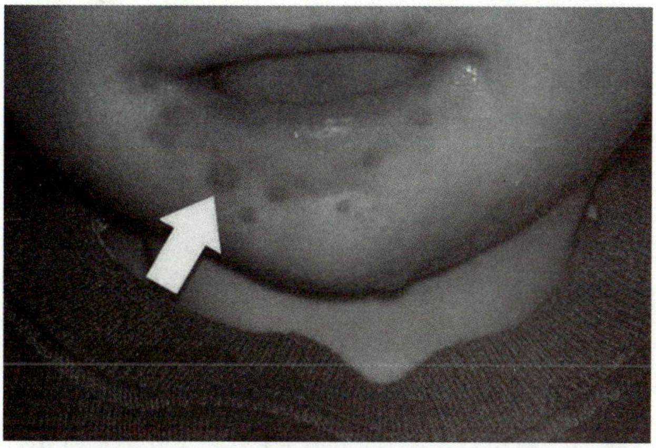

图 4-6 手足口病（口周）

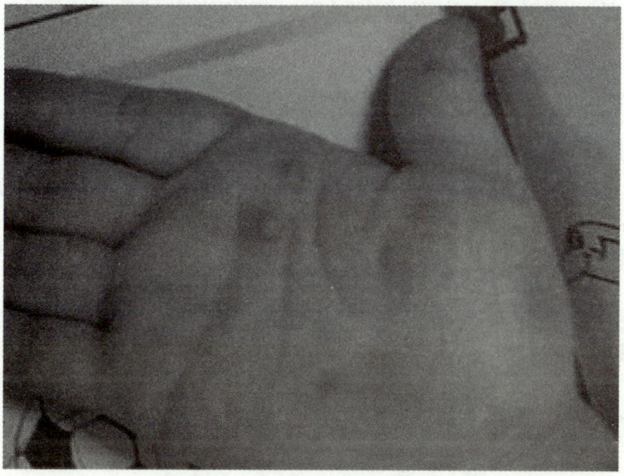

图 4-7 手足口病（手部）

2.重症病例

少数重症病例除出现皮肤表现之外，可合并其他系统的损害，（尤其是小于 3 岁患者）病情进展迅速，在发病 1~5d 左右出现脑膜炎、脑炎（以脑干脑炎最为凶险）、脑脊髓炎、肺水肿、循环障碍等，极少数病例病情危重，可致死亡，存活病例可留有后遗症。

（1）神经系统：可并发中枢神经系统表现，如精神差、嗜睡、易惊、头痛、呕吐、谵妄甚至昏迷；查体可见脑膜刺激征，以 2 岁以内患者多见。

（2）呼吸系统：可并发肺水肿，表现为呼吸浅促、呼吸困难或节律改变，口唇发绀，咳嗽，咳白色、粉红色或血性泡沫样痰液；肺部可闻及湿啰音或痰鸣音。

（3）循环系统：可并发心肌炎，表现为面色苍灰，指（趾）发绀，出冷汗，毛细血管再充盈时间延长；心率增快或减慢，脉搏浅速或减弱甚至消失；血压升高或下降。

3.恢复期

皮损消退，患者体温逐渐恢复正常，神经系统受累症状和心肺功能逐渐恢复，少数患者可遗留神经系统后遗症状。

【辅助检查】

1.血常规检查

白细胞计数正常或降低，病情危重者白细胞计数可明显升高。尿、便一般无异常。

2.脑脊液检查

脑脊液外观清亮，压力增高，白细胞计数增多，多以单核细胞为主，蛋白正常或轻度增多，糖和氯化物正常。

3.血清学检查

急性期与恢复期血清EV71等肠道病毒中和抗体有4倍以上的升高。

【治疗原则】

1.普通病例治疗

本病如无并发症，预后一般良好，多在一周内痊愈。主要为对症治疗。普通病例无须住院治疗。适当休息，清淡饮食，做好口腔和皮肤护理。

（1）首先隔离患者，接触者应注意消毒隔离，避免交叉感染。

（2）衣服、被褥要清洁，衣着要舒适、柔软，经常更换。

（3）剪短患儿的指甲，必要时包裹患儿双手，防止抓破皮疹

（4）臀部有皮疹的患儿，应随时清理其大小便，保持臀部清洁干燥。

（5）可服用抗病毒药物及清热解毒中草药，补充维生素B、维生素C等。

2.重症病例治疗

对重症病例应使用甘露醇等脱水利尿剂降低颅内高压，适当控制液体入量，及时应用血管活性药物，同时给予氧疗和呼吸支持；酌情应用丙种球蛋白、糖皮质激素；根据病情应用呼吸机，进行正压通气或高频通气。

（1）密切监测患者病情变化，尤其是脑、肺、心等重要脏器功能；危重患者需特别注意监测血压、血气分析、血糖及胸片。

（2）注意维持水、电解质、酸碱平衡及对重要脏器的保护。

（3）出现DIC、肺水肿、心力衰竭、颅内压增高者，应给予相应处理。

（4）出现低氧血症、呼吸困难等呼吸衰竭征象者，宜及早进行机械通气治疗。

（5）维持患者血压稳定。

【护理评估】

1.评估患者发病情况

评估内容包括患者年龄、性别、有无接触史、既往有无上呼吸道感染史、喂养史等。

2.评估患者身心情况

评估内容包括疱疹发生的时间、程度、范围、部位、数目等，以及有无其他部位疱疹；是否出现嗜睡、易惊、头痛、呕吐、谵妄甚至昏迷等中枢神经系统症状；是否出现呼吸浅促、呼吸困难、口唇发绀、咳嗽等呼吸系统症状；是否出现面色苍灰、指（趾）发绀、出冷汗等循环

系统症状。

【护理诊断】

（1）体温过高与病毒感染有关。

（2）皮肤完整性受损与病毒引起的皮损有关。

（3）潜在并发症包括脑膜炎、肺水肿、呼吸衰竭、心力衰竭。

【护理措施】

1.一般护理

维持正常体温，保持室内适宜温湿度，患者衣被不宜过厚，汗湿的衣被及时更换，密切监测患者体温并记录，及时采取物理降温或药物降温措施。鼓励患者多饮水，以补充高热消耗的大量水分，以及促进病毒排出体外。病房每天开窗通风2次，并定时消毒病房内空气及患者用物。医护人员接触患者前后均要消毒双手。尽量减少陪护及探视人员，并做好陪护宣教，要求相关人员勤洗手、戴口罩等。给予患者营养丰富、易消化、流质或半流质食物，以减少对口腔黏膜的刺激。保持口腔清洁，进食前后用生理盐水漱口，有口腔溃疡的患者可将维生素B_1粉剂直接涂于口腔糜烂部位，或涂以碘甘油，以消炎止痛，促进溃疡面愈合。

2.病情观察

密切观察患者病情，尤其是重症患者。若患者出现中枢、呼吸、循环等系统症状，应立即通知医师，并积极配合治疗，给予相应护理。保持患者呼吸道通畅，积极控制颅内压，酌情使用糖皮质激素，静脉使用人血丙种球蛋白等治疗。使用脱水剂等药物治疗时，应观察药物的作用及不良反应。

3.皮肤护理

保持患者衣被清洁、干燥，剪短患者指甲以免抓破皮疹。手足部疱疹未破溃处涂炉甘石洗剂或5%碳酸氢钠溶液；疱疹已破溃者和（或）有继发感染者，局部用抗生素软膏。臀部有皮疹的患者，保持臀部清洁干燥，及时清理患者的大小便。

4.健康教育

护理人员应向家属介绍手足口病的流行特点、临床表现及预防措施。不需住院治疗的患者可在家中隔离，教会家属做好口腔护理、皮肤护理及病情观察，如有病情变化应及时到医院就诊。流行期同不要带儿童到公共场所，并教会儿童养成良好的卫生习惯，加强锻炼，增强机体抵抗力。

第五节　疣

疣（verruca，wart）是由人乳头瘤病毒（human papilloma virus，HPV）感染皮肤黏膜引起的良性赘生物，是一种常见的慢性病毒性皮肤病，以疣样增殖为主要表现。

【病因和发病机制】

本病传染源为患者和健康带病毒者，人是唯一宿主，经直接或间接接触传播。HPV通过皮肤黏膜微小破损进入细胞内并复制、增殖，致上皮细胞异常分化和增生，引起上皮良性赘生物。发病高峰为16~30岁，免疫功能低下、应用免疫抑制剂或糖皮质激素及外伤者易患此病。

【临床表现】

一般潜伏期6周~2年。常见临床类型有寻常疣、跖疣、扁平疣和生殖器疣。

1.寻常疣

（1）好发部位：手背、手指、足和甲缘等处。

（2）典型皮损：黄豆大小或更大的灰褐色、棕色或肤色丘疹，表面粗糙，质地坚硬，可呈乳头瘤状增生（图4-8）。

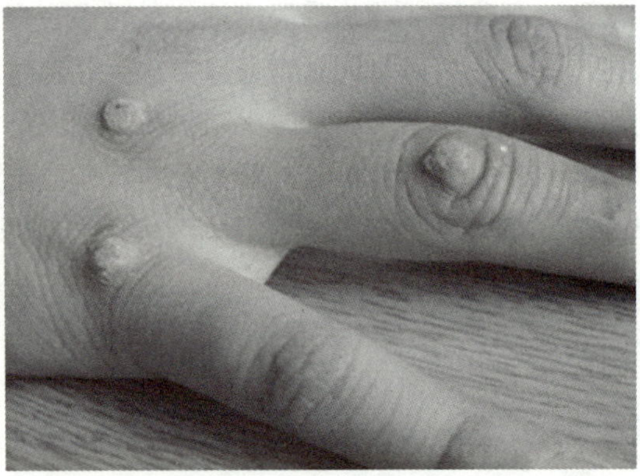

图4-8 寻常疣

（3）类型：发生在甲周者称甲周疣；发生在甲床者称甲下疣；疣体细长突起伴顶端角化者称丝状疣；疣体表面呈参差不齐的突起者称指状疣。

（4）其他：多无自觉症状，偶有压痛，摩擦或撞击后易出血；病程缓慢；约有65%的寻常疣可在2年内自然消退，愈后不留痕迹。

2.跖疣

（1）好发部位：足底、趾间的受压部位。

（2）典型皮损：皮损初起为细小发亮的丘疹，渐增至黄豆大小或更大，表面粗糙，界限清楚，边缘绕以稍高的角质环，去除角质层后可见毛细血管破裂出血而形成的小黑点（图4-9）。

（3）类型：若含有多个角质软芯，称为镶嵌疣。

（4）其他：行走和站立时疼痛，病程缓慢。

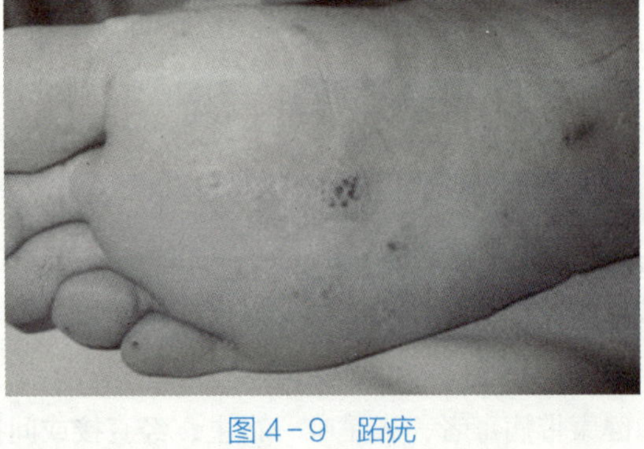

图4-9 跖疣

3.扁平疣

（1）好发部位：儿童或青少年的颜面、手背及前臂。

（2）典型皮损：米粒至黄豆大小的扁平隆起丘疹，呈圆形或椭圆形，表面光滑、质硬、肤色或淡褐色，多骤然出现，数目较多且密集（图4-10）；搔抓后皮损可呈串珠状排列，即自体接种反应。

（3）其他：皮损骤然出现，逐渐增多，经过慢性，多自行消退，少数可复发。

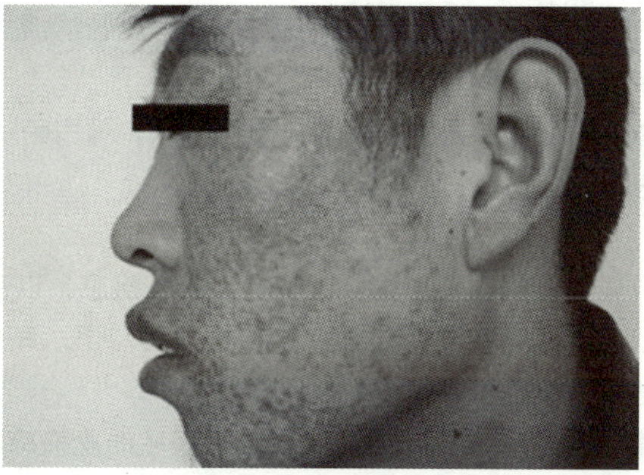

图4-10 扁平疣

4.生殖器疣

生殖器疣又称尖锐湿疣，详见第十三章尖锐湿疣的临床表现。

【辅助检查】

可做细胞学检查和组织病理检查。组织病理学检查颗粒层、棘层上部细胞空泡化和电镜下核内病毒颗粒等特征。

【治疗原则】

本病以外用药物局部治疗为主，皮损数目较多或久治不愈者内服药物全身治疗。

1.局部治疗

扁平疣外用0.05%~0.1%维A酸软膏或阿达帕林霜；5-氟尿嘧啶软膏可遗留色素沉着，故面部慎用；对于难治性寻常疣和跖疣，可采用平阳霉素10mg用1%普鲁卡因20mL稀释于疣体根部注射。

2.全身治疗

全身治疗适用于皮损数目多、久治不愈者或免疫功能缺陷者。可试用免疫调节剂（如干扰素、左旋咪唑等）；中药以清热解毒、散风平肝、散结为主。

3.物理治疗

对于皮损范围较小者，可使用冷冻、电灼、刮除和激光等物理治疗。

【护理评估】

1.评估患者发病情况

评估内容包括患者的年龄、性别、职业、有无类似皮损接触史。

2.评估患者身心状况

内容包括：①了解皮损发生的部位、范围、色泽及排列规律；②皮损处有无渗出、破溃或局部坏死；③患者是否了解本病的预防和治疗知识及掌握程度。

【护理诊断】

（1）皮肤完整性受损与感染或破溃所致有关。

（2）知识缺乏与缺乏疣相关治疗知识有关。

【护理措施】

1.一般护理

患者注意休息，提高机体免疫力，促进皮损自限。保持皮肤清洁、干燥，避免搔抓、热水以及肥皂水洗烫，以免因自身接种而致皮肤损害泛发。

护理人员需做好解释说明工作，根据本病的自限性特点，可用暗示疗法，增加患者治疗信心，减轻焦虑，提高治愈率。

2.冷冻疗法的护理

（1）冷冻前护理人员详细询问患者病史，了解有无心脏疾患，以免治疗中发生意外；讲解冷冻疗法的基本知识和优点，减轻患者对疼痛和遗留瘢痕的恐惧。跖疣冷冻前先用热水浸泡，使其软化，以利于冰晶结成，提高疗效。

（2）冷冻治疗过程中，对位于指、趾端及肛周敏感区域的皮损冷冻时，患者若出现头昏、头痛、恶心、面色苍白、出汗、全身无力等症状，立即停止治疗，平卧保暖，严密观察患者生命体征，一般休息10min后可恢复。

（3）冷冻后5~10min局部可出现轻度水肿并伴烧灼痛，继之出现水疱或血疱，1~2d达到高峰，如范围不大，会自行吸收、结痂，半月后痂皮脱落。护理人员应嘱患者不要恐慌，保持清洁干燥，不可自行刺破，防止引起感染遗留瘢痕、毁容等并发症。

3.健康教育

（1）告知患者要养成良好的卫生习惯，保持局部皮肤清洁、干燥，避免搔抓以免自身接种和继发感染。

（2）避免患者自行盲目使用药物，应到正规医院就诊治疗。

（3）寻常疣应避免摩擦和撞击，以防出血；暴露部位的扁平疣，避免使用腐蚀性的方法；跖疣病人应穿舒适、透气的鞋，防止脚汗过多和减少压迫。

（4）采用激光或电灼法治疗后，患者应避免患处接触水，以防止继发感染。

思考题

病案分析一

患者，男性，28岁。左手背有3个乳头状角质隆起性丘疹1年。近1年来左手手背皮肤出现1个针头大小隆起性丘疹，逐渐增大，手背面又相继出现2个同样的乳头状角质隆起性丘疹，无自觉症状，皮肤损害表面干燥、粗糙、角化，呈乳头瘤状，触之硬。请问：

（1）该患者拟诊为何病？

（2）患者当前主要治疗原则是什么？

（3）该患者目前的护理诊断有哪些？

（4）该患者当前的护理措施是什么？

病案分析二

患者，男性，60岁。右胸痛7d，红斑、水疱4d。近7d来右胸部皮肤疼痛，3d后局部发生红斑，其上有水疱，为簇集性，越发越多，有的形成血疱，呈持续性烧灼样疼痛。查体见右侧后背正中经右侧胸部到胸前壁处均有同样的皮肤损害，呈带条状排列，皮肤损害未超过中线。请问：

（1）该患者临床诊断是什么？

（2）本病的治疗原则是什么？

（3）该患者护理诊断有哪些？

（4）该患者当前的护理措施是什么？

（5）如何给予该患者健康指导？

病案分析三

患者，8岁，因头面、四肢出现水疱3d，发热2d入院。体格检查体温39.1℃，头面、四肢可见大小不等的水疱，周围绕有明显红晕，部分疱壁破损后可见红色糜烂面及结痂。躯干部有少量类似皮疹，口腔内无明显损害，颈部淋巴结可触及。请问：

（1）患者可能患哪种疾病？

（2）该病是否具有传染性？

（3）护理人员应如何指导患者及家属做好皮肤护理？

病案分析四

患者，3岁，1d前突然发生高热、口痛、厌食、精神不振。查体：体温39.5℃、呼吸25次/min、脉搏102次/min，口腔黏膜出现散在疱疹，手、足、臂部、出现斑丘疹。辅助检查：WBC 4×10^9，尿常规无异常。请问：

（1）该患者拟诊为何病？

（2）如何对患者进行皮肤护理？

（3）如何对该患者进行健康指导？

第五章 细菌性皮肤病患者的护理

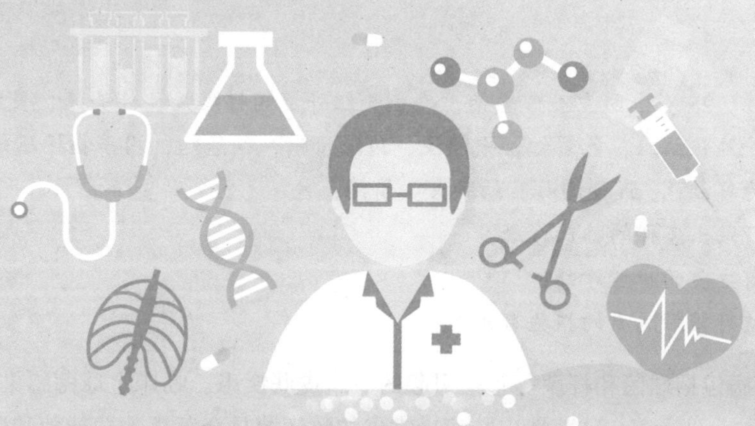

学习目标

【课程思政目标】

1.细菌性皮肤病发病与皮肤不洁、搔抓、机体抵抗力降低有关。通过学习让学生认识到保持个人卫生和维持机体抵抗力的重要性。引导学生在平时养成良好的生活习惯，加强锻炼、均衡营养、积极乐观，才能保持身心健康。健康的身体也是人生的根基，只有拥有健康身体才能更好地奉献社会，奉献国家，服务人民，实现人生价值。

2.培养学生具有耐心细致的观察能力、救死扶伤的人道主义精神和人文关怀理念；敬畏生命，忠于职守，乐于奉献。

3.培养学生具有良好的心理素质和团队协作精神，在护理实施中关心、爱护、尊重患者，具有良好的职业素养。

【知识目标】

1.掌握细菌性皮肤病的护理措施。

2.熟悉细菌性皮肤病的临床表现、护理评估、护理诊断。

3.了解细菌性皮肤病的病因和发病机制、辅助检查、治疗原则。

【能力目标】

1.能应用护理程序为细菌性皮肤病患者实行护理评估，实施整体护理。

2.能够协助医生进行常见诊疗技术操作，熟悉各项护理措施，做好职业防护。

3.能针对细菌性皮肤病患者发病因素积极开展健康教育。

病案导入

患者，男性，25岁，因左足癣感染，左小腿红肿烧灼样疼痛，伴头疼、畏寒、发热；检查见左小腿皮肤片状红斑，色鲜红，中间淡，边缘清晰，稍隆起，用手指按压褪色，除去压力后很快恢复为鲜红色；腹股沟淋巴结肿大。请问：

1.根据病情做出怎样的临床诊断?

2.列出目前主要的护理诊断?

3.该患者施行接触隔离的措施有哪些?

细菌性皮肤病包括球菌和杆菌等感染引起的一组皮肤疾患。临床上球菌感染常见，如脓疱疮、毛囊炎、疖肿、丹毒等，球菌性皮肤病最常见的致病菌是金黄色葡萄球菌和溶血性链球菌；杆菌感染相对少见，如麻风、皮肤结核等。

第一节 脓疱疮

脓疱疮（impetigo）俗称黄水疮，是由金黄色葡萄球菌和乙型溶血性链球菌引起的一种急性皮肤化脓性炎症。

【病因及发病机制】

病原菌以金黄色葡萄球菌为主，其次是乙型溶血性链球菌，或两者混合感染。气温高、出汗较多和皮肤浸渍可促使细菌在局部的繁殖，瘙痒性皮肤病患者搔抓可破坏皮肤屏障，有利于细菌侵入。

本病可以通过接触传染或自身接种传播，细菌主要侵犯表皮，引起化脓性炎症；凝固酶阳性噬菌体Ⅱ组71型金葡菌可产生表皮剥脱毒素，引起毒血症及全身泛发性表皮松解坏死；抵抗力低下患者可引起全身感染，少数可诱发肾炎或风湿热。

【临床表现】

1. 寻常型脓疱疮

寻常型脓疱疮好发于面部等暴露部位，多见于2~7岁儿童，传染性强，又称接触传染性脓疱疮。皮损初期为红斑点或小丘疹，迅速变为脓疱，周围绕有红晕，疱壁薄而松弛，易破损，破后露出红色糜烂面，脓液干涸后形成蜜黄色结痂，常因搔抓使相邻脓疱扩展融合。脓痂一般6~10d脱落，不留痕迹（图5-1）。皮损广泛者可有全身中毒症状，甚至引起脓毒症或急性肾小球肾炎。

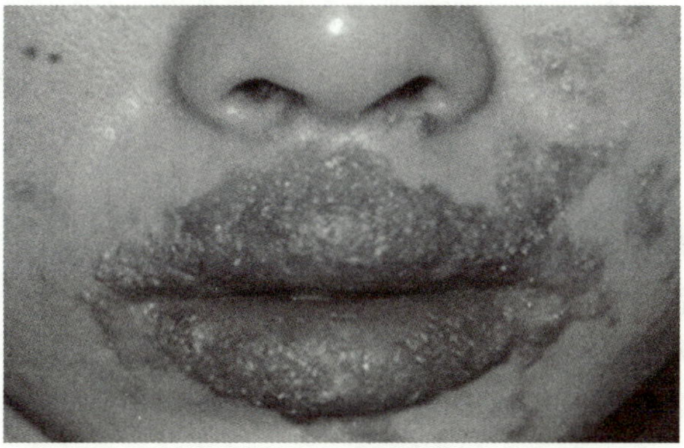

图5-1 寻常型脓疱疮

2. 大疱性脓疱疮

大疱性脓疱疮好发于面部、躯干及四肢，多见于儿童。皮损初期为米粒大小水疱或脓疱，迅速变为大疱，疱内容物先清澈后浑浊，疱壁先紧张后松弛，典型的脓疱见到半月形积脓，疱周红晕不明显。

3. 新生儿脓疱疮

新生儿脓疱疮是发生于新生儿的大疱性脓疱疮。起病急，传染性强，皮损为广泛分布的多发性大脓疱疮，尼氏征阳性，疱周有红晕，破溃后形成红色糜烂面，可伴有高热等全身中毒症状，易并发败血症、肺炎、脑膜炎而危及生命。

4. 深部脓疱疮

深部脓疱疮又称臁疮，主要由溶血性链球菌所致，多发生于营养不良的儿童或老年人，好发于小腿和臀部。皮损表面初期为粟粒大小水疱或脓疱，炎症逐渐向深部发展，脓疱破溃后形成溃疡，溃疡边缘陡峭，表面有黑褐色厚痂，愈合后形成瘢痕，自觉疼痛明显。可有发热、全身不适等症状，严重者可并发脓毒症或急性肾小球肾炎。

5.葡萄球菌性烫伤样皮肤综合征

葡萄球菌性烫伤样皮肤综合征是由金黄色葡萄球菌引起的婴儿急性表皮棘层坏死的严重皮肤感染，亦称新生儿剥脱性皮炎。常始发于患者的口腔和眼周，1~2 日延及躯干及四肢，在大片红斑的基础上出现松弛性大疱或大片表皮松解现象，轻轻摩擦可致表皮脱落。手足皮肤呈手套、袜套样剥脱，呈鲜红糜烂面，尼氏征阳性，局部有疼痛。轻者 1~2 周皮损干燥结痂痊愈，重者可伴高热、呕吐、腹泻或并发败血症而危及生命。

【辅助检查】

患者白细胞总数及中性粒细胞可增高。脓液中可分离出金黄色葡萄球菌或链球菌，必要时可做菌型鉴定和药敏试验。

【治疗原则】

1.局部治疗

局部治疗以杀菌、消炎、干燥为原则。脓疱未破者可外用 10% 硫黄炉甘石洗剂，大脓疱应先吸干脓液；脓疱破溃者先用 1∶5 000 高锰酸钾或 0.5% 新霉素溶液清洗湿敷，再外用莫匹罗星软膏、红霉素软膏等。

2.内服药物治疗

皮损面积大或有全身症状者，可选择金黄色葡萄球菌敏感的头孢类抗生素，必要时依据药敏试验选择用药。同时注意水电解质平衡，必要时可输注血浆或人血丙种免疫球蛋白。

【护理评估】

1.评估患者发病情况

评估内容包括患者一般情况、发病相关因素、接触史、感染史、既往史等。

2.评估患者身心状况

评估内容包括皮损特性、伴随症状、患者心理社会状况、辅助检查等。

【护理诊断】

（1）焦虑与治疗效果不佳及皮肤瘙痒有关。

（2）皮肤完整性受损与脓疱疮破溃有关。

（3）自我形象紊乱与皮损暴露有关。

（4）有传染的危险与疾病本身具有传染性有关。

【护理措施】

1.一般护理

该病具有接触传染性，应做好消毒隔离工作，有条件者可在单人房间就诊，护理时均应穿隔离衣、戴手套，处置完毕应及时更换。患者用过的衣被、用具等及时清洗消毒，敷料焚毁，居室用过氧乙酸喷洒消毒。

2.病情观察

重症患者密切观察病情变化，换药时应同时检查全身有无其他皮损，不可遗漏。

3.对症护理

脓疱未破，可用碘附消毒局部皮肤，再用无菌剪刀或针头挑破疱壁吸干脓液及皮损渗出液，再行换药；遇有厚痂可用灭菌植物油浸软后去除。保护创面，避免搔抓和用毛巾摩擦，以免扩散，注意口腔及眼部清洁。加强锻炼，提高抵抗力，新生儿脓疱疮应加强特护和保护性隔离，室内定期通风，注意保暖，紫外线照射消毒，注意遮盖患者眼部，患者用物均应消毒。脓疱疮可诱发小儿肾炎，必要时给予抗生素治疗。

4. 物理护理

紫外线、红外线、超短波、激光均可促进溃疡愈合，操作时注意预防感染。

5. 健康教育

（1）修平指甲，告知瘙痒危害，若患者年幼，用纱布包裹手指，避免抓破皮肤。

（2）穿宽松棉质内衣，防止衣物摩擦，衣着不宜过暖、过厚，以免皮肤温度增高加重痒感。

（3）患病期间患者不和他人密切接触、不共用洗浴用具等，洗浴时切忌水温过高或过低，一般以 30~37 ℃为宜。

（4）适当忌口，勿食辛辣刺激及鱼虾等海鲜过敏腥发物。

（5）婴儿室、托儿所、幼儿园等儿童集体单位发现本病，应立即采取隔离措施，消毒患者的衣物、被褥、玩具等。

第二节　毛囊炎、疖和痈

毛囊炎、疖和痈是一组由细菌感染毛囊及周围组织引起的疾病。毛囊炎是局限于毛囊口的化脓性炎症；疖是毛囊深部及周围组织的化脓性炎症；痈是相邻近的多个毛囊的感染炎症融合形成的皮肤深部感染。

【病因】

最常见的致病菌为金黄色葡萄球菌，其次是白色葡萄球菌。高温、多汗、皮肤损伤、搔抓、糖尿病、长期服用皮质激素等可诱发本病。

【临床表现】

毛囊炎（folliculitis）好发于头面部、颈部、臀部及外阴，初起为与毛囊口一致的红色充实性丘疹，数天内演变成丘疹性脓疱，中间贯穿毛发，四周有红晕。数日后顶端形成脓疱，脓疱干涸或破溃后形成黄痂，约经 1 周痂脱而愈。但也有反复发作，经久不愈者称慢性毛囊炎。有的也可发展为深在的感染，形成疖、痈等。一般不留斑痕，可有轻微的疼痛或瘙痒（图 5-2）。

疖（furuncle）好发于头面、颈项、背部及臀部，常为单发，也可多发（图 5-3）。初起为毛囊性炎性丘疹，渐扩大呈圆锥形，红色硬结，基底炎症明显，局部红、肿、热、痛；数日后硬结中央变软，顶端出现白色坏死脓栓，破溃后排除脓栓与脓液，炎症渐消退，局部结痂而愈；附近淋巴结肿大，重者可伴有发热、全身不适等症状，甚至可引起脓毒血症和败血症。疖肿数目较多且反复发生时，称为疖病。

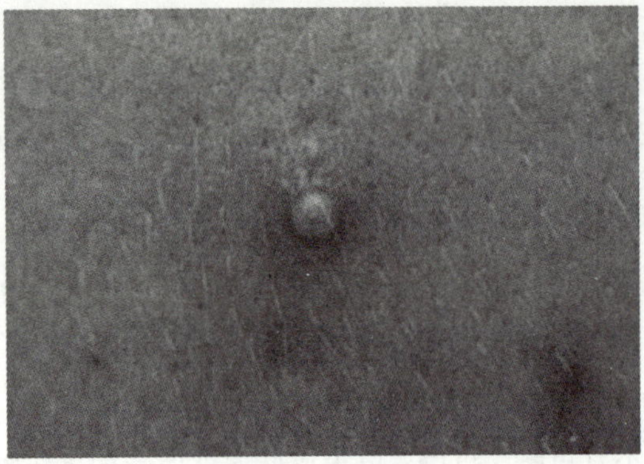

图5-2 毛囊炎

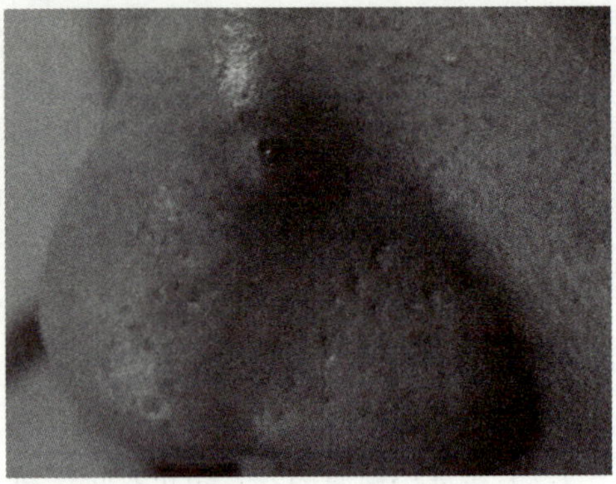

图5-3 疖

痈（carbuncle）系多个相邻毛囊及毛囊周围炎症相互融合而形成的皮肤深部感染，好发于颈、背、臀和大腿等处（图5-4）。皮损初起为弥漫性炎性硬结，表面紧张发亮，界限不清，迅速向四周及皮肤深部蔓延，继而化脓，中心软化坏死，表面出现多个脓头即脓栓，脓栓脱落后外观如蜂窝状，可伴局部淋巴结肿大和全身中毒症状，亦可并发败血症。

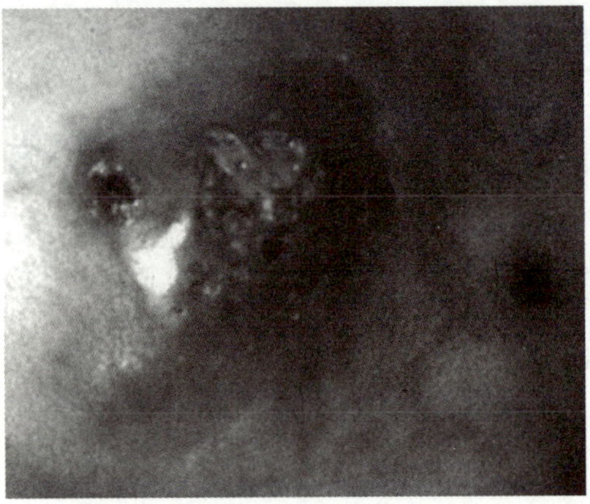

图5-4 痈

【辅助检查】

血常规检查可见患者白细胞计数增高，以中性粒细胞为主，严重者可有中毒颗粒和核左移。亦可取脓液直接图片染色镜检，同时留取标本做细菌培养和鉴定，并做药敏试验。

【治疗原则】

1.局部治疗

早期未化脓者可热敷或外用20%鱼石脂软膏、莫匹罗星软膏、红霉素软膏等。脓肿形成后可切开排脓。

2.全身治疗

全身症状显著者，可使用抗生素。

【护理评估】

1.评估患者发病情况

评估内容包括患者一般情况、发病相关因素、感染史、既往史等。

2.评估患者身心状况

评估内容包括皮损的特性，伴随症状，患者对疾病的认知程度、心理承受能力，辅助检查，等等。

【护理诊断】

（1）皮肤完整性受损与皮损的病变有关。

（2）体温过高与炎症有关。

（3）自我形象紊乱与暴露处皮损影响美观有关。

（4）潜在并发症包括炎症蔓延引起的毒血症、败血症、颅内海绵状静脉窦炎等。

【护理措施】

1.一般护理

注意患者饮食卫生，忌饮酒，少食辛辣刺激性食物及甜食。保持皮肤清洁，避免搔抓。鼻翼两侧及上唇部皮损禁忌挤压，急性期患者吃软食、减少咀嚼、少说话，防止炎症扩散导致颅内感染。

2.对症护理

患者病变初期可外敷鱼石脂软膏等，病变后期可切开排脓，保持引流通畅。高热患者及时给予物理降温，加强换药，辅助物理治疗等。头颈部毛囊炎和疖肿患者，睡眠时尽量减少压迫和摩擦，换药前应先剪去头发，局部清洁后再换药。

3.健康教育

（1）保持皮肤清洁，勤洗澡、勤换衣，加强锻炼，提高机体抵抗力。

（2）对于患有慢性疾病，如糖尿病、长期服用类固醇皮质激素或免疫抑制剂者，护理人员应给予高度重视，加强营养，合理膳食，改善全身状况。

第三节　丹　　毒

丹毒（erysipelas）是由β-溶血性链球菌感染引起的皮肤及其网状淋巴管的急性炎症。其特点为起病急、蔓延快、不化脓、易传染和易反复等。

【病因】

本病致病菌为β-溶血性链球菌。多由皮肤或黏膜破损处侵入，亦可由血行感染，足癣及下肢外伤可诱发小腿丹毒；鼻腔、咽、耳等损伤可诱发面部丹毒，营养不良、慢性肝炎、糖尿病等易促发本病。

【临床表现】

本病好发于面部、小腿、足背等处，多为单侧（图5-5）。发病开始便有寒战、发热、头疼、全身不适等症状。局部皮肤稍隆起，色鲜红，中央淡、周围深，边界清楚。用手指按压褪色，除去压力后很快恢复为鲜红色，皮肤局部有烧灼样疼痛，有的出现张力性水泡。皮损处有水泡或脓疱者称为水泡性或脓疱性丹毒。邻近淋巴结常肿大、触痛，一般不化脓。在小腿引起慢性淋巴水肿者称为象皮肿（图 5-6）。

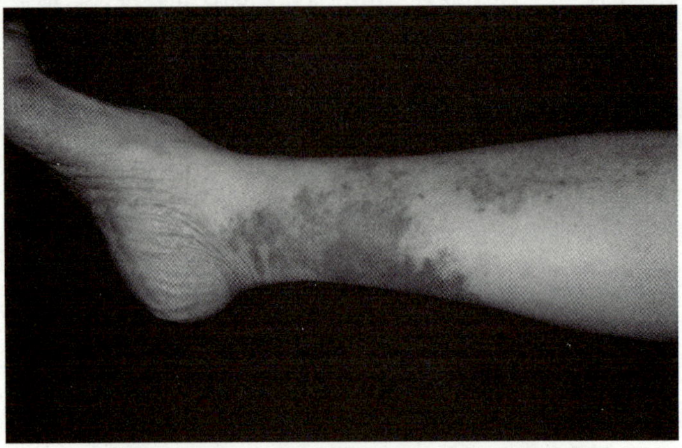

图 5-5 丹毒

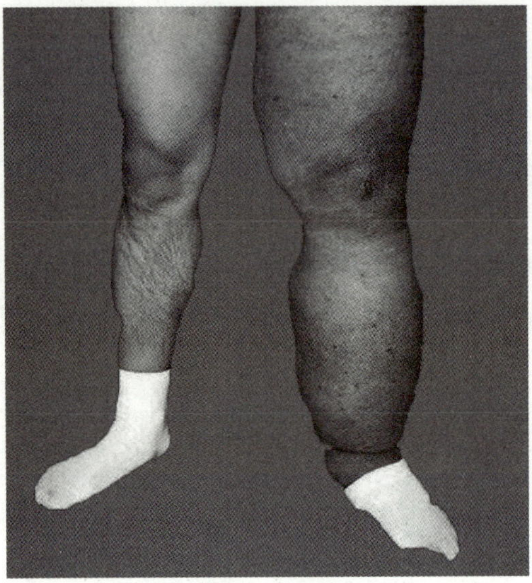

图 5-6 象皮肿

【辅助检查】

本病患者白细胞计数升高，以中性粒细胞为主。

【治疗原则】

1.局部治疗

外用 50% 硫酸镁湿热敷或外用抗生素软膏等进行局部治疗。

2.全身治疗

早期、足量、有效的抗生素治疗可缓解全身症状。首选青霉素，青霉素过敏者可选用红霉素或喹诺酮类药物。

3.物理疗法

物理疗法可用紫外线照射、超短波、音频治疗、红外线等。

【护理评估】

1.评估患者发病情况

评估内容包括患者一般情况，发病相关因素，感染史，既往史，接触史，有无营养不良、慢性肝炎、糖尿病等。

2.评估患者身心状况

评估内容包括皮损的特性，伴随症状，患者对疾病的认知程度、心理承受能力，家属支持力度，辅助检查，等等。

【护理诊断】

（1）体温过高与细菌通过皮肤、黏膜侵入组织引起感染有关。

（2）有感染的危险与皮肤水肿，水疱破溃有关。

（3）疼痛与局部炎症反应有关。

（4）活动无耐力与疼痛使患者无法活动有关。

【护理措施】

1.一般护理

保持皮肤清洁，避免搔抓，防止继发感染。颜面部丹毒注意清洁口腔、鼻腔及外耳道，取半卧位，患处朝上；小腿部丹毒可抬高患肢。丹毒具有接触传染性，需床边隔离。医护人员接触患者后必须洗手消毒，凡与病变处接触的辅料、被褥等均应消毒灭菌，以防医源性的传染。护理人员应鼓励和安慰患者，使其情绪稳定，积极配合治疗。

2.用药护理

遵医嘱合理使用抗生素，并观察病情和疗效。如患者出现大疱，可先用无菌注射器抽吸疱液，然后外敷抗生素软膏。

3.对症护理

体温高者，及时给予物理降温；全身症状明显者注意卧床休息，加强支持治疗；疼痛严重者可遵医嘱给予镇痛药。

4.健康教育

（1）加强锻炼，增强机体抵抗力。

（2）护理人员向患者宣传疾病知识，消除患者心理负担，积极配合治疗。

（3）护理人员嘱患者避免搔抓患处，防止继发感染。

第四节 皮肤结核

皮肤结核（tuberculosis cutis）是由结核分枝杆菌感染所致的慢性皮肤病。多数伴内脏其他器官结核，其中以肺结核较为常见。病程缓慢，可多年不愈。

【病因及发病机制】

本病可分为人型或牛型结核分枝杆菌所致，两种菌均属抗酸分枝杆菌，抗酸染色为红色，其中人型结核分枝杆菌占70%~80%。感染途径包括外源性和内源性两种，前者主要经皮肤黏膜轻微损伤直接感染，后者则由体内器官或组织已存在的结核病灶经血行、淋巴系统或直接扩散到皮肤。

结核分枝杆菌的致病性与细菌在组织细胞内大量繁殖引起的炎症反应、菌体成分的毒性作用及机体对某些菌体成分产生的超敏反应有关。

【临床表现】

1.寻常狼疮

寻常狼疮占皮肤结核的50%~70%，病原菌多由外界侵入，常见于儿童和青少年。好发于面部，其次是颈部、臀部和四肢。皮肤初起为鲜红或红褐色粟粒大小的结节，触之质软，稍隆起，结节表面薄嫩，用探针稍用力即可刺入，容易贯通，称探针贯通现象；玻片压诊呈棕黄色，如苹果酱颜色，称苹果酱现象。结节可增大增多并相互融合成大片红褐色浸润性损害，直径可达10~20 cm，表面高低不平，可覆有鳞屑。结节可自行吸收或溃破后形成萎缩性瘢痕，在瘢痕上又可出现新皮损，与陈旧皮损并存，是本病的另一个临床特征（图5-7）。本病呈慢性经过，可迁延数年或数十年不愈。

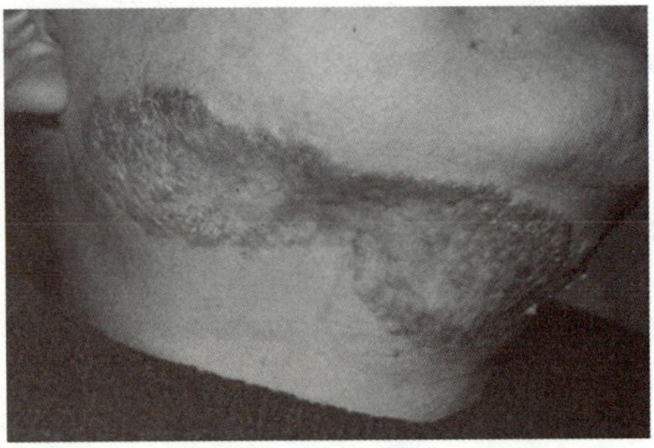

图5-7　寻常狼疮

2.疣状皮肤结核

疣状皮肤结核多累及成年男性的手背、指背，其次为足、臀、小腿等暴露部位。皮损初起为黄豆大小的紫红色质硬丘疹，单侧分布，丘疹逐渐扩大、扩展，表面粗糙呈疣状，挤压时可有脓液从裂隙中渗出。皮损中央逐渐结痂脱落，留有萎缩性网状瘢痕，边缘的痂或鳞屑逐渐向外扩展形成环状或弧形边缘，外周绕以暗红色晕。中央网状瘢痕、疣状边缘和四周红晕称为“三廓征”（图5-8）。病程可达数年至数十年。

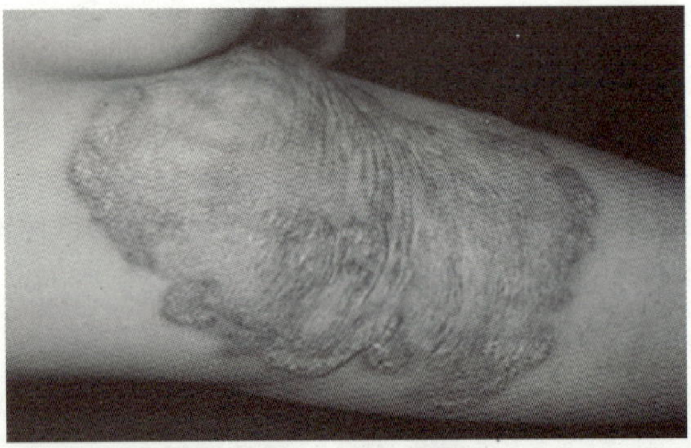

图5-8　疣状皮肤结核

3.其他

皮肤结核其他常见的临床类型包括硬红斑、丘疹坏死性结核疹等。

【辅助检查】

1.组织病理学检查

各型皮肤结核的共同特征是典型的结核结节，即聚积成群的上皮样细胞和数量不等的多核巨细胞，中心可有干酪样坏死。

2.结核分枝杆菌纯蛋白衍生物（PPD）试验

阳性仅说明过去曾感染过结核分枝杆菌或接种过卡介苗，强阳性反应说明体内可能存在活动性结核病灶。

3.胸部X线检查

本项检查可发现活动性或陈旧性结核病灶征象。

4.细菌学检查

直接涂片或组织切片行抗酸染色，可发现结核分枝杆菌，有助于诊断。必要时可做细菌培养和PCR检测结核分枝杆菌DNA。

【治疗原则】

本病的治疗以“早期、足量、规则、联合及全程应用抗结核药”为原则。

1.局部治疗

患者可外用1%链霉素软膏、5%异烟肼软膏、15%对氨基水杨酸软膏等；局麻下分批行搔刮术；可用电烙或冷凝等治疗。

2.全身治疗

通常采用2~3种药物联合治疗，疗程一般不少于6个月。常用药物及成人剂量为：①异烟肼，5 mg/（kg·d），或300 mg，每天1次顿服；②乙胺丁醇，15 mg/（kg·d），或750 mg，每天1次顿服；③硫酸链霉素，1.0 g/d，分2次肌内注射，或750 mg/d，1次肌内注射，用前做皮试，用药后注意听神经损害；④利福平，450~600 mg/d，每天1次顿服。

【护理评估】

1.评估患者发病情况

评估内容包括患者一般情况、发病相关因素、传染史、既往史等。

2.评估患者身心状况

评估内容包括皮损特性、伴随症状、患者心理社会状况、辅助检查等。

【护理诊断】

（1）焦虑与病程缓慢，患者对治疗缺乏信心有关。

（2）自我形象紊乱与病变侵及面部造成毁容有关。

（3）有感染的危险与抵抗力降低和皮损破溃有关。

（4）知识缺乏与缺乏对该病的了解有关。

【护理措施】

1.一般护理

对于伴有活动性肺结核的患者严格实行隔离措施。加强营养，患者进食高热量、高蛋白食物，增加机体抵抗力。护理人员向患者讲解疾病知识，鼓励患者积极配合治疗，树立战胜疾病信心。发生颜面部病变者，由于影响美观，护理人员应做好解释工作，取得患者的配合。

2.用药护理

由于本病病程长，护理人员应鼓励患者坚持治疗，服药要规范，疗程要足够，不随意停药，注意观察用药后不良反应。

3.健康教育

（1）护理人员向患者宣传结核的防治，对于伴有活动性肺结核的患者应积极治疗并加强隔离。

（2）预防接种卡介苗，定期体检，对传染性结核应早发现、早治疗。

（3）患者增强抵抗力，加强锻炼，生活规律，注重营养。

（4）做好结核宣传工作，加强心理护理，使患者客观认识本病。

思考题

患者，男，7岁，面部皮肤丘疹，水疱10d，脓疱1周。10d前，患者不明原因面部皮肤出现红色丘疹，上有水疱，自米粒至黄豆大小，自行搔抓。1周前发现皮损处出现脓疱，周围绕以红晕，疱壁薄，易破裂，露出易干燥结黄色痂壳的糜烂面。上述皮损数量渐增多，不伴发热、关节痛，无咳嗽、腹痛。自患病以来，精神、食欲尚可，睡眠可，大小便无改变。请问：

（1）该患者的诊断是什么？

（2）该患者当前主要护理诊断是什么？

（3）该患者当前的护理措施有哪些？

第六章 动物性皮肤病患者的护理

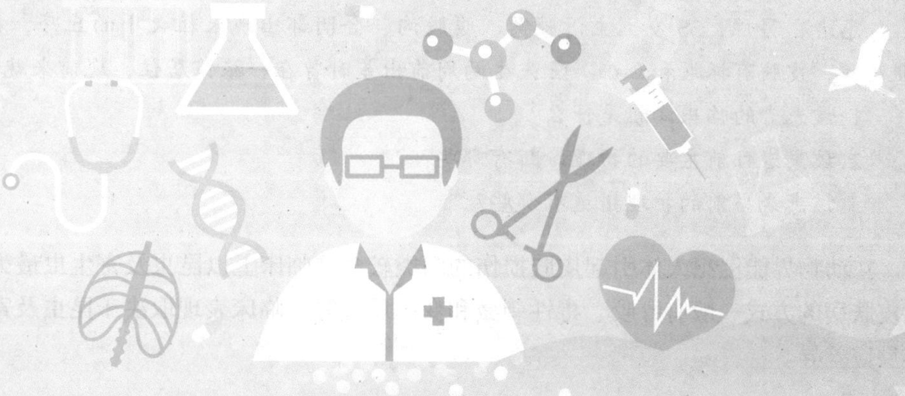

学习目标

【课程思政目标】

1.动物性皮肤病发病与个人卫生不洁有关，通过学习让学生认识到养成良好卫生习惯的重要性。引导学生保持身心健康，树立远大的理想，培养优秀的品质，只有拥有健康的身心才能更好地服务人民，奉献社会和国家，实现人生价值。

2.培养学生具有耐心细致的观察能力、救死扶伤的人道主义精神和人文关怀理念；敬畏生命，忠于职守，乐于奉献。

3.培养学生具有良好的心理素质和团队协作精神，在护理实施中关心、爱护、尊重患者，具有良好的职业素养。

【知识目标】

1.掌握动物性皮肤病的护理措施。

2.熟悉动物性皮肤病的临床表现、护理评估、护理诊断。

3.了解动物性皮肤病的病因和发病机制、辅助检查、治疗原则。

【能力目标】

1.能应用护理程序为细菌性皮肤病患者实行护理评估，实施整体护理。

2.能够协助医生进行常见诊疗技术操作，熟悉各项护理措施，做好职业防护。

3.能针对动物性皮肤病患者发病因素积极开展健康教育。

病案导入

患者，男性，35 岁，主诉腋窝、腹股沟、会阴部出现米粒大小的丘疹，夜间阵发性剧烈瘙痒，皮肤有抓痕和血痂。王先生两周前出差时曾在一旅馆居住，现前来就诊。请问：

1.该患者的临床诊断是什么？

2.该患者目前主要的护理诊断有哪些？

3.该患者当前的护理措施有哪些？

在动物界能侵犯人体引起皮肤损伤的门类较多，临床上以昆虫及寄生虫最为常见。它们引起皮肤病的方式一般有叮咬、毒性刺激和变态反应等。临床表现取决于昆虫及寄生虫种类和个体反应差异。

第一节 疥　　疮

疥疮（scabies）是由疥螨（sarcoptes scabiei）寄生于皮肤引起的传染性较强的皮肤病，分布广泛，易造成流行。

【病因】

疥螨，亦称疥虫，寄生在表皮角质层内，啃食角质组织。引起人体传染的多为人型疥螨，虫体很小，肉眼较难发现。疥螨畏光，白天蛰伏，夜间活动、啮食、交配。雄虫交配后死去，雌虫钻入皮肤挖掘隧道产卵。致病性是机械性损伤和其排泄物、分泌的毒素刺激或引起皮肤变态反应。传染途径主要是直接接触传染，如同卧、握手等肌肤接触，其次是使用被污染的衣物用品而间接接触传染，如被褥、内衣、毛巾、浴巾等。通常在家庭或集体食宿人群中造成小流行。

【临床表现】

疥螨常寄生在人体皮肤细嫩或皱褶部位，如指缝、手腕、前臂、肘窝、腋窝、乳晕、脐周、下腹部、外生殖器、股内侧等处，成人很少累及头皮和面部，但免疫力低下者和婴儿可累及所有皮肤。皮损多对称，表现为丘疹、丘疱疹和隧道（图6–1）。丘疹约小米粒大小，淡红色或正常肤色，可有炎性红晕；丘疱疹约小米粒大小，多见于指缝、腕部等；隧道是疥疮特有的皮疹，为雌性疥螨啮食角质组织挖掘而成，并在内产卵、孵化幼虫，皮肤表面可见长5~15 mm、微弯曲稍隆起的匍行疹，呈灰白色或浅黑色，盲端有一针头大丘疹或水疱，疥螨停留在此，用针挑破即可发现虫体、虫卵或虫便。自觉剧烈瘙痒，夜间尤甚。搔抓后产生继发性损害，如抓痕、血痂、糜烂、继发感染偶发展为肾炎或湿疹样变。部分患者在阴茎、阴囊、大阴唇处发生绿豆大小淡红色或褐红色结节，质硬，剧痒，称疥疮结节（图6–2）。

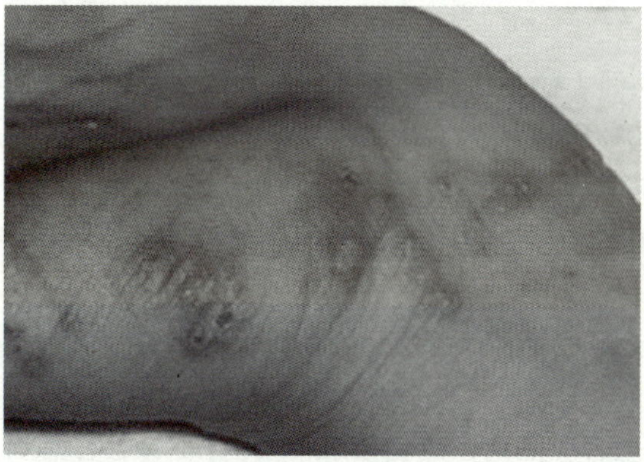

图6–1　疥疮

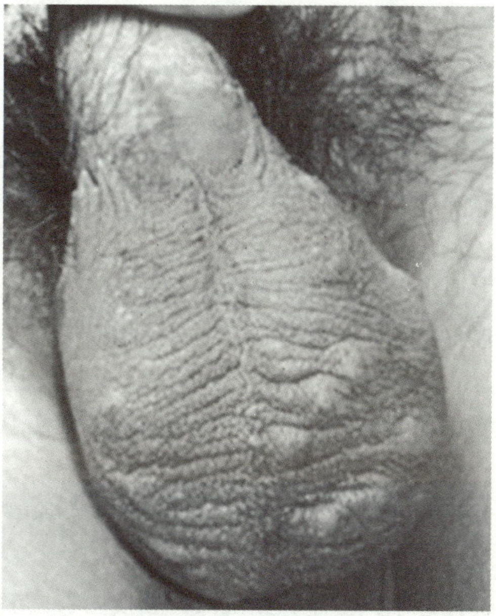

图6–2　疥疮结节

【辅助检查】

皮肤标本中可找到疥螨或椭圆形、淡黄色的薄壳虫卵。

【治疗原则】

注意个人卫生；一旦确诊应立即隔离，并煮沸消毒患者衣服和寝具。家庭内或集体生活者应同时治疗。

1．内服药物治疗

伊维菌素是一种半合成的大环内酯药物，剂量200 μg/kg单次口服，适用于常规治疗无效的疥疮、结痂性疥疮、大范围流行或重复感染的疥疮。

2.外用药物治疗

本病以外用药物治疗为主。患者先用热水和肥皂洗澡，然后涂药。常用药物有10%硫黄软膏（儿童用5%），全身涂药，2次/d，连用3d；亦可应用10%优力肤霜、25%苯甲酸苄酯霜等。

3.疥疮结节的治疗

患者可贴肤疾宁或外用糖皮质激素霜，也可液氮冷冻或手术切除。

【护理评估】

1.评估患者发病情况

评估内容包括患者一般情况、发病相关因素、个人卫生状况、接触史、传染史、既往史等。

2.评估患者身心状况

评估内容包括皮损特性、伴随症状、患者心理社会状况、辅助检查等。

【护理诊断】

（1）瘙痒与皮疹有关。

（2）有感染的危险与皮肤破损有关。

（3）睡眠形态紊乱与夜间剧烈瘙痒有关。

（4）有传染的危险与疾病本身具有传染性有关。

【护理措施】

1.一般护理

护理人员指导患者及家属采取必要的消毒隔离措施，对患者用过的衣物必须煮沸消毒，不能煮沸消毒的物品要在阳光下暴晒或干燥5d以上。

2.用药护理

要求患者在用药前先用肥皂洗澡，应从颈部（婴儿包括头部）到足涂擦全身，不要遗漏皮肤皱襞处、肛门周围和指甲边缘及甲襞。10%硫黄软膏（儿童用5%）每天1~2次，连续3~4d为一疗程，有皮疹处多搽，无皮疹处少搽，并稍用力，以帮助药物的吸收。用药期间不洗澡、不更衣，以保持药效，3d后洗澡换干净内衣。

3.对症护理

瘙痒剧烈者，要进行止痒，并尽量避免对皮肤的摩擦及搔抓，以防继发感染。

4.健康教育

注意个人卫生，勤洗澡，勤换内衣；疥疮患者应隔离，避免接触传染；家庭或群体患者应同时治疗。

第二节　虱　　病

虱病（pediculosis）是由虱寄生于人体，反复叮咬吸血引起的传染性皮肤病。本病可分为头虱、体虱和阴虱，可通过人与人之间直接传播（阴虱为性接触传播疾病），亦可通过被褥、衣帽等物品间接传播。

【病因】

虱为节肢动物，昆虫纲，属体外寄生虫，有相对于宿主特异性和寄生部位特异性。头虱寄生在头发中，阴虱的卵适于黏附在阴毛上，体虱的卵则适于黏附于织物纤维上。虱用口器刺入人体皮肤，吸吮人血时，其唾液内的毒性分泌物加上口器的机械刺激引起发病。体虱还可传染回归热和斑疹伤寒。

【临床表现】

1.头虱病

头虱主要发生在儿童，成人偶受累。虱叮咬处有红斑、丘疹。瘙痒剧烈，因搔抓致头皮抓破及血痂，重者浆液渗出可使头发粘连成束并散发臭味。易继发感染所致疱疮、疖病、淋巴结炎或湿疹样变。检查时可见头虱爬行及虱卵黏附于发干。

2.体虱病

在内衣衣领、裤腰、裤裆、衣缝等处易发现体虱及虱卵，多时可到头巾、被褥上。患处可见因体虱叮咬所致的红斑、丘疹或风团块，常伴有线状抓破及血痂，有时可继发感染而发生脓疱或疖病，长期搔抓局部呈苔藓样变及色素沉着。

3.阴虱病

患者或其配偶有不洁性接触史，或发病前曾在外住宿。阴毛部剧烈瘙痒，晚间为甚，多局限于外生殖器和肛周，其配偶或性伴侣可有类似症状。可见阴毛上黏附有灰白色砂粒样颗粒（虱卵）和缓慢移动的阴虱（图6-3）。阴虱也可一半钻入皮内，一半露于皮外，皮损为抓痕及血痂，或散在片状蓝色出血瘀斑。患者内裤上常有点状污褐色血迹，为阴虱吸血处出血所致。过度搔抓可继发毛囊炎和疖。

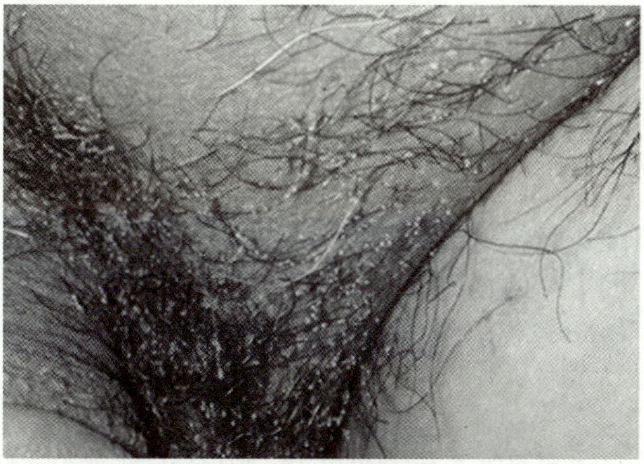

图6-3 阴虱病

【辅助检查】

用剪刀剪下附有阴虱和虫卵的阴毛，镜检见虱成虫或虱卵可确诊。

【治疗】

虱病是传染病，防重于治，应避免不洁性接触，严格消毒污染物。

1.头虱病

头虱患者应剃头后搽药，女性患者用密篦子将虱和虱卵篦尽，再外用50%百部酊、25%苯甲酸苄酯乳剂搽遍头发，每天2次，第3d用热水肥皂洗头，彻底消毒用过的梳、篦、帽子、头巾及枕套等。

2.体虱病及阴虱病

患体虱患者的衣被等应煮沸消毒。阴虱患者应剃除阴毛后外用以下药物之一：1% γ-666霜、10%硫黄软膏、0.3%除虫菊酯或25%苯甲酸苄酯乳剂。凡士林外涂可阻塞虱的呼吸道和消化道致虱死亡，对虱卵无杀死作用，在剃去阴毛和消毒内裤等措施配合下，仍有较好疗效，无毒无刺激性，适用于孕妇或局部皮肤有破损或炎症者。应同时检查并治疗与患者密切接触的家庭成员。

【护理评估】

1.评估患者发病情况

评估内容包括患者一般情况、发病相关因素、个人卫生状况、接触史、传染史、既往史等。

2.评估患者身心状况

评估内容包括皮损特性、伴随症状、患者心理社会状况、辅助检查等。

【护理诊断】

(1)瘙痒与皮疹有关。

(2)有皮肤完整性受损危险与瘙痒所致的皮损有关。

(3)有感染的危险与搔抓所致的皮肤破损有关。

(4)睡眠形态紊乱与夜间剧烈瘙痒有关。

(5)有传染的危险与疾病本身具有传染性有关。

【护理措施】

1.一般护理

(1)阴虱、头虱患者应剃头后擦药；女性头虱患者用密齿梳子将虱和虱卵梳尽，再外用药物搽遍头发。

(2)注意个人的卫生，要勤换洗内衣裤，勤洗澡；污染的衣裤用开水烫洗、暴晒，被褥要拆洗、日晒；用过的敷料应烧毁。

(3)保持皮肤及外生殖器的清洁和干燥，注意避免自身的感染，注意不要让阴虱传染到身上或者是头发上，洗澡最好是淋浴，尽量避免去公共浴池，以免传染给他人。

(4)患者在治愈前禁忌性生活，防止传染给别人。与患者密切接触的家庭成员应同时检查并治疗。

(5)不要穿尼龙、合成纤维等透气性差的衣物，要保持局部通风、透气。

(6)加强锻炼，注重营养，患者多食新鲜的果蔬，避免辛辣刺激食物。

2.健康教育

(1)阴虱病患者精神压力大，生怕被其他人发现，护理人员做好患者的心理疏导，使患者积极配合治疗。

(2)虱病患者使用过的物品要进行高温煮沸或直接烧掉，比如衣物、床上用品、洗浴用品等。

（3）虱病可通过直接或间接接触传染给其他人，治疗不及时会导致密切接触人员发病，注意保护性隔离。

（4）出差旅行时，不用公用浴巾，不穿他人内裤，不与他人共用卧具。

（5）注意个人卫生，勤洗澡更衣，饮食均衡营养，加强锻炼，规律生活。

第三节 螨虫皮炎

螨虫皮炎是由螨叮咬或接触其分泌物、蜕皮而引起的急性皮炎。

【病因】

蒲螨是寄生昆虫体内或体外的小型螨，易存在于堆放麦稻、杂草堆里。由蒲螨引起的皮炎，称为谷痒症。多发生于经常接触农作物和其制品的农民，搬运工人、制粉工人、常睡草垫者也偶可发生。

粉满为肉眼刚能看见的白色小型螨，栖居于草堆、谷物和面粉及白糖内，以腐烂的食物和面粉为食，常在夜间叮咬人。一些粉螨所引起的皮炎是宿主对螨的分泌物或螨皮的过敏反应。

【临床表现】

被螨叮咬部位出现水肿性红斑、丘疹，丘疱疹、风团，中央常见有虫咬的瘀点，发生于身体接触部位或露出部位，后侵及衣服被覆部位，以颈、躯干多见。自觉奇痒难忍，夜间较甚。因搔抓而见抓痕、血痂或继发感染。粉螨皮炎亦可发生湿疹样皮炎损害。有不同程度的全身表现，如发热、头疼、乏力、气喘、腹泻等，约 1 周皮疹开始消退，瘙痒减轻，留下色素沉着斑。个别患者出现蛋白尿、结膜充血、哮喘等。

【辅助检查】

本病患者白细胞计数及嗜酸性粒细胞增高。

【治疗原则】

对症处理，可用含 1%~2% 薄荷酚和炉甘石洗剂或 5% 的樟脑乙醇。皮损广泛者或瘙痒严重者可外用糖皮质激素，内服抗组胺药物。继发感染者局部应用抗生素软膏。

【护理评估】

1. 评估患者发病情况

评估内容包括一般情况、发病季节、蚊虫叮咬史、发病相关因素、个人嗜好等。

2. 评估患者身心状况

评估内容包括皮损的特性，伴随症状，辅助检查，患者对疾病的认知程度、心理承受能力、是否配合治疗等。

【护理诊断】

（1）皮肤完整性受损与接触部位的皮肤病变有关。

（2）睡眠形态紊乱与皮肤瘙痒有关。

（3）体温改变与继发感染有关。

（4）自我形象紊乱与暴露处皮损影响美观有关。

（5）焦虑、恐惧与发病突然、皮损广泛有关。

【护理措施】

1.一般护理

患者避免易致敏和刺激性的食物，如辛辣食物、酒、浓茶、鱼、虾、蟹、牛奶等，多吃新鲜蔬菜水果，食物易清淡、富含营养。加强护患沟通交流，消除患者因疾病引起的各种焦虑和恐惧心理，以最佳的身心状况接受治疗。

2.对症护理

护理人员在有螨虫场合作业时应穿长袖上衣，扎紧袖口、裤脚，戴手套，穿鞋袜。此外要加强自身防护，作业后要及时洗澡、更衣。患者肌肤上可涂5%的萘酚硫黄膏或疥疮擦剂、苯甲酸苄酯擦剂。搔痒严重者外用糖皮质激素霜剂，内服抗组胺药物。

3.健康教育

（1）螨虫怕光照、高温、干燥，所以居室要保持通风干燥。

（2）不要直接使用新草席、新竹席、新毛毯等。使用前先用开水烫洗或者喷洒杀虫剂，然后在太阳下暴晒。对存放在潮湿处的旧草席、旧竹席、旧毛毯等使用前也要按照上述方法处理。

（3）皮肤不要直接接触草丛、树叶、动物皮毛。

第四节　毛虫皮炎

毛虫皮炎是毛虫的毒毛或毒刺进入皮肤后，其毒液引起的瘙痒性、炎症性皮肤病。

【病因】

常见致病毛虫有桑毛虫、松毛虫和刺毛虫。桑毛虫为桑毒蛾的幼虫，有200万~300万根毒毛，内含具有激肽、酯酶及其他多肽；松毛虫每条虫约有1万多根毒毛，有倒刺状的小棘，末端尖锐刺入皮肤后不易拔出；刺毛虫的毒液含斑蝥素。毛虫的毒毛极易脱落，随风飘到人体体表或晾晒的衣服上，进入皮肤后，毒液的原发刺激作用导致发病。

当毒毛接触并刺伤皮肤时便释放出毒液，引起刺激性皮炎，皮肤接触被毒毛或毒液污染的物品时也可引起皮炎。

【临床表现】

本病好发于夏秋季，干燥、大风季节易流行，户外活动、树荫下纳凉者易患病。先出现剧痒，继之出现绿豆至黄豆大小的水肿性红斑、斑丘疹、丘疱疹、风团样损害，中央常有一针尖大小的黑色或深红色划痕，数量不等。好发于颈、肩、上胸部及四肢屈侧，皮损常成批出现。巨痒，可出现恶心、呕吐及关节炎。病程1周左右，如反复接触毒毛或经常搔抓，可长达2~3周。毒毛进入眼内可引起结膜炎、角膜炎，如处理不当可致失明。松毛虫皮炎除皮疹外，还同时出现以手足小关节为主的关节红肿疼痛，患者活动受限，重者反复发作，可致骨、关节畸形。

【辅助检查】

用透明胶带紧贴于皮损表面后，再将胶带放在滴有二甲苯的载玻片上镜检，可找到毒毛；用立体显微镜在皮损部位常可见刺入或横卧于皮沟中的毒毛。

【治疗原则】

1.局部治疗

患者发病后尽可能去除毒毛，止痒、消炎、防止继发感染。使用氧化锌橡皮膏或透明胶带反复粘贴皮损部位可粘除毒毛。接触松毛虫及其污染物后，立即用肥皂、草木灰等碱性水擦洗；局部外用止痒、保护性药物，如1%薄荷炉甘石洗剂及糖皮质激素霜。

2.全身治疗

皮疹泛发剧痒者可服抗组胺药物，严重者可内服糖皮质激素。松毛虫所致骨关节炎应消炎止痛，防止关节残废为主。

【护理评估】

1.评估患者发病情况

评估内容包括一般情况、发病相关因素、发病季节、可疑接触史、是否过敏体质等。

2.评估患者身心状况

评估内容包括皮损的特性，伴随症状，辅助检查，患者对疾病的认知程度、心理承受能力、是否配合治疗等。

【护理诊断】

（1）皮肤完整性受损与接触部位的皮肤病变有关。

（2）睡眠形态紊乱与皮肤瘙痒有关。

（3）自我形象紊乱与暴露处皮损影响美观有关。

（4）焦虑、恐惧与突然发病、皮损广泛有关。

【护理措施】

1.一般护理

护理人员嘱患者进食高蛋白、高热量、高维生素和富含微量元素、易消化的食物。忌食油炸、烧烤、生冷等刺激性的食物。

护理人员热情接待就诊患者，了解患者的感受和需求，消除患者因疾病引起的各种顾虑和焦躁心理，使其以最佳身心状况接受治疗。

2.对症护理

身上落有毛虫者，不要用手拍打，应轻轻抖落；皮肤上沾有毒毛，可用医用胶布或透明胶带将毒毛粘去，在局部受伤的皮肤上涂抹复方醋酸地塞米松乳膏、氟轻松或炉甘石洗剂等。

3.健康教育

（1）在流行地区活动，穿长袖衣衫，扎紧袖口和裤脚。

（2）不在有虫的树下及下风口乘凉和晾晒衣服，儿童不在树下玩耍。

（3）在流行区如遇大风应关闭门窗，防止毒毛飞入。

（4）采用药物喷洒或生物防治消灭毛虫及其成蛾。

思考题

患者，男性，17岁，高中住校生。手部、下肢部、外生殖器部痒1月余，尤以夜间痒重。学校宿舍内有3个同学有类似皮肤病。体格检查：内脏及系统检查未发现异常。手指缝、前胸、腋部、外生殖器、腹部散在较密集的红色丘疹、水疱、抓痕、血痂。请问：

（1）该患者的诊断是什么？

（2）该患者当前主要护理诊断是什么？

（3）该患者当前的护理措施有哪些？

第七章 真菌性皮肤病患者的护理

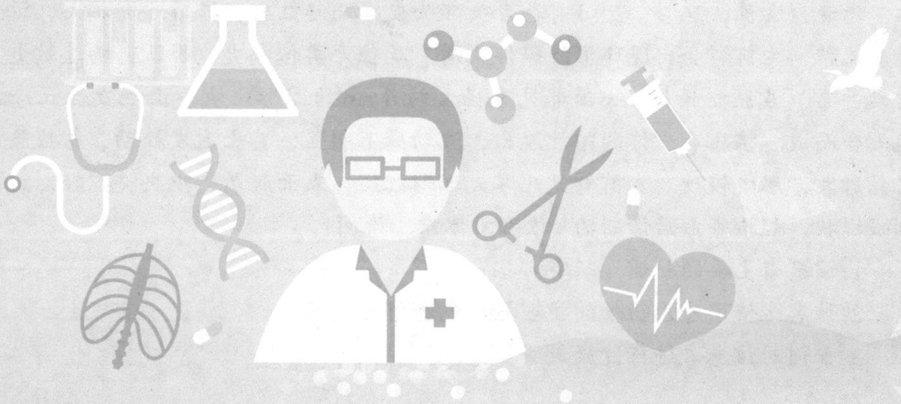

学习目标

【课程思政目标】

1.真菌性皮肤病具有一定的传染性，引导学生正确对待传染病患者，要有同理心、责任心，细致观察能力。培养学生“敬佑生命、救死扶伤、甘于奉献、大爱无疆”的医者精神。

2.部分真菌性疾病发病与长期使用抗生素或滥用抗生素有关，引导学生认识合理用药的重要性，培养学生严谨的工作态度。

3.培养学生具有良好的心理素质和团队协作精神，在护理实施中关心、爱护、尊重患者，具有良好的职业素养。

【知识目标】

1.掌握真菌性皮肤病患者的护理措施。

2.熟悉真菌性皮肤病患者的临床表现、护理评估和护理诊断。

3.了解真菌性皮肤病患者病因和发病机制、辅助检查、治疗原则。

【能力目标】

1.能应用护理程序为患者实行护理评估，实施整体护理。

2.能够协助医生进行常见诊疗技术操作，熟悉各项护理措施，做好职业防护。

3.能针对真菌性皮肤病患者发病因素、传染途径积极开展知识宣教，指导患者做好家庭隔离，做到早发现、早治疗、早隔离。

病案导入

患者，女性，26岁，20d前患者头部头皮痒痛起红斑，抓后逐渐扩大，近10d以来皮疹隆起流脓，左前臂会出现环形红斑伴脱屑。既往无类似病史，否认药物过敏史。系统检查未发现异常。皮肤科情况：头顶部见直径大约6 cm的圆形斑块，由毛囊性丘疹、丘疱疹、脓疱融合而成，挤压有少许的脓汁流出，波动感不明显，其上毛发松动，易拔除，双耳后的淋巴结肿大，触之较硬。左前臂见儿掌大环形红斑，表面脱屑，中央炎症轻，边缘由红丘疹排列成堤状，经检查最后诊断为：脓癣、体癣。请问：

1.该患者主要的护理诊断有哪些?

2.该患者使用外用药物的护理措施包括哪些内容?

3.如何对该患者进行健康教育?

真菌病（mycosis）是由致病性真菌引起的疾病。真菌病在临床上一般分为浅部真菌病和深部真菌病两大类。侵犯表皮角质层、毛发、指（趾）甲的真菌病称为浅部真菌病，它占真菌病的90%以上；侵犯皮肤黏膜深层、内脏、脑及骨骼的真菌病称为深部真菌病，发病虽较少，但对人体的危害较大。真菌病的诊断主要靠临床表现和真菌学检查。

第一节 头　癣

头癣（tinea capitis）是皮肤癣菌引起的头皮和毛发感染，分为黄癣、白癣、黑癣三种。

【病因】

黄癣主要由许兰毛癣菌引起；白癣主要由犬小孢子菌引起；黑癣主要由紫色毛癣菌和断发癣菌引起。

头癣主要通过与患者或患病的动物，如狗、猫密切接触而传染，理发店、儿童集体居住场所亦可通过理发工具、帽子、头巾、枕巾等间接传染。

【临床表现】

1.黄癣

黄癣俗称“秃疮”。初起时红色小丘疹，继之出现黄癣痂紧粘在毛囊口周围，有特殊臭味。典型的黄癣痂由黄癣菌及表皮碎屑组成，硫黄色，质较硬、干燥、易碎，边缘翘起，中心微凹而呈碟状，从中有一根或数根头发穿出（图 7－1）。黄癣处的毛发干，失去光泽，容易脱落及拔掉，很少折断。常因搔抓而继发感染，形成脓肿及附近淋巴结肿大疼痛。

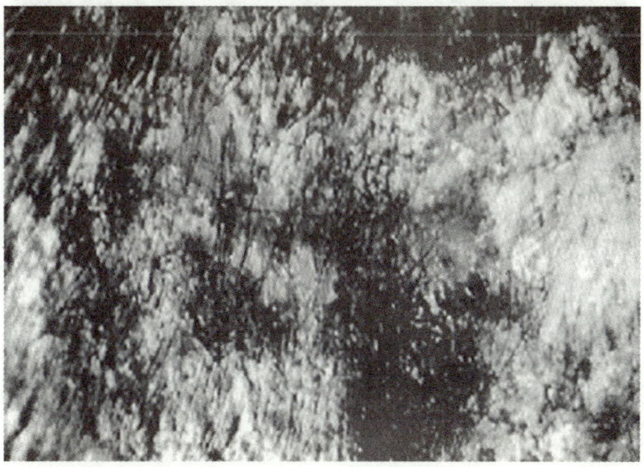

图 7－1 黄癣

2.白癣

头癣以白癣最常见。白癣初起损害为群集毛囊性丘疹，继而变为圆形或卵圆形灰白色鳞屑性斑片，边缘清楚，病发一般距头皮 2~4 mm 折断，外围绕以白色的菌鞘（图 7－2）。多见于儿童，到青春期可以自愈，一般不形成永久性秃疤。

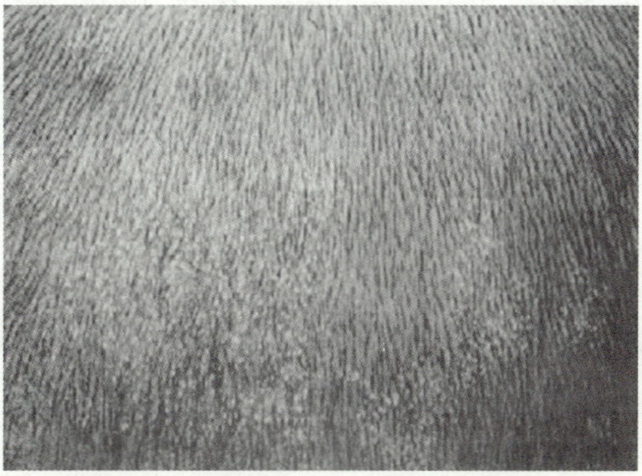

图 7－2 白癣

3.黑癣

黑癣，又名黑点癣患处为指甲大小鳞屑性斑片，炎症反应明显，病发出头皮即折断，留下残发在毛囊口，看似黑点，所以有黑点癣之称（图7-3）。本病多见于儿童，发展缓慢，可终年不愈，愈后可有瘢痕形成，发生脱发。

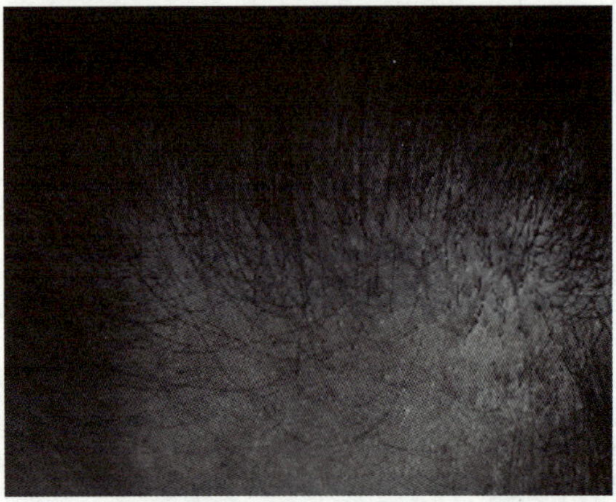

图7-3 黑癣

【辅助检查】

1.真菌镜检

取黄癣的黄癣痂或痂上失去光泽而弯曲的病发、白癣的“菌鞘”发和黑癣的点状断发做标本。黄癣病发内可见发内菌丝和关节孢子；白癣病发外可见围绕毛发排列的小孢子；黑癣病发可见发内链状排列稍大的孢子。

2.真菌培养

取病发或脓液接种于沙堡培养基上25 ℃培养可鉴定菌种。

3.滤过紫外线检查

通过此项检查可见黄癣呈暗绿色荧光，白癣呈亮绿色荧光，黑癣无荧光。

【治疗原则】

多采用内用与外用综合治疗，包括剪发、洗发、抹药、服药、消毒等。

1.一般治疗

患者尽可能把全部头发剪除，使用过的物品，如毛巾、枕巾、帽子和梳子等生活用具及理发工具都应煮沸消毒。如发现患者住在集体单位，应对相关人员采取一定隔离措施，防止较大范围传染。

2.内服药物治疗

灰黄霉素：儿童15～20 mg/（kg·d），分3次口服，疗程3～4周；伊曲康唑：儿童3～5 mg/（kg·d），疗程2～4周。服药3周后复查真菌镜检，以后每2周复查一次，连续3次阴性后才可认为痊愈。

3.外用药物治疗

患者每天用2％酮康唑洗剂或硫黄皂洗头，外用2.5％碘酒，早上用抗真菌药膏，如2％咪康唑霜、头癣软膏等。连续使用1～2个月。

【护理评估】

1.评估患者发病情况

评估内容包括患者一般情况、居住情况、卫生状况、接触史、药物史、既往史等。

2.评估患者身心状况

评估内容包括皮损特征、伴随症状、患者心理社会状况、辅助检查等。

【护理诊断】

（1）瘙痒与皮损有关。

（2）有感染的危险与搔抓患处引起继发感染有关。

（3）自我形象紊乱与皮损位于暴露部位有关。

（4）有传染的危险与疾病本身具有传染性有关。

【护理措施】

1.一般护理

（1）为充分治疗，应将患者头发全部剔除，并将剔除的病发烧毁。尽量做到"五字"疗法，即服、擦、洗、剃、消。患者按时按量服药，每天擦药，每天温水洗头，治疗期间经常剃头。患者枕巾等用物应经常消毒。

（2）注意加强隔离或采取保护性隔离措施。

（3）合理选择用药，服药期间注意观察药物不良反应。

（4）避免搔抓，年龄较小患者应加强约束，以免引起继发感染。督促家属定期带患者复查，并坚持治疗，防止瘢痕形成。

2.健康教育

（1）消灭传染源，患者使用后的污染物要进行消毒处理。

（2）对于幼儿园、学校加强卫生知识宣传，对该病争取做到早发现，早治疗，早隔离。

（3）加强对理发行业的管理，理发用具应及时消毒。

（4）对于怀疑是宠物感染者，建议同时对其宠物进行治疗。

（5）提高患者对本病认识，护理人员加强与患者的沟通，取得患者信任，使其积极配合治疗。

第二节　体癣和股癣

体癣（tinea corporis）是指除头皮、毛发、掌跖和甲以外其他部位的皮肤癣菌感染。股癣（tinea cruris）是指腹股沟、会阴、肛周和臀部皮肤癣菌感染。

【病因】

致病真菌最常见为皮肤癣菌中的红色毛癣菌感染，也可由接触动物引起，致病菌为大小孢子菌、须癣毛癣菌，此两种病菌为亲动物性。本病可通过直接或间接接触传染，也可通过自身的手、足、甲癣等感染蔓延而引起。

【临床表现】

1. 体癣

体癣典型皮损初发为小丘疹、水疱、丘疱疹，继而形成有鳞屑的红色斑片，境界清楚，逐渐向外发展形成多环状，而中心消退，反复发作出现多层同心圆样损害，损害数目不一，多为1~2处（图7-4）。自觉瘙痒明显。

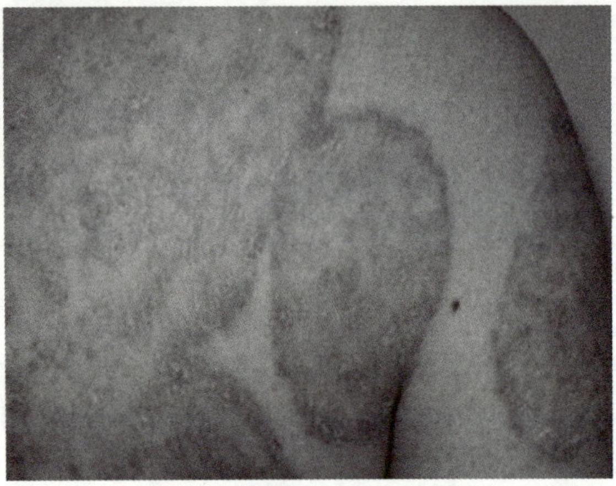

图7-4 体癣

2. 股癣

股癣好发于腹股沟部位，也常见于臀部，单侧或双侧发生。基本皮损与体癣相同（图7-5）。由于患处透气性差、潮湿、易摩擦，常使皮损炎症明显，瘙痒明显。

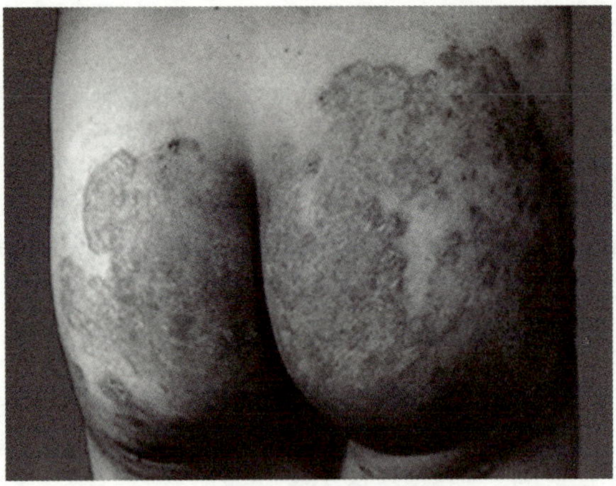

图7-5 股癣

【辅助检查】

真菌镜检可检查到菌丝和孢子。

【治疗原则】

主要以外用抗真菌药物为主，皮损泛发或外用药效果不佳者可考虑内用药物。

1. 内服药物治疗

内服药物可选用伊曲康唑、特比萘芬、灰黄霉素等。避免使用皮质激素类药物。

2.外用药物治疗

患者局部可涂抗真菌药物，如酮康唑霜、咪康唑霜、克霉唑霜等。

【护理评估】

1.评估患者发病情况

评估内容包括患者一般情况、居住情况、卫生状况、接触史、药物史、既往史等。

2.评估患者身心状况

评估内容包括皮损特征、伴随症状、患者心理社会状况、辅助检查等。

【护理诊断】

（1）焦虑与治疗效果不佳、病程长、瘙痒等有关。

（2）瘙痒与皮损有关。

（3）有感染的可能与搔抓患处引起继发感染有关。

（4）有传染的危险与疾病本身具有传染性有关。

【护理措施】

1.一般护理

该病具有传染性，故应做好隔离与消毒，患者所用衣物及物品应煮沸消毒，采取保护性隔离措施。若为动物接触引起者，应避免与动物再接触。

2.用药护理

护理人员指导患者正确按时使用药物，患者涂药时应洗去皮损处的鳞屑、痂皮后再涂药，自外向内涂擦，要超过皮损处，观察患者用药后反应。内用药者，注意药物副作用，定期检测肝、肾功能。

3.皮肤护理

注意个人卫生，勤洗澡，勤更换内衣。避免用手搔抓患处，禁用热水烫洗。

4.健康教育

（1）加强对该病的知识宣教，让患者了解皮肤癣菌感染途径；发现饲养动物患病，应及时与动物隔离，并对该动物也采取抗真菌治疗。

（2）护理人员指导患者合理、及时、正确用药。

（3）注意个人卫生，不共用毛巾、浴盆等洗浴用具。

（4）勤洗澡，勤更衣，穿透气性好的内衣裤。

第三节　手癣和足癣

手癣（tinea manus）和足癣（tinea pedis）是指（趾）间、掌跖皮肤癣菌感染。二者常合称为手足癣。

【病因】

本病多由毛癣菌属和皮肤癣菌属引起。温暖潮湿的环境易发生，可反复发作，慢性过程。

主要通过接触传染。

【临床表现】

本病多见于成年人，儿童少见，夏重冬轻。根据临床特点，手足癣分为3型。

1.水疱鳞屑型

水疱鳞屑型常见于掌心、指（趾）间、足跖及足侧部位发生针头大小的深在水疱，疱液清，壁厚而发亮，不易破溃，聚集或散在，水疱自行干燥后形成白色点状及环形鳞屑（图7-6）。有不同程度炎性反应和瘙痒。

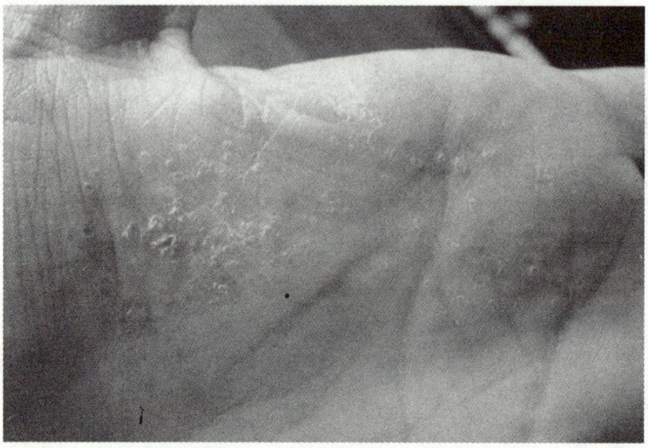

图7-6　水疱鳞屑型手足癣

2.浸渍糜烂型

浸渍糜烂型手足癣皮损为指（趾）间皮肤浸渍发白，基底湿润潮红，糜烂渗液（图7-7）。足癣多见于第三、四趾和第四、五趾缝间。继发细菌感染病变加重瘙痒难忍，常因搔抓引起淋巴管炎、蜂窝组织炎、丹毒等。

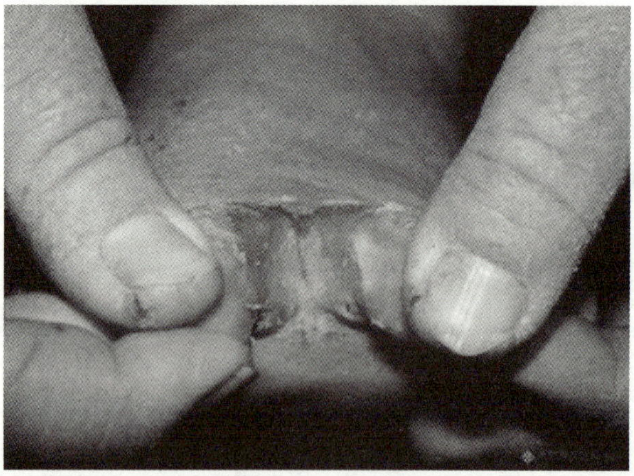

图7-7　浸渍糜烂型手足癣

3.角化过度型

角化过度型常见于掌跖部及足跟。皮损为片状红斑，伴角质弥漫性变厚、粗糙脱屑、纹理加深，在足跟部常形成皲裂（图7-8）。

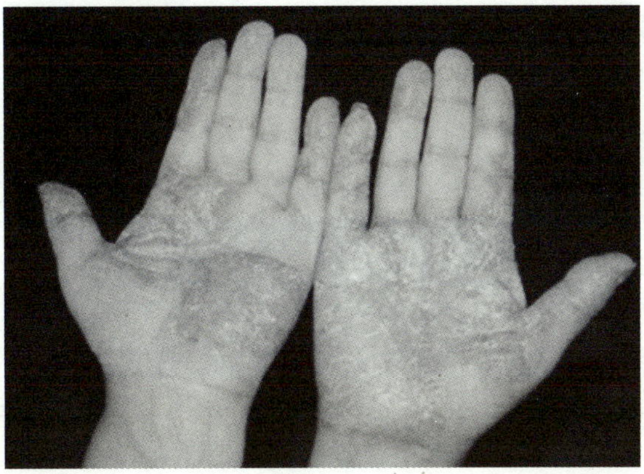

图 7-8　角化过度型手足癣

【辅助检查】

真菌镜检可查到菌丝和孢子。

【治疗原则】

1. 内服药物治疗

对于反复发作或外用药效果不佳者，可采用内用抗真菌药，如特比萘芬、伊曲康唑等。

2. 外用药物治疗

外用药物首选外用抗真菌药物，急性期常用溶液和霜剂，慢性期多选霜剂和软膏，常用药物见体癣。

【护理评估】

1. 评估患者发病情况

评估内容包括患者一般情况、卫生状况、接触史、药物史、既往史等。

2. 评估患者身心状况

评估内容包括皮损特征、伴随症状、患者心理社会状况、辅助检查等。

【护理诊断】

（1）焦虑与治疗效果不佳、瘙痒等有关。

（2）瘙痒与皮损有关。

（3）有感染的危险与搔抓引起继发感染有关。

（4）有传染的危险与该病具有传染性有关。

【护理措施】

1. 一般护理

该病具有传染性，故应做好隔离与消毒，注意受污染的衣物、袜子等用品的消毒。

2. 用药护理

护理人员指导患者正确使用药物，急性期常用溶液和霜剂，并观察用药后反应。

3. 皮肤护理

注意个人卫生，避免用手搔抓，禁用热水烫洗。足部多潮湿并且易摩擦，应防止感染。

4. 健康教育

（1）做好本病的有关知识宣教；患者应注意个人卫生，不共用拖鞋、脚盆、脚巾等；保持鞋袜干燥，勤换袜子，穿透气性好的鞋。

（2）护理人员督促患者及早、彻底治疗，避免病情复杂化。

第四节　甲真菌病

甲真菌病（onychomycosis）又称甲癣（tinea unguium），俗称"灰指甲"，是真菌所致的甲板感染。

【病因】

甲真菌病主要由皮肤癣菌感染引起，其次为酵母菌和非皮肤癣菌性霉菌引起。甲真菌病多由手足癣直接传染，也可见于甲外伤或其他甲病等。

【临床表现】

甲癣在临床上可分为以下4型。

1.白色浅表型

患者甲板浅部受侵，指（趾）甲出现不规则白点（图7-9）。

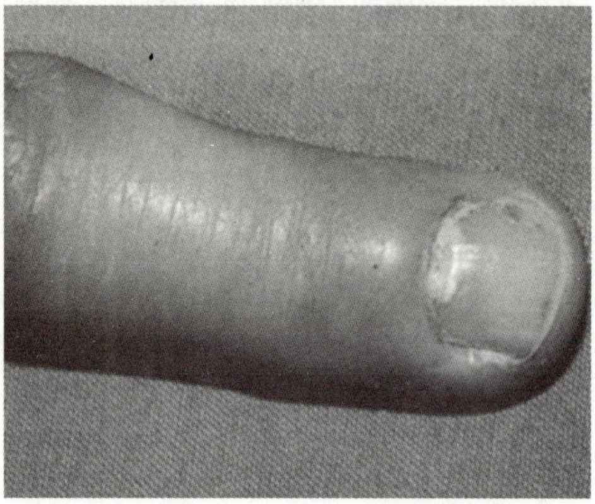

图7-9　白色浅表型甲真菌病

2.远端甲下型

真菌从甲板前缘或侧缘侵入，患者甲板变脆、增厚、破坏并失去光泽（图7-10）。

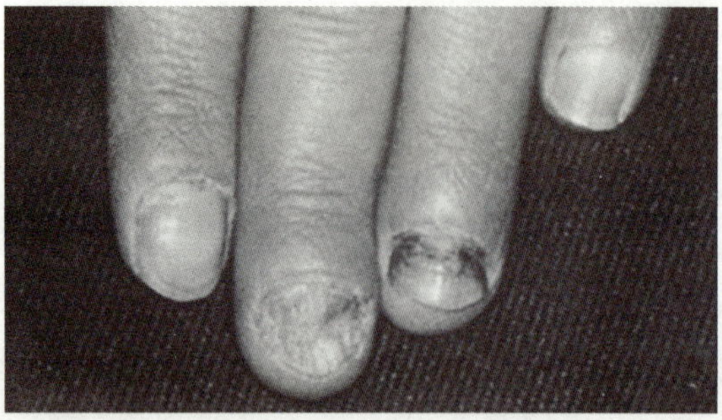

图7-10　远端甲下型甲真菌病

3.近端甲下型

患者表现为甲半月和甲根部粗糙、肥厚、凹凸不平或破损。

4.全甲毁损型

全甲毁损型是各种甲真菌病发展的最终结果。整个甲板被破坏，呈灰黄、灰褐色，甲结构完全丧失，甲母质和甲床呈乳头瘤样改变，其上覆盖不规则角化物（图 7-11）。

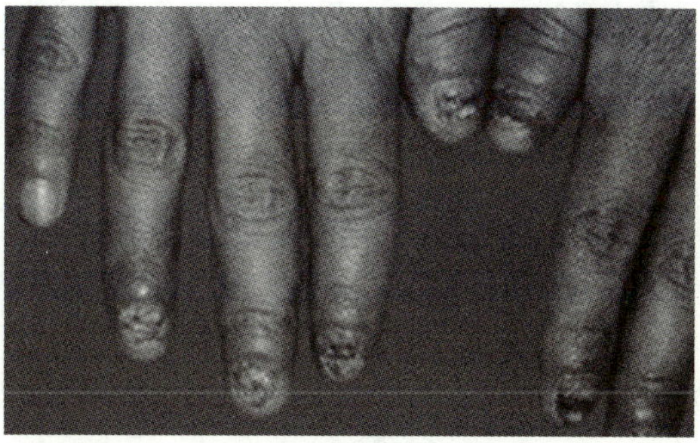

图 7-11 全甲毁损型甲真菌病

【辅助检查】

取病甲碎屑，显微镜下可找到孢子和菌丝，真菌培养阳性。

【治疗原则】

1.内服药物治疗

严重的甲真菌病患者，需内服抗真菌药，也可与外用药联合治疗提高疗效。

2.外用药物治疗

对表浅、单个或甲远端甲损害者，先用刀片或锉刀将甲板刮去病甲，再外用 30% 冰醋酸、3%~5% 碘酊，直到新甲生成为止；亦可外用抗真菌药，在每次涂药前应尽量用刀片将甲板刮薄以利药物渗入，每天 1~2 次，坚持 2~3 个月。

【护理评估】

1.评估患者发病情况

评估内容包括患者一般情况、有无患手足癣情况、接触史、药物史、既往史等。

2.评估患者身心状况

包括皮损特征、伴随症状、患者心理社会状况、辅助检查等。

【护理诊断】

（1）焦虑与病程长、不易治愈有关。

（2）有传染的危险与该病具有传染性有关。

（3）知识缺乏与缺乏对本病的了解有关。

【护理措施】

1.病情观察

护理人员观察患者是否同时患手足癣，如有应同时治疗。

2.用药护理

指导患者正确用药，首先用温水或药物将指甲软化，并用刀片将增厚的甲刮薄，然后将药物涂于患甲处。拔甲患者应注意加强换药，避免感染。

3.健康教育

（1）嘱患者减少指（趾）甲外伤，如发现指（趾）甲有早期损害，建议尽早诊治，防止全部指（趾）甲受累。

（2）鼓励患者采取积极的态度进行治疗。

（3）有手足癣者，应积极治疗。

第五节　花　斑　癣

花斑癣（tinea versicolor）俗称汗斑，是马拉色菌侵犯皮肤角质层引起的一种浅表性皮肤真菌病。

【病因】

病原菌为马拉色菌，又称花斑癣菌。花斑癣菌为人体皮肤的正常菌群。花斑癣菌平时腐生在角质层的表层，为孢子形态。在某些条件下，该菌会从孢子转变为菌丝，具有致病性，侵犯周围组织产生损害。诱发因素有高温多汗、营养不良、全身或局部使用皮质激素、慢性感染等。

【临床表现】

本病好发于青壮年男性。常见于面颈、胸背、腋下等皮脂腺丰富部位。皮损初期为以毛孔为中心、境界清楚的点状斑疹，可为褐色、棕褐色、淡红色、淡黄色或白色，表面发亮，形态不规则，数目多少不一，表面有细碎鳞屑。皮损消退后可遗留色素脱失斑（图7-12）。可有轻微痒感，常伴多汗。夏季复发或加重，易治疗，但易复发。

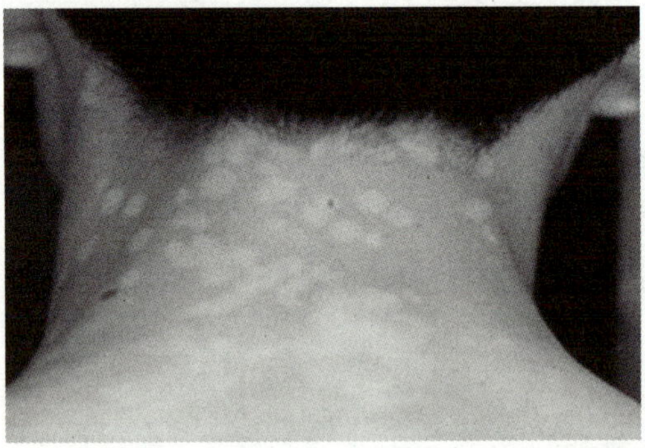

图7-12　花斑癣

【辅助检查】

真菌镜检阳性，真菌培养阳性。Wood灯下皮损呈棕黄色荧光。

【治疗原则】

1.内服药物治疗

对于反复发作或皮损广泛者可内用酮康唑、伊曲康唑等。

2. 外用药物治疗

外用药物以抗真菌药物为主，如2%酮康唑霜、3%克霉唑霜等。疗程2~4周。

【护理评估】

1. 评估患者发病情况

评估内容包括患者一般情况、有无高温多汗情况、卫生状况、接触史、药物史、既往史等。

2. 评估患者身心状况

评估内容包括皮损特征、伴随症状、患者心理社会状况、辅助检查等。

【护理诊断】

（1）焦虑与担心疾病复发有关。

（2）知识缺乏与对该病缺乏认识有关。

【护理措施】

1. 一般护理

注意个人卫生，勤洗澡，勤更换内衣。协助患者找出致病因素，如衣物透气性差、多汗、患有慢性病等，加以防范，防止复发。护理人员向患者解释本病非接触性传染，消除顾虑。患者临床治愈后局部仍会遗留淡白色色素减退斑，且留存时间较长，护理人员应向患者解释清楚，避免产生疑虑。

2. 病情观察

护理人员协助患者涂抹外用药物，观察损害进展情况。

3. 健康教育

（1）嘱患者勤洗澡，勤更衣，穿透气性好的内衣。

（2）患者需坚持治疗，一般临床皮损消退后再坚持用药2周，防止复发。

第六节 念珠菌病

念珠菌病（candidiasis）是由念珠菌属引起的皮肤、黏膜或内脏器官的真菌病。

【病因】

念珠菌属于条件致病菌，主要见于白色念珠菌。病原菌侵入机体后能否致病取决于致病毒力和机体对病原菌的抵抗力两方面。当患者有糖尿病、肿瘤、慢性消耗性疾病以及长期使用广谱抗生素、糖皮质激素及免疫抑制剂等导致机体抵抗力下降时，均易发生感染。

【临床表现】

本病可分为黏膜念珠菌病与皮肤念珠菌病2类，每类又可分为许多类型。

1. 黏膜念珠菌病

（1）口腔念珠菌病：常见有鹅口疮、念珠菌性口角炎。鹅口疮主要见于新生儿，在口腔黏膜上有白色薄膜，白膜易擦掉，擦后见鲜红色基底或轻度糜烂，严重时可蔓延到气管及食管。

成人也可见，特别是免疫功能低下，长期应用广谱抗生素、免疫抑制剂和糖皮质激素者（图 7-13）。

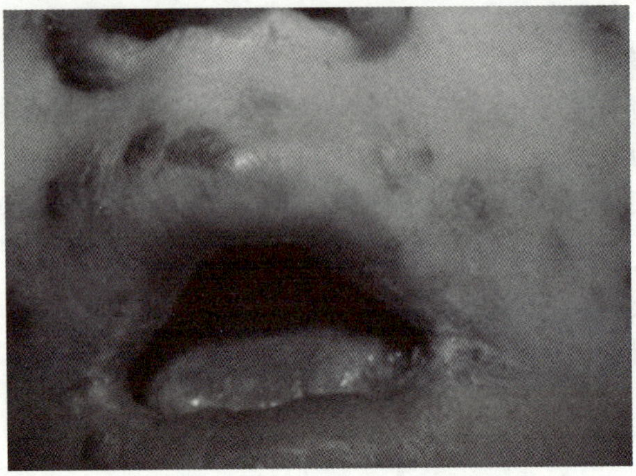

图 7-13 口腔念珠菌病

（2）念珠菌性龟头炎：又称念珠菌性包皮龟头炎。常见阴茎、包皮及龟头潮红、充血、散在小丘疹、白色奶酪样斑点或薄膜。具有不同程度痒感，也有无症状者。抗生素、糖皮质激素的应用或糖尿病常为发病诱因，也可见于配偶或女性性伙伴患念珠菌性阴道炎传染而来，所以又被列入性传播疾病。

（3）念珠菌性阴道炎：患者外阴黏膜或阴道内有白色或凝固乳状物，有时也可见黏膜红肿、充血及分泌物增多。自觉瘙痒。常见孕妇、糖尿病或性接触传染。

2.皮肤念珠菌病

（1）念珠菌性间擦疹：常见皮肤皱褶部位，如腋下，乳房下，脐窝，腹股沟，肛周及指、趾间等，表现为红斑、糜烂，损害周围可见丘疹及鳞屑（图 7-14）。多见于肥胖、多汗者或糖尿病者。

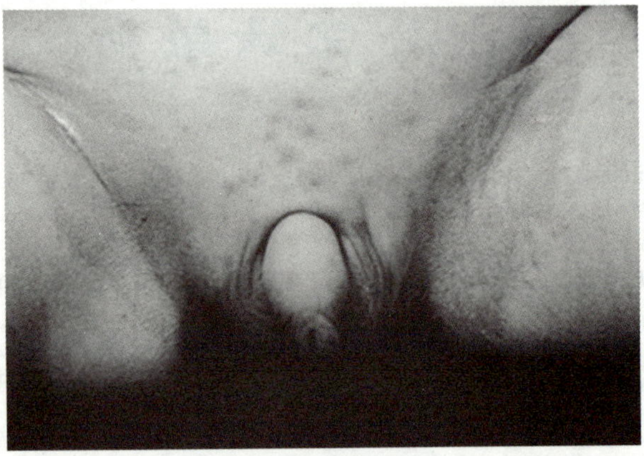

图 7-14 念珠菌性间擦疹

（2）念珠菌性甲沟炎及甲真菌病：常见于接触水较多的职业，如水产工、家庭主妇、理发师等。甲沟炎表现为甲沟红肿，甲板根或边缘发白或有分泌物；甲真菌病表现为甲板增厚浑浊，出现白斑、横沟或凹凸不平。

（3）念珠菌性肉芽肿：又称深在性皮肤念珠菌病，较少见。多累及免疫力低下的婴儿或儿童，亦可见于长期应用糖皮质激素或免疫抑制剂的成年患者。好发于头皮、面、甲沟等部位。皮损为炎性丘疹、丘疱疹、脓疱、结节和斑块，表面覆盖较厚的黄褐色黏着性痂屑，少数皮损呈皮角样角质增生，去除角质后基地为肉芽组织。

3.系统性念珠菌病

系统性念珠菌病指念珠菌侵犯内脏。最常见于消化道、气管、肺组织及泌尿道，其他内脏也可受侵。表现为肺炎及肠炎症状。

【辅助检查】

取分泌物、痰、尿、大便等直接真菌镜检可看到寄生状态的假菌丝和芽孢；真菌培养可以鉴定菌种；抗原测定、基因诊断检测等有助于诊断。

【治疗原则】

1.内服药物治疗

内服药物治疗主要用于内脏念珠菌病的治疗，常用药物有酮康唑、制霉菌素、两性霉素B等。

2.外用药物治疗

皮肤念珠菌病用克霉唑、咪康唑、益康唑霜剂等局部涂擦；口腔念珠菌病用制霉菌溶液和克霉唑溶液漱口；阴道念珠菌病可用克霉唑栓或制霉菌素栓。

【护理评估】

1.评估患者发病情况

评估内容包括患者一般情况，感染史，药物史，有无糖尿病、肿瘤、慢性消耗性疾病等既往史。

2.评估患者身心状况

评估内容包括皮损特征、伴随症状、患者心理社会状况、辅助检查等。

【护理诊断】

（1）焦虑与担忧本病治不好或传染他人有关。

（2）皮肤完整性受损与皮肤癣菌感染、疱疹破裂有关。

（3）知识缺乏与缺乏对本病认识有关。

（4）有传染的危险与该病具有传染性有关。

【护理措施】

1.一般护理

针对不同部位感染、不同症状给以不同护理，皮肤皱褶处保持清洁干燥，注意患者口腔及外阴部位清洁卫生。护理人员向患者说明本病的传染途径，尽量避免搔抓。对于长期使用抗生素、糖皮质激素、免疫抑制剂者及患有慢性病伴有抵抗力低下者，应加强营养，增强机体抵抗力。

2.用药护理

遵医嘱合理使用药物，注意药物不良反应的发生。长期用药者，定期检测肝、肾等内脏功能。

3.健康教育

（1）宣讲本病常识，勿滥用广谱抗生素，合理使用类固醇皮质激素及免疫抑制剂等。

（2）及时治疗诱发本病的原发病，如糖尿病。

（3）注意个人卫生，性伴侣同时检查，防止性接触传染。对于长期服用抗生素、糖皮质激素及免疫抑制剂者，注意观察皮肤黏膜损害，争取早发现、早治疗，定期检查尿、痰、便等。

（4）生殖器念珠菌病患者应使用避孕套，并嘱其性伴侣同时检查和治疗。

第七节　着色芽生菌病

着色芽生菌病（chromoblastomycosis）又称着色霉菌病，是一种暗色孢科中的一组致病性着色真菌感染所引起慢性真菌感染性肉芽肿，属于深部真菌病。临床较少见，不易诊断，难治疗。

【病因】

本病主要病原菌是裴氏着色菌、紧密着色菌、疣状瓶霉和卡氏枝孢霉。这些真菌生存于泥土和腐烂的植物上，主要通过孢子从皮肤破损处植入而引起感染。

【临床表现】

本病好发于四肢暴露部位。患者以中青年多见，男性多于女性，发病前常有局部外伤史，病程缓慢。损害初起皮肤外伤处，常出现单一无痛性硬性丘疹或结节，逐渐增大或融合成斑块，表面呈疣状或菜花状，有时可见脓性分泌物、结痂或鳞屑，边界清楚，周围可见卫星状损害，随着损害发展，中心往往消退，形成瘢痕，损害向周边扩展长期不愈。一般无自觉症状。

【辅助检查】

取脓液、痂皮直接真菌镜检可见棕色厚壁孢子。真菌培养有致病性暗色真菌生长可以确诊。

【治疗原则】

本病应争取早发现、早治疗，并应坚持足够的疗程，防止外伤。

1.内服药物治疗

内服药物包括两性霉素B、伊曲康唑、制霉菌素等。

2.外用药物治疗

患者可用两性霉素B溶液皮损内注射或涂擦。

3.物理治疗

物理治疗可用红外线、CO_2激光、电灼、电凝固、冷冻等方法；局部温热疗法将局部加热至40~50 ℃可抑制真菌生长。

4.外科治疗

对于早期局限性损害可手术切除，较大皮损手术切除后需植皮，术中严格无菌操作，术后继续用抗真菌药半月，以免污染及扩散。

【护理评估】

1.评估患者发病情况

评估内容包括患者一般情况、接触史、外伤史、既往史等。

2.评估患者身心状况

评估内容包括皮损特征、伴随症状、患者心理社会状况、辅助检查等。

【护理诊断】

（1）焦虑与病程长、对预后担忧有关。

（2）知识缺乏与缺乏对本病认识有关。

（3）皮肤完整性受损与皮损造成感染或破溃有关。

【护理措施】

1.一般护理

清洁创面，尽量避免患者搔抓，防止感染。对于慢性反复发作伴有抵抗力低下者，应加强营养，增强机体抵抗力。

2.用药护理

护理人员嘱患者不乱用药物，配合医生积极、规则治疗，以防止复发，协助患者涂抹外用药物，观察皮损进展情况。对于使用内用药物者，注意药物副作用，发现问题及时提醒医生更换或停药。

3.健康教育

（1）宣讲本病相关知识，防止外伤。

（2）外伤后出现皮损应早期治疗，按医生要求规则治疗，定期复诊。

（3）不要乱用药物，注意个人卫生。

第八节 孢子丝菌病

孢子丝菌病（sporotrichosis）是由申克孢子丝菌引起的皮肤及皮下组织的感染。

【病因】

孢子丝菌一般生存在土壤和植物上，人的皮肤接触带菌植物或土壤后可引起感染，多数患者发病前常有外伤史。孢子丝菌可经呼吸道侵入肺部或血行播散至内脏及骨骼。

【临床表现】

本病典型损害为患部皮下结节或浸润性斑块，常与皮肤粘连，并沿淋巴管蔓延呈串排列，表面可见疣状增生，破溃后有脓性分泌物（图 7-15）。好发四肢和头面等暴露部位。一般无自觉症状。

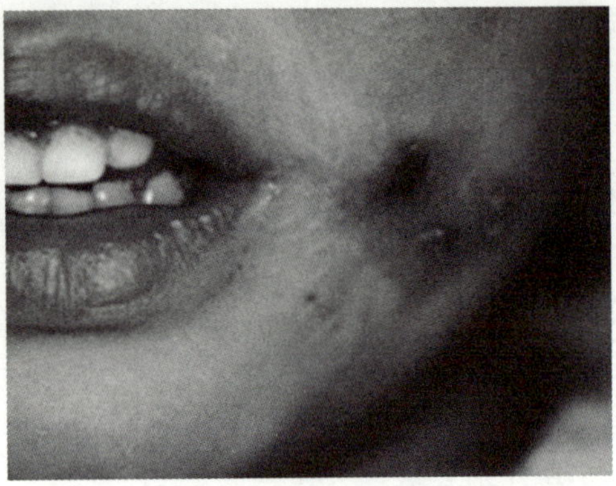

图 7-15　孢子丝菌病

【辅助检查】

真菌镜检不易发现病原体，从组织或分泌物中培养出申克孢子丝菌最有助于诊断。

【治疗原则】

1.药物治疗

碘化钾为首选药物。成人10%碘化钾溶液30 mL/d，分3次口服，疗程2~3个月，皮损消退后维持1~2个月，小儿酌减。也可选用伊曲康唑，200~400 mg/d，需要坚持3~6个月。病情严重者用两性霉素B。

2.物理疗法

小面积损害者可局部热疗（40~43 ℃），每晚1次，每次30min。本病不宜切开引流、手术或X线等治疗。

【护理评估】

1.评估患者发病情况

评估内容包括患者一般情况、接触史、感染史、既往史等。

2.评估患者身心状况

评估内容包括皮损特征、伴随症状、患者心理社会状况、辅助检查等。

【护理诊断】

（1）焦虑与担心疾病的治疗效果有关。

（2）知识缺乏与缺乏对本病认识了解有关。

（3）皮肤完整性受损与皮损造成感染或破溃有关。

【护理措施】

1.一般护理

护理人员向患者解释本病非接触性传染，但尽量避免搔抓、不乱用药物，配合医生积极、规则治疗，防止复发。

2.对症护理

有感染应清洁创面，如采用热疗应注意温度，避免局部烫伤，观察皮损变化。

3.健康教育

（1）宣讲本病相关知识，特别是野外工作时注意劳动保护，防止外伤。

（2）外伤后出现皮损应尽早治疗，按医生要求规则治疗，定期复诊。

（3）不要乱用药物，注意个人卫生。

思考题

病案分析一

患者，男性，39岁。右足3～4趾间和4～5趾间角质层浸渍发白，剥脱露出红色糜烂面，有痒感。请问：

（1）该患者的诊断是什么？

（2）该患者当前主要护理诊断是什么？

（3）该患者当前的护理措施有哪些？

病案分析二

患者，男性，20岁，因腹股沟以及臀部伴有鳞屑的红色斑片，有痒感2周就诊。患者在1个月前腹股沟区出现红色小丘疹，伴有小水疱，皮损边缘不断向四周扩散，但境界清楚，痒感加重，抓挠后皮损处有鳞屑脱落。自患病以来，精神、食欲尚可，睡眠可，大小便无改变。请问：

（1）该患者的诊断是什么？

（2）为明确诊断需要进行哪些辅助检查？

（3）该患者当前主要护理诊断是什么？

（4）该患者当前的护理措施有哪些？

病案分析三

患者，女性，理发师，36岁，右手食指和中指指甲甲板有白色斑点，并且指甲前缘及侧缘增厚，灰黄浑浊。请问：

（1）该患者的诊断是什么？

（2）该患者当前主要护理诊断是什么？

（3）该患者当前的护理措施有哪些？

（4）如何对患者进行健康指导？

病案分析四

患者，男性，1岁，因急性肺炎入院给予抗生素及糖皮质激素治疗，3周后发现口腔溃烂疼痛哭闹、拒食，随后就诊。检查患时发现在颊黏膜、上下腭黏膜、咽部黏膜部位出现凝乳状白色斑片，紧密附着于黏膜表面，不易剥除，用力剥离后露出糜烂性潮红基底。请问：

（1）该患者的诊断是什么？

（2）该患者当前主要护理诊断是什么？

（3）该患者当前的护理措施有哪些？

（4）对患者家属如何进行健康指导？

第八章 物理性皮肤病患者的护理

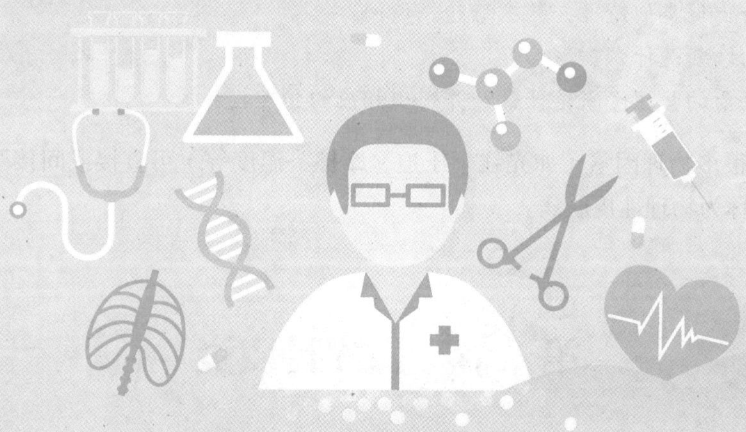

学习目标

【课程思政目标】

1.通过对物理性皮肤病患者的护理学习，培养学生拥有良好的职业精神和人文素养。

2.提升学生的社会责任感和使命感，充分意识到护理工作的意义，使学生全心全意为患者服务。

3.使学生树立以人为本、身心同护的理念，拥有共情能力，懂得换位思考。

【知识目标】

1.掌握物理性皮肤病患者的护理措施。

2.熟悉物理性皮肤病的临床表现、护理评估和护理诊断。

3.了解物理性皮肤病的病因和发病机制、辅助检查、治疗原则。

【能力目标】

1.能运用护理程序，对物理性皮肤病患者实施整体护理。

2.能运用专业知识对物理性皮肤病患者进行健康指导，具备分析和解决常见护理问题的能力。

病案导入

患者，女性，39岁，面、颈部出现皮疹，自觉瘙痒1周。自述8d前曾在烈日下工作3h，次日面、颈部开始出现丘疹、丘疱疹，伴剧烈瘙痒，无发热、头痛、恶心。近几年每到春末夏初就会出现类似情况，秋冬好转。请问：

1.该患者的诊断是什么？

2.该患者主要的护理诊断是什么？并列出相应的护理措施。

外界环境中很多物理因素（如光线、压迫、摩擦、温度等）可直接或间接引起皮肤损害，这些皮肤病变统称为物理性皮肤病。

第一节　日光性皮炎

日光性皮炎（solar dermatitis）又称晒斑或日晒伤，是由于强烈日光过度照射后，在暴露部位皮肤引起的红斑、水肿、水疱等皮肤损害的急性光毒反应。

【病因及发病机制】

皮肤接受了日光中的中波紫外线过度照射后，很快造成被照射部位皮肤中表皮角朊细胞大片融合坏死，并释放介质导致真皮血管扩张，毛细血管壁通透性增加，引起组织水肿、黑色素合成加速等反应。

【临床表现】

根据发病机制及临床表现的不同，本病分为日晒伤和多形日光疹。

1. 日晒伤

春夏季多见，妇女、儿童和浅肤色人群易发病。一般日晒后数小时至十余小时，暴露部位皮肤如面、颈、手背等处出现弥漫性红斑，边界清楚（图 8-1）。之后红斑渐淡和消退，脱屑，并留有色素沉着。皮损严重时可形成水肿、水疱，伴有局部灼痛或刺痛。皮损泛发时可出现头痛、发热、恶心等全身症状。

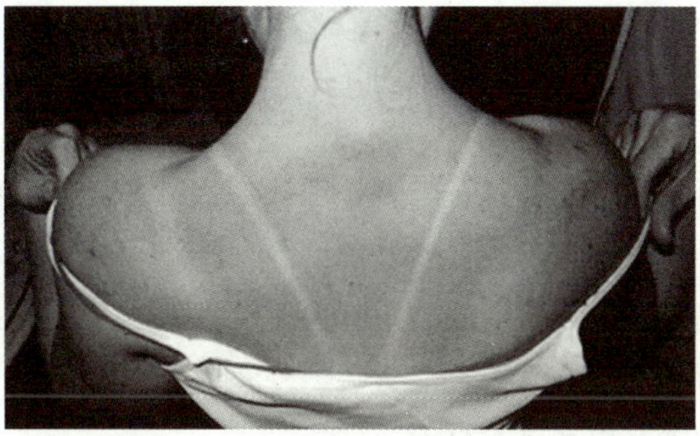

图 8-1　日晒伤

2. 多形日光疹

多形日光疹发病与季节有关，一般春夏季发病，秋冬自然痊愈。多见于中青年女性，皮损好发于暴露部位，以面、颈部及前臂伸侧多见。常在日晒 1h 内自觉瘙痒，数日后出现皮损，皮损形态多样，常见丘疹、丘疱疹，也可表现为水肿性红斑或水疱。但对个体而言，皮疹常以单一形态为主（图 8-2）。患者自觉瘙痒显著，全身症状轻微，但易反复发作，病程长短不一。

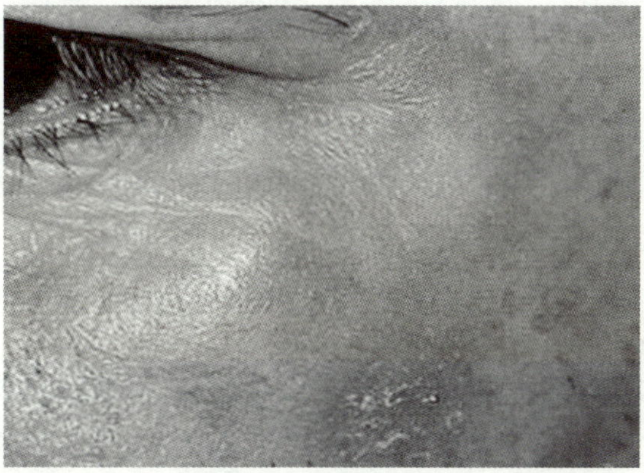

图 8-2　多形日光疹

【辅助检查】

组织病理可见特征性晒斑细胞，即角化不良的角质形成细胞，胞质深伊红色，核固缩或早期消失，数量与病程一致，可成群出现。

【治疗原则】

1. 一般治疗

本病治疗以消炎、止痛、安抚为原则。避免暴晒，外出时在暴露部位皮肤使用物理性或化学性遮光剂，根据个人皮肤类型选择遮光剂的日光保护指数（SPF）。经常参加室外活动，增强皮肤对日光的耐受性。

2.药物治疗

（1）内服药物治疗：有全身症状者可服用抗组胺药、维生素C、非甾体抗炎药；严重者可酌情使用糖皮质激素。

（2）外用药物治疗：可外用炉甘石洗剂和糖皮质激素霜类。

【护理评估】

1.评估患者发病情况

评估内容包括患者一般情况、皮肤类型、光接触史、最近饮食情况、既往史等。

2.评估患者身心状况

评估内容包括皮损特征、伴随症状、患者心理社会状况、辅助检查等。

【护理诊断】

（1）皮肤完整性受损与日晒伤后皮肤破损有关。

（2）自我形象紊乱与皮损暴露有关。

（3）焦虑与皮肤烧灼感及色素沉着有关。

【护理措施】

1.一般护理

注意饮食营养的均衡，少食用油腻、甜食及刺激性食物，忌烟、酒。多吃维生素丰富的食物增强机体免疫能力，维生素C和维生素B_{12}能阻止和减弱皮肤对紫外光的敏感，并促进黑色素的消退，且可恢复皮肤的弹性，故夏季应多食富含多种维生素的食品。

2.病情观察

全身症状轻者可选用抗组胺药如氯雷他定、咪唑斯汀、依巴斯汀口服，注意观察药物副作用（嗜睡、困倦等）。重者或疗效欠佳者可选用糖皮质激素（强的松、美卓乐）或非甾体抗炎药（吲哚美辛）口服，这些药物具有抗炎、改善毛细血管通透性、减轻水肿、止痛等作用，对日光性皮炎有很好的治疗作用。但在应用糖皮质激素时不要随意减量或停药，注意观察药物疗效和不良反应。仔细观察病情变化，给予患者生活上必要的照顾。

3.用药护理

轻症患者选用炉甘石洗剂；严重者可用冰水湿敷，每2~3h湿敷一次，每次20min，直至急性症状消退，也可外用皮质激素霜（如尤卓尔、艾洛松，尤卓尔可用于面部，一天1~2次，但不宜于超过2周）或2.5%吲哚美辛溶液外搽，可明显减轻局部红肿热痛，但不宜大面积使用。

4.皮肤护理

保持皮肤清洁干燥，瘙痒严重者，遵医嘱为患者用药，并告诫患者避免用手搔抓，沐浴时避免使用刺激性强的肥皂或热水烫洗，以免造成皮肤损伤，引起继发感染。有水疱患者，用75%酒精消毒后，用无菌注射器从水疱底缘穿刺抽吸疱内溶液，切勿挑破疱壁，完整的疱壁利于保护基底面和角质细胞的修复。

5.健康教育

（1）加强防护，减少暴晒。外出时做好防护，如外用防晒霜、5%二氧化钛霜，戴遮阳帽，打太阳伞等，避免阳光直接照射。

（2）避免食用或皮肤接触光敏性物质。富含呋喃香豆素的蔬菜如菠菜、油菜、芹菜等可引起光敏感性皮炎；有些药物如喹诺酮类、磺胺类、抗菌药等也可产生光敏反应，食用或者皮肤接触这些物质后，再受日光照射，通常会诱发或加重日光性皮炎的发生。

（3）积极参加户外运动，适度的运动和照射阳光可使皮肤色素增加，有效提高皮肤对阳光的适应度及抵抗力。

第二节　夏季皮炎

夏季皮炎（dermatitis aestivale）又名夏令皮炎，是因持续的高温、高湿度的外环境，加上皮肤出汗多又没有及时清洗所致的皮肤炎症，是夏天的多发病、常见病。

【病因】

夏季持续高温、闷热，出汗是人体散热、排泄的主要渠道。汗液中水分占99%，剩余的1%中，一半是以钠、钾为代表的无机盐，另一半是尿素、乳酸、氨基酸代谢的有机物。这些无机盐、有机物都不是正常存在于皮肤表面的物质，当水分蒸发以后，这些物质就滞留在皮肤上，对皮肤形成刺激，导致皮肤炎症。

【临床表现】

夏季皮炎好发于成年人，女性多见。常对称累及四肢伸侧和躯干部，尤以两腿胫前多见。皮损初起为针尖大小、比较密集的红斑、丘疹或丘疱疹，瘙痒剧烈，并伴有灼热感。搔抓后可出现抓痕、血痂，皮肤肥厚及色素沉着，无糜烂、渗出。天气凉爽后皮损可很快消退。

【辅助检查】

组织病理可见表皮不同程度增厚，真皮浅层毛细血管呈现出轻度扩张，血管周围有炎症细胞浸润。

【治疗原则】

本病治疗以通风降温为主要原则。外用药物以具有清凉、止痒效用的药物为主，可外用炉甘石洗剂或弱效糖皮质激素霜剂。瘙痒显著者口服抗组胺类药物。

【护理评估】

1.评估患者发病情况

评估内容包括患者一般情况、皮肤类型、光接触史、既往史等。

2.评估患者身心状况

评估内容包括皮损特征、伴随症状、患者心理社会状况、辅助检查等。

【护理诊断】

（1）皮肤完整性受损与高温、闷热导致皮肤损伤有关。

（2）舒适的改变与皮肤瘙痒搔抓有关。

（3）自我形象紊乱与皮损在暴露部位表现为抓痕、血痂有关。

（4）焦虑与治疗效果不佳及皮肤瘙痒有关。

【护理措施】

1.一般护理

（1）保持环境通风散热，潮湿闷热的季节可以启用空调除湿降温，以免身体出汗过多。

（2）保持皮肤清洁干燥，出汗后及时用温水冲洗全身皮肤，并用干毛巾揩干，切忌为了止痒而用热水烫洗患处，因皮损部位的毛细血管呈扩张状态，热水烫洗后，促进毛细血管更持续性地扩张，加剧皮肤炎症反应。同时禁用肥皂水、酒精等刺激性强物体擦拭皮肤。

（3）患者应着宽松、透气的衣裤，保持皮肤清洁干燥，并且勤换勤洗，床褥保持清洁、平整、干燥。

（4）进食清淡、易消化食物，忌食高脂肪、高糖及刺激性强食物。多饮水，以稀释汗液里化学成分的浓度，减少刺激。

2.健康教育

（1）避免到高温潮湿的环境活动，夏季做好降温除湿工作。

（2）炎热夏季，减少外出活动，避免出汗加重皮损症状。外出时无论天气如何最好都使用黑色遮阳伞遮光，因为黑色能吸收各种波长的紫外线，以阻挡紫外线对皮肤的伤害。

第三节　鸡眼和胼胝

鸡眼（clavus）与胼胝（callus）均系长期压迫和摩擦诱发的角质层增厚。

【病因】

鸡眼与胼胝均与长期机械刺激（如压迫和摩擦）引起的角质层过度增生有关。

【临床表现】

1.鸡眼

本病好发于成人，女性多见。常累及突出的受力部位，如小趾外侧或趾内侧缘，也可见于趾背及足跟。皮损为境界清楚的淡黄色或深黄色圆锥形角质栓，表面光滑，与皮面平或稍隆起（图8-3）。因角质栓尖端压迫真皮层内末梢神经，站立或行走受压时自觉剧痛。

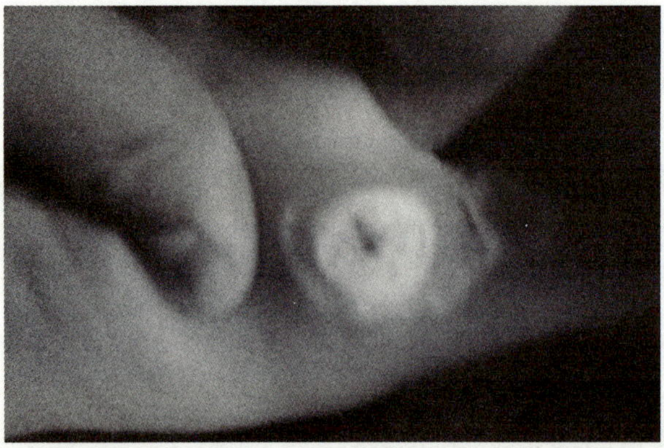

图8-3　鸡眼

2. 胼胝

本病好发于掌趾受压迫和摩擦处皮损为黄色或蜡黄色增厚的角质性斑块，扁平或稍隆起，中央较厚边缘薄，质地坚实，边界不清，表面光滑且皮纹清晰（图 8-4）。局部汗液分泌减少，感觉迟钝，多无自觉症状，严重者可疼痛。

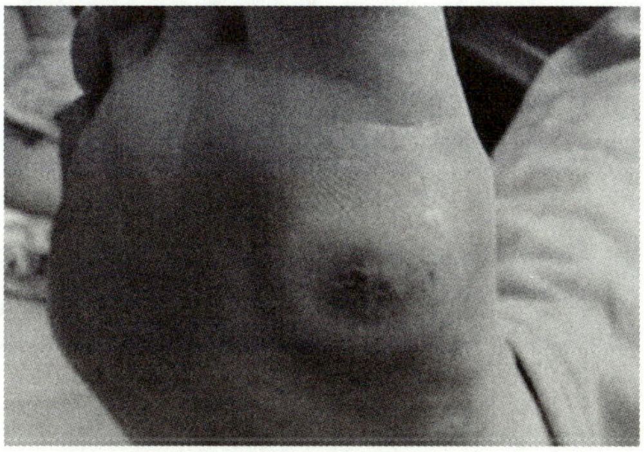

图 8-4 胼胝

【辅助检查】

鸡眼组织病理可见杯状凹陷的表皮中有角化不全栓，同时伴有颗粒层消失；真皮层纤维化，血管和小汗腺导管扩张，神经纤维增粗，皮下脂肪被瘢痕组织所替代。胼胝组织病理可见角质层增厚，颗粒层完整。

【治疗原则】

去除诱因，尽量避免摩擦和挤压。鞋应适足，足若有畸形应矫正。

1. 药物治疗

鸡眼可外用鸡眼膏、50%的水杨酸软膏，但应保护周围正常皮肤。胼胝可外用角质剥脱剂如硫黄水杨酸软膏、维 A 酸软膏。

2. 物理治疗

鸡眼可通过手术切除。此外也可通过激光、冷冻等方法治疗。胼胝具有一定保护作用，一般无须治疗，若能减少摩擦多能缓解。较厚皮损出现疼痛时可先用热水浸泡再用刀削除。

【护理评估】

1. 评估患者发病情况

评估内容包括患者一般情况、鞋是否合脚、着装习惯、既往史等。

2. 评估患者身心状况

评估内容包括皮损特征、伴随症状、患者心理社会状况、辅助检查等。

【护理诊断】

（1）疼痛与角质栓压迫神经末梢有关。

（2）焦虑与治疗效果不佳及疼痛有关。

【护理措施】

1. 一般护理

（1）减少足部的摩擦和挤压。鞋靴宜柔软合脚，鞋内可衬厚软的棉垫或海绵垫。

（2）经常用温水泡脚，软化角质层，去除老化死皮。

（3）足有畸形者应进行矫治。

2.健康教育

（1）患者不宜常穿高跟鞋和硬底鞋，鞋内加柔软鞋垫，减少对局部皮肤的压迫和摩擦。

（2）趾（指）关节部位及手指掌面的鸡眼，切除后易形成瘢痕，影响活动或指端触觉，宜采用非手术疗法。

（3）跖、趾骨畸形或突起所引起的鸡眼，须在畸形矫正或骨突切除后，才考虑作鸡眼切除术。

第四节 手足皲裂

手足皲裂（rhagades manus et pedes）是指由各种原因引起的手、足部皮肤干裂，既可以是一种独立的疾病，也可以是某些皮肤病的伴随病变。

【病因】

由于掌趾部位皮肤角质层较厚且无皮脂腺，皮肤容易干燥，加上各种因素（如物理性、化学性和生物性因素）的刺激和摩擦，使角质层变硬变脆、失去弹性，局部皮肤牵拉超过正常延伸限度时，即可产生皲裂。常见于以下因素。

1.内因

（1）角质层较厚，尤其在掌跖和足跟等部位特厚，因此易发生皲裂。

（2）掌跖皮肤无毛囊和皮脂腺，当冬季气温低和湿度较小时，缺乏皮脂保护的皮肤便容易发生皲裂。

（3）老年人及鱼鳞病、角化症等患者，因皮脂分泌减少，造成皮肤干燥，角质层更易增厚，在一些外界因素影响下易发病。

2.外因

（1）物理性：如干燥、摩擦、外伤等可促使发病。

（2）化学性：酸、碱、有机溶媒等将皮脂溶解，皮肤失去润滑保护。

（3）生物性：如真菌等感染后使皮肤角化过度，失去原有的保护能力。

【临床表现】

本病好发于冬季。多累及成年手工劳动者的掌趾或经常受摩擦、牵拉的部位。皮损多沿皮纹方向发展。根据皲裂的深度和范围可分为以下三度。

一度：皮肤干燥有龟裂，但仅达表皮，故无出血、疼痛等症状。

二度：皮肤干燥、裂隙由表皮深入真皮，有轻度刺痛，但不引起出血。

三度：皮肤干燥、裂隙由表皮深入真皮和皮下组织，常引起出血、触痛或灼痛。

【辅助检查】

必要时可进行真菌学检查，以排除手足癣。

【治疗原则】

手足皲裂应防治结合，防重于治，否则一旦皲裂形成，治愈较缓慢。

（1）1 %尿素软膏有水合(滋润)、分解及去除角质、刺激上皮增生、缩短愈合时间的作用；对皮肤有安抚麻醉作用，可减轻或解除疼痛。其疗效明显优于 15%尿素软膏及单纯脂。

（2）愈裂贴膏是以尿素、白及、维 A 酸及苯丙咪唑掺入普通氧化锌橡皮膏中制成的硬膏剂型，对手足皲裂疗效显著。用药前先用热水浸泡患处，促使角质软化。如角质过厚者，在浸泡后将增厚角质用刀片削薄，然后按皮损大小剪取大于皮损面积的愈裂贴膏敷贴，每 2 ~ 3d 更换 1 次或每天 1 次。

（3）甘油搽剂外用可在 3 ~ 7 d 内使手足皲裂治愈，每天 3 次。

（4）氧化锌硬膏粘贴于皲裂处，以促进愈合。

（5） 5 %水杨酸软膏，外涂，每天 4 次至愈合。

（6）并发细菌感染者可涂擦抗生素软膏。

【护理评估】

1. 评估患者发病情况

评估内容包括患者一般情况、皮肤类型、用药史、既往史等。

2. 评估患者身心状况

评估内容包括皮损特征、伴随症状、患者心理社会状况、辅助检查等。

【护理诊断】

（1）皮肤完整性受损与皮肤皲裂破溃有关。

（2）疼痛与皮肤皲裂刺激神经有关。

（3）焦虑与治疗效果不佳及疼痛有关。

【护理措施】

1. 一般护理

手足皲裂在冬季较为常见，常发于老年人，故在干燥寒冷的季节宜多吃油脂类食物和坚果。平时多吃新鲜水果和蔬菜，多饮水，适量摄入富含蛋白质的食物，保持皮肤的水分和弹性，这样可有效预防手足皲裂的发生。寒冷干燥季节，患者要特别注意手和足部的防寒保暖，经常用温热水泡洗，外搽一些油脂性的护肤品，以免发生冻疮而加剧手足皲裂。

2. 健康教育

（1）生活中要注意洗手足时避免用太多碱性过强的肥皂、香皂及其他洗涤剂。

（2）冬季常用温水浸泡手足，浴后擦干，涂用护肤品保持皮肤湿润，并注意保暖。

（3）在容易引起职业性手足皲裂的环境中工作时，应加强劳动保护减少患病的可能性。

（4）积极治疗手足癣、湿疹等疾病。

第五节 冻　疮

冻疮（chilblain）是机体受寒冷刺激后，在末梢部位皮肤出现的局限性、淤血性、炎症性皮肤病。

【病因及发病机制】

因长期暴露于寒冷（10℃以下）潮湿的环境中，引起局部皮下动脉血管痉挛收缩，血流淤滞，组织缺氧引起细胞损伤；若暴露时间较长，血管麻痹性扩张而出现静脉淤血，毛细血管扩张，渗透性增加，血浆渗入组织间隙，导致本病的发生。诱发因素有周围血液循环不良、营养不良、贫血、缺乏运动、手足多汗、鞋袜过紧等。

【临床表现】

高湿度的初冬、早春季节好发。各年龄人群均可发生，但多见于儿童、青年女性或末梢血液循环不良者。在肢端、耳郭、鼻尖等末梢部位出现局限性水肿性紫红斑块或结节，表面紧张且有光泽，边界清楚，压之褪色，去压后颜色恢复，严重者可出现水疱、溃疡（图 8-5）。自觉皮肤瘙痒，受热后加剧，有溃疡时疼痛明显。

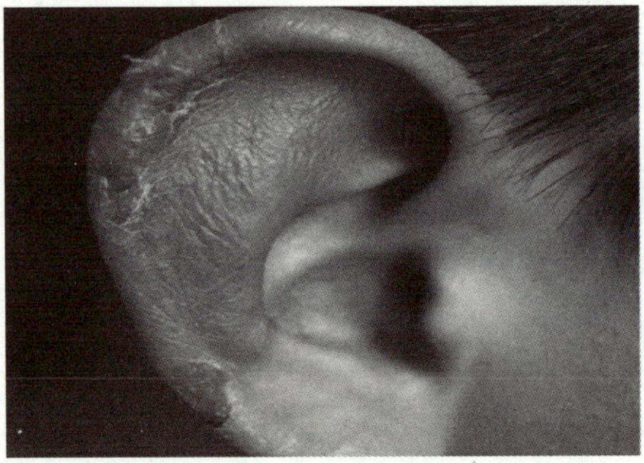

图8-5　冻疮

【辅助检查】

表皮可见角质形成细胞坏死和海绵形成；真皮乳头层高度水肿，血管周围有显著的单一核细胞浸润，增厚的血管壁水肿和空泡形成。

【治疗原则】

1.内服药物治疗

患者可口服血管扩张药以改善循环，常用药有烟酸、硝苯地平等。

2.外用药物治疗

使用外用药物的原则是促循环、消炎、消肿。若皮损尚未破溃，可适当选用维生素E软膏和冻疮膏等以促进血液循环，每天 2~3 次；皮损已破溃，可用莫匹罗星乳膏、红霉素软膏等，有助于消炎和愈合。也可用二氧化碳激光照射等理疗。

【护理评估】

1.评估患者发病情况

评估内容包括患者一般情况、生活习惯、疾病史、用药史、既往史、工作环境等。

2.评估患者身心状况

评估内容包括皮损特征、伴随症状、患者心理社会状况、辅助检查等。

【护理诊断】

（1）自我形象紊乱与皮损暴露有关。

（2）有感染的危险与皮肤破损有关。

（3）知识缺乏与缺少对疾病的了解有关。

【护理措施】

1．一般护理

患者适当增加营养，多进食富含维生素的食物；注意保暖，避免暴露于寒冷潮湿的环境中；坚持体育锻炼，可以促进血液循环，提高对寒冷的耐受程度。患者可因皮损暴露及皮肤瘙痒等出现情绪低落，护理人员应向患者介绍疾病相关知识，可以通过分散注意力的方法减轻患者皮肤瘙痒感，必要时给予抗组胺药物。

2．皮肤护理

护理人员要告知患者避免对皮肤进行搔抓，防止加重皮肤损害，出现继发性感染。

3．健康教育

尽量选择宽松舒适的衣服；饮食宜清淡，注意膳食平衡；皮肤应注意清洁和干燥，可进行局部按摩，以促进血液循环。

第六节　痱　　子

痱子（miliaria）又称粟粒疹，在夏季或炎热环境下汗孔闭塞导致皮肤内汗液潴留而出现的表浅性、炎症性皮肤病。

【病因及发病机制】

在高温闷热环境下，大量出汗且蒸发不畅，引起角质层浸渍，小汗腺导管变窄或闭塞，进而汗液淤滞、压力增加、汗管破裂，汗液外渗到周围组织，诱发炎症反应。皮肤表面葡萄球菌大量繁殖产生毒素，又可加重炎症。

【临床表现】

根据汗管损伤和汗液溢出部位，可将痱子分为以下4型。

1．白痱

白痱又称晶形粟粒疹（miliaria crystallina），多见于卧床不起、高热患者，躯干和间擦部位好发。汗液溢出发生在角质层内或角质层下，皮损表现为成批出现的透明浅表性水疱，直径1~2mm，周围无红晕，疱壁薄，易破裂（图8-6）。多无自觉症状，1~2d内吸收，留有糠秕状脱屑。

2．红痱

红痱又称红色粟粒疹（miliaria rubra），最常见，多见于幼儿、家庭妇女、高温作业者，额、颈、躯干及间擦部位好发。汗液溢出发生在棘层，皮损表现为针尖大小的丘疹、丘疱疹，密集排列，周围有红晕（图8-7）。自觉灼热和刺痒感，一般1周内可消退，消退后轻度脱屑。

图8-6 白痱

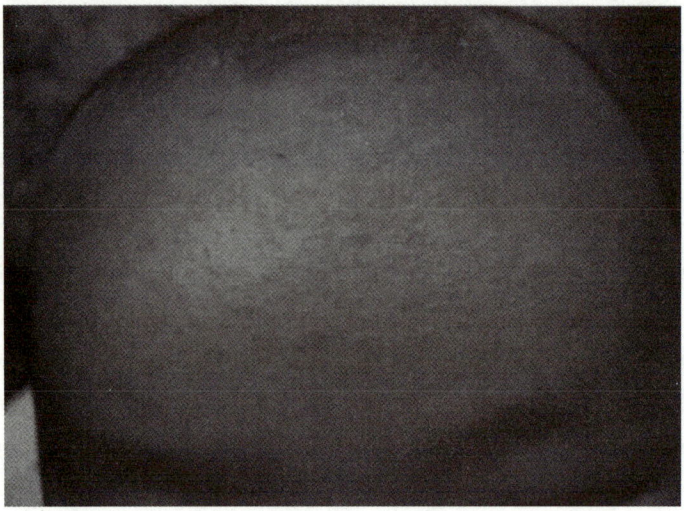

图8-7 红痱

3. 脓痱

脓痱又称脓疱性粟粒疹（miliaria pustulosa），多由红痱发展而来，皮肤皱褶和间擦部位好发。皮损表现为密集的丘疹，顶端有针尖大小浅在脓疱，细菌培养时多为阴性结果。

4. 深痱

深痱又称深部粟粒疹（miliaria profunda），多见于热带地区反复发生红痱者，颈部、躯干好发。汗液溢出发生在表皮-真皮交界处，因红痱反复发作导致表皮汗管破坏，汗液阻塞在真皮内致病。皮损表现为密集的质地坚实的苍白色丘疹，周围无红晕，出汗时增大，不出汗时不明显，多无自觉症状。常伴有有代偿性面部多汗和腹股沟、腋窝淋巴结肿大，皮损广泛时可有发热、头晕、头痛等全身症状。

【辅助检查】

红痱组织病理可见表皮内汗管阻塞，棘层发生破裂；白痱病理改变发生在小汗腺汗管的极浅层部位，水疱发生在质层下；深痱汗管阻塞部位发生在真皮上部。

【治疗原则】

1. 内服药物治疗

瘙痒明显可口服抗组胺药，脓痱感染严重时可配合口服抗生素。

2. 外用药物治疗

外用药物治疗以清凉、收敛、止痒为原则。可外用炉甘石洗剂，脓痱可外用2%鱼石脂炉甘石洗剂。

【护理评估】

1. 评估患者发病情况

评估内容包括患者一般情况、皮肤类型、用药史、既往史等。

2. 评估患者身心状况

评估内容包括皮损特征、伴随症状、患者心理社会状况、辅助检查等。

【护理诊断】

（1）皮肤完整性受损与疾病所致的皮肤损害有关。

（2）有感染的危险与皮肤破损有关。

（3）知识缺乏与缺少疾病有关的知识有关。

【护理措施】

1. 一般护理

护理人员应注意室内的通风、降温。患者宜选择宽松舒适、透气性好的棉质衣服；适当增加维生素的摄入，少摄入高蛋白、高脂肪、高热量食物。

2. 皮肤护理

保持皮肤清洁干燥，避免搔抓；适度清洗，避免过多使用肥皂；瘙痒明显时可外用痱子粉或炉甘石洗剂。

3. 健康教育

室内环境应注意通风，必要时可给予降温；患者饮食宜清淡，保证营养均衡；避免搔抓，防止继发性感染。

思考题

病案分析一

患者，男性，14岁。因在水上乐园游玩后，于第2d在肩颈、背部皮肤出现弥漫性红斑、水肿，其上可见多个大小不等水疱，疱壁薄，疱内溶液清亮，自述局部有烧灼感。查体：体温37.8℃，脉搏88次/min，呼吸20次/min，血压108/76mmHg。请问：

（1）该患者的诊断是什么？

（2）请制订该患者的护理措施。

病案分析二

患者，男性，48岁。右小脚趾外侧有一淡黄色稍高出皮肤的皮损，表面光滑，边界清楚，行走或受压时感觉疼痛。请问：

（1）该患者的诊断是什么?

（2）该疾病应如何预防?

病案分析三

患者，女性，56岁。右手掌可见多处皮肤有裂口，沿皮纹发展，触之疼痛，但无出血。请问:

（1）该患者诊断是什么?

（2）请制订该患者的护理措施。

第九章 红斑鳞屑性皮肤病患者的护理

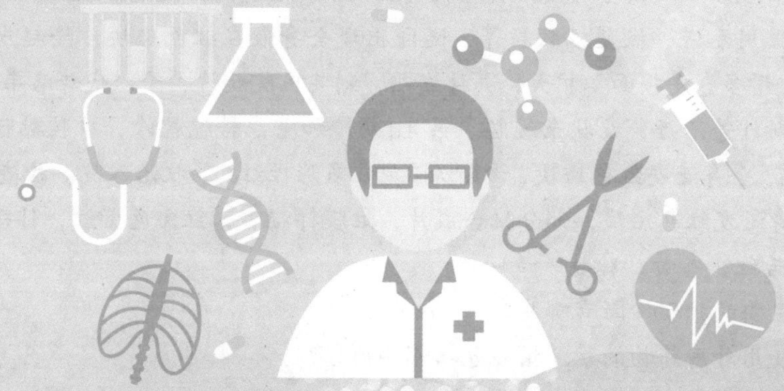

学习目标

【课程思政目标】

1.通过对红斑鳞屑性皮肤病患者护理的学习，让学生认识到加强心理护理的重要性，通过心理护理使患者感受到社会和家庭的理解、支持和关爱。

2.本章节疾病病程长而反复发作，患者焦虑、烦躁。应培养学生的沟通交流能力，以便通过沟通减轻患者的心理负担，增强患者战胜疾病的勇气和信心。

3.培养学生具有良好的心理素质和团队协作精神，在护理实施中关心、爱护、尊重患者，具有良好的职业素养。

【知识目标】

1.掌握银屑病、玫瑰糠疹、扁平苔藓、多形性红斑患者的护理措施。

2.熟悉银屑病、玫瑰糠疹、扁平苔藓、多形性红斑患者的临床表现、护理评估和护理诊断。

3.了解银屑病、玫瑰糠疹、扁平苔藓、多形性红斑的病因和发病机制、辅助检查、治疗原则。

【能力目标】

1.能应用护理程序为患者实行护理评估，实施整体护理。

2.能够协助医生进行常见诊疗技术操作，熟悉各项护理措施，做好职业防护。

3.能针对红斑鳞屑性皮肤病患者发病因素积极开展健康教育。

病案导入

患者，男性，39岁。因全身皮疹伴瘙痒4d入院。4d前因出现发热畏寒、恶心呕吐、头痛等症，自行服用泰诺、板蓝根颗粒等，随即出现全身散在红色斑块，隆起皮肤表面伴瘙痒。24h内红斑增多，皮损面积扩大，并伴发热，到某医院就诊，予以伐昔洛韦、克拉霉素、开瑞坦、依巴斯汀等治疗，症状未缓解。第4d病情加重，转院就诊，口腔黏膜多处溃疡糜烂，咽痛，高热，全身泛发红色斑块，诊断为"重症多形性红斑"收治入院。检查：咽部红肿，局部糜烂，全身泛发红色斑块，部分融合成片，虹膜样损害，红斑色紫红，伴瘙痒感，发热最高39.5℃。舌红、苔黄，脉数。请问：

1.该患者主要的护理诊断有哪些?

2.该患者使用外用药物的护理措施包括哪些内容?

3.如何对该患者进行健康教育?

红斑鳞屑性皮肤病是一组病因不明、与遗传因素和环境因素有关、涉及多个基因相互作用，临床症状以红斑、鳞屑为主的常见皮肤病。

第一节 银 屑 病

银屑病（psoriasis）俗称牛皮癣，是由多种原因引起的一种慢性炎症性皮肤病，且病程较长，容易复发，部分患者可终生不愈。临床表现多以红斑、鳞屑为主要特征，以头皮和四肢较为常见，全身均可发病。病情有季节性变化，多以冬季加重。

【病因】

银屑病的病因尚不清楚。大量研究资料表明，本病的发生不是单一的原因，涉及多方面因素。病因大致可分为3类。

1.生物学因素

（1）遗传因素：多数患者有家族性发病史，有的家族甚至有明显的遗传倾向。研究表明有家族史者约占总发病人数的30%。发病率在不同人种之间差异明显。本病是遗传因素与环境因素等多种因素相互作用的多基因遗传病。

（2）内分泌因素：研究表明，部分女性患者妊娠后皮损减轻甚至逐渐消失，但在分娩后加重。

（3）感染因素：研究表明本病的发生与细菌（金黄色葡萄球菌）、病毒（如人类免疫缺陷病毒）和真菌（如马拉色菌）感染有一定关系。

2.免疫学因素

经过反复的研究证明银屑病是免疫介导的炎症性皮肤病，其发病与炎症细胞浸润和炎症因子有关。

3.其他

饮酒、吸烟、药物依赖和精神紧张可能会诱发银屑病。

【临床表现】

银屑病根据病程一般分为三期。

1.进行期

本期随着皮肤敏感性增高，新皮疹不断出现，旧皮疹不断扩大，鳞屑厚，炎症明显，痒感显著。针刺、搔抓、手术等损伤可导致受损部位出现典型的银屑病皮损，称为同形反应或Kobner现象。

2.静止期

本期皮损稳定，无新疹出现，炎症较轻，鳞屑较多。

3.退行期

皮疹缩小变平，炎症基本消退，鳞屑减少，最后遗留暂时性色素减退或沉着。

银屑病根据皮损位置及皮损特征不同，可分为4型。

1.寻常型银屑病

寻常型银屑病是银屑病中最常见的一种，约占99%以上。好发于头皮和四肢伸侧，亦可见于指（趾）甲和黏膜，少数出现在腋窝及腹股沟等皱襞处，初期为炎性红色丘疹，约绿豆大小，随着病情的进展，逐渐扩大或融合成棕红色斑块，可呈多种形态（有点滴状、钱币状、地图状、带状、环状、蛎壳状等），边界清楚，基底浸润明显，斑块周围有炎性红晕，表面覆盖着多层干燥的灰白色或银白色鳞屑（图9-1）。轻刮表面鳞屑会露出一层淡红色发亮的半透明薄膜（薄膜现象），再刮薄膜，进而出现点状出血现象。白色鳞屑、发亮薄膜和点状出血即是诊断银屑病的重要特征，称为三联征。患者多自觉不同程度瘙痒。慢性病程，且反复发作，绝大部分患者为冬重夏轻。

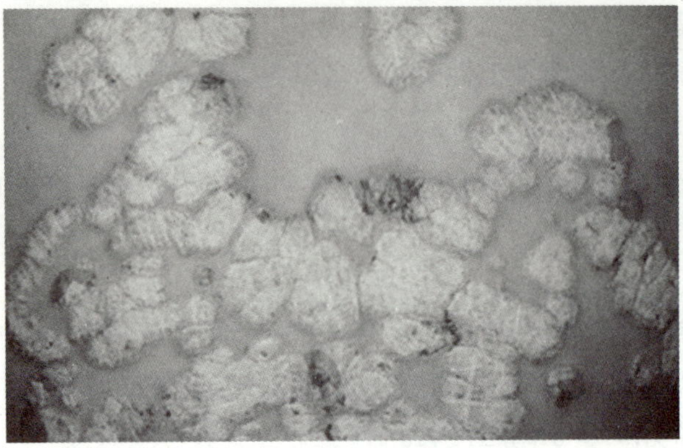

图 9-1 寻常型银屑病

2.脓疱型银屑病

脓疱型银屑病分为 2 种类型，分别为局限型和泛发型。本病好发于青壮年，病情较重，常呈周期性复发，愈后较差。

（1）局限型脓疱型银屑病：皮疹限于手掌及足跖，对称分布。掌部皮损初发于大小鱼际，逐渐扩展到掌心、手背及手指，足跖部则好发于跖中部及内侧，皮疹多为成批发生在红斑基础上的小脓包，不易破裂，1~2 周后脓疱破裂、干涸、结痂及脱屑，鳞屑下反复出现成群新疱，时轻时重，经久不愈。甲常受累，出现点状凹陷、横沟、甲浑浊、甲剥离及甲下积脓等。

（2）泛发型脓疱型银屑病：为临床上最重的一型，较少见，病因不明，发病急骤，可持续数日弛张性高热，伴全身不适、乏力及关节肿胀。在正常皮肤或皮损红斑上迅速出现针尖至粟粒大小，淡黄色或黄白色的浅在性无菌小脓疱，以后融合成片状“脓湖”（图 9-2），皮损可迅速蔓延全身，皱襞部常出现擦烂、结痂，围绕脓疱的红斑常扩展融合成红皮病样改变，黏膜可见小脓疱。舌面常有较深沟纹，称沟状舌，甚至可出现严重的系统性病变及继发感染，预后不良。

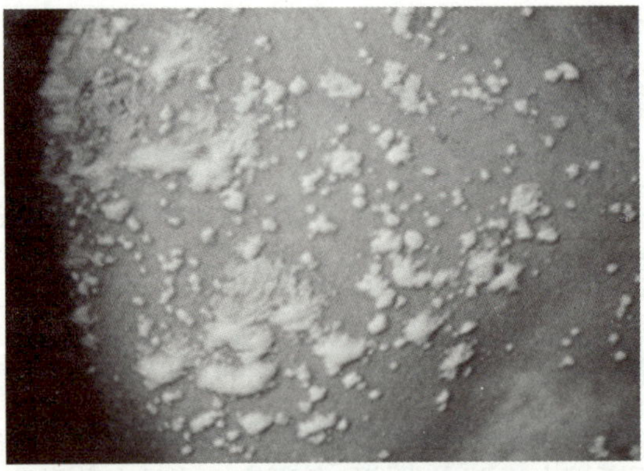

图 9-2 泛发型脓疱型银屑病

3.红皮病型银屑病

多数是由寻常型银屑病进行期使用刺激性较强药物或长期大量应用皮质类固醇药物，减量或停药方法不当所致。表现为全身皮肤弥漫性潮红、浸润肿胀并伴有大量糠状鳞屑，其间可有片状正常皮肤（皮岛），多数伴发热、畏寒、头痛、表浅淋巴结肿大等全身症状。病程长，易复发（图 9-3）。

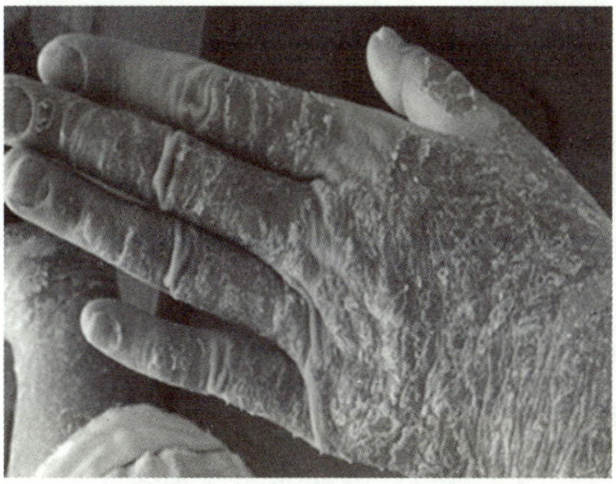

图 9-3 红皮病型银屑病

4.关节病型银屑病

关节病型银屑病又称银屑病性关节炎。可发生于任何年龄，任何关节均可受累，多数患者可有骶髂关节炎和（或）脊柱炎，晚期关节强直。皮疹同时伴有关节和周围软组织疼痛、肿胀、压痛、僵硬和运动障碍（图 9-4）。病程迁延，易复发，血液类风湿因子阴性。

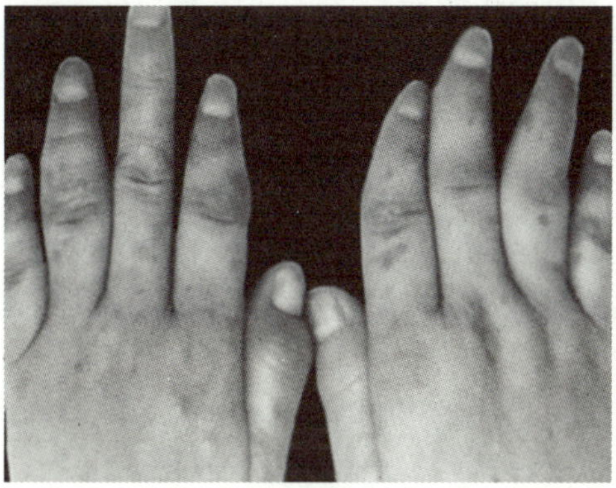

图 9-4 关节病型银屑病

【辅助检查】

1.病理学检查

寻常型银屑病表现为角化过度伴角化不全，角化不全区可见 Munro 微脓肿，颗粒层明显减少或消失，棘层增厚，表皮突整齐向下延伸；真皮乳头上方棘层变薄，毛细血管扩张充血，周围可见淋巴细胞、中性粒细胞等浸润。红皮病型银屑病表现为真皮浅层血管扩张充血更明显，其他同寻常型银屑病相似。脓疱型银屑病表现为 Kogoj 微脓肿。

2.实验室检查

红皮病型银屑病患者血中白细胞及中性粒细胞计数增多。泛发型脓疱型银屑病急性发作者白细胞增高，血清钙降低，脓液细菌培养阴性。关节型银屑病患者血清中类风湿因子阴性，血清钙降低，丙种球蛋白和 α_2 球蛋白升高。

3.X线检查

X线检查显示骨缘消失，关节边缘被侵蚀。

【治疗原则】

本病治疗方法很多，但目前尚无根治疗法，适当的对症治疗可以控制症状发展。

1.药物治疗

（1）内服药：甲氨蝶呤常常用于红皮病型、关节病型；维A酸类常用药物有阿维A酯，若长期服用可出现血脂升高、肝脏损害等，但停药后即可恢复。

（2）外用药：对于新发且面积不大的皮损，尽可能采用外用药，浓度应由低到高。一般部位常用软膏和乳膏，头部则须用溶液（丙二醇）和凝胶剂。外用糖皮质激素仍是目前治疗银屑病常用的疗法，用药初期疗效显著，突然停药往往出现“反跳”现象。宜采用间断疗法，即每2~3d涂1次。维A酸凝胶和霜剂（0.05%~0.1%）每天外涂1或2次，疗效较好。泊三醇、他卡西醇常用于斑块型银屑病。

（3）免疫制剂：环孢素A、他克莫司、霉芬酸酯等免疫抑制剂目前应用于重型银屑病，且有较好疗效。

（4）抗生素：急性点滴状银屑病常伴有急性扁桃体炎或上呼吸道感染，可应用青霉素、头孢菌素类治疗，疗效较好。

2.物理疗法

光化学疗法（PUMA）的宽谱中波紫外线（BB-UVB）疗法，窄谱中波紫外线（NB-UVB）疗法，水疗等物理疗法也有一定的疗效。

3.中医治疗

中医治疗可应用中草药和复方青黛丸、雷公藤、复方丹参片等。

【护理评估】

1.评估患者发病情况

评估内容包括患者一般情况、发病相关因素、感染史、精神创伤史、用药史、家族史等。

2.评估患者身心状况

评估内容包括皮损特性、疾病分型、伴随症状、患者心理社会状况、辅助检查等。

【护理诊断】

（1）焦虑与治疗效果不佳及皮肤瘙痒有关。

（2）皮肤完整性受损与脓疱疮破溃有关。

（3）自我形象紊乱与皮损暴露有关。

（4）知识缺乏与缺乏本病的防治知识有关。

【护理措施】

1.一般护理

根据天气变化及时添加衣服，防止感冒、咽炎、扁桃体炎的发生。

2.病情观察

护理人员应对重症患者密切观察病情变化，换药时应同时检查全身有无其他皮损，不可遗漏。

3.用药护理

药物过敏所致的红皮病型银屑病，用药应特别慎重，避免出现交叉过敏反应。

4.对症护理

脓疱型创面脓疱未破，可用碘附消毒局部皮肤，再用无菌剪刀或针头挑破疱壁吸干脓液及皮损渗出液，再行换药；遇有厚痂可用灭菌植物油浸软后去除痂皮。皮损创面避免搔抓和用毛巾摩擦，并注意口腔及眼部清洁。

5.健康教育

（1）避免滥用药物，对急性期的其他皮肤病患者勿用刺激性强的药物。

（2）宜食富含蛋白食物，多吃新鲜水果、蔬菜，忌饮酒及辛辣刺激性食物。

（3）注意皮肤的清洁及保持良好的环境，如空气流通、定期空间消毒、被褥的清洁。

（4）避免精神紧张、情绪抑郁、心情不畅等情绪影响和刺激。注意劳逸结合，坚持锻炼身体，适当增加营养，提高抵抗力。

第二节 玫瑰糠疹

玫瑰糠疹（pityriasis rosea）是一种以覆有糠状鳞屑的玫瑰色斑疹、斑丘疹为典型皮损的炎症性、自限性丘疹鳞屑性皮肤病。

【病因】

本病病因尚未明确。多数认为与病毒（柯萨奇B组病毒）感染有关。细胞免疫可能参与本病的发生。

【临床表现】

本病常见于中青年人，好发于春秋季节。起初是在躯干或四肢近端出现孤立玫瑰色淡红斑，椭圆形或环状损害，直径可迅速扩大到2~3 cm，边界清楚，上覆细小鳞屑，称为前驱斑或母斑。1~2周内皮损逐渐增多扩大，状同母斑，直径0.2~1.0 cm，常呈椭圆形，边缘覆圈状游离缘向内的细薄鳞屑，长轴与皮纹平行（图9-5）。常伴不同程度的瘙痒。本病有自限性，病程一般6~8周，也有数月甚至数年不愈者，但愈合一般不复发。

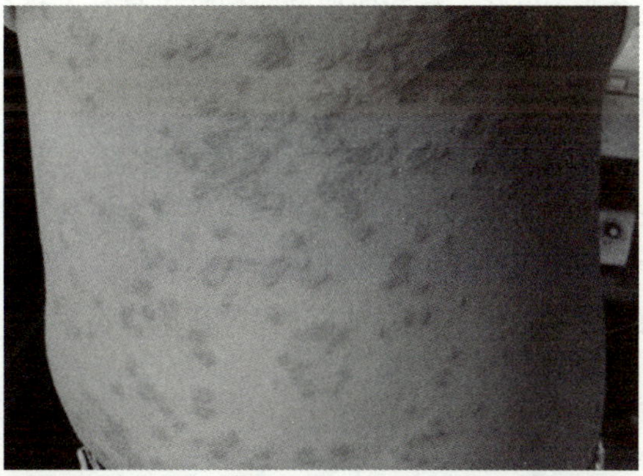

图9-5 玫瑰糠疹

【辅助检查】

组织病理学检查表现为非特异性慢性炎症的改变，表皮可见灶性角化不全，轻度棘层增厚，海绵形成和细胞内水肿，真皮浅层有中度血管扩张，水肿和淋巴细胞浸润。

【治疗原则】

本病治疗以杀菌、消炎、干燥为原则。

1.一般治疗

局部可外用炉甘石洗剂或糖皮质激素；瘙痒明显可适当应用抗组胺药物；急性期禁用刺激性强的外用药物。

2.物理照射

急性炎症期过后，可采用紫外线斑量照射以加速损害的消退。

3.中医治疗

清热凉血，祛风止痒，一般采用凉血消风汤，轻型患者可用紫草 30 g，加水煎服，每天 1 次。

【护理评估】

1.评估患者发病情况

评估内容包括一般情况、致病因素、季节因素、感染史等。

2.评估患者身体状况

评估内容包括皮损特性、伴随症状、患者心理社会状况、辅助检查等。

【护理诊断】

（1）焦虑与治疗效果不佳及皮肤瘙痒有关。

（2）知识缺乏与缺乏本病的知识有关。

（3）自我形象紊乱与皮损暴露有关。

【护理措施】

1.一般护理

避免用过热水洗澡、搔抓、毛巾摩擦、肥皂搓洗，防止皮肤破损。适当休息，加强锻炼和营养，提高抵抗力。

2.病情观察

护理人员密切观察患者病情变化，涂药时应同时检查全身有无新发斑块，不可遗漏。

3.健康教育

（1）修平指甲，告知患者瘙痒危害，避免抓破皮肤。

（2）穿宽松棉质内衣，防止衣物摩擦，衣着不宜过暖、过厚，以免皮肤温度增高加重痒感。

（3）患者患病期间洗浴时切忌水温过高或过低，一般以 30~37 ℃为宜。

（4）适当忌口，勿食辛辣、鱼虾海鲜等易致过敏食物。

（5）注意休息，适当减少运动量，避免因大量出汗造成感染。

第三节 扁平苔藓

扁平苔藓（lichen planus，LP）是一种特发性炎症性皮肤病，典型皮损为紫红色多角形扁平丘疹，好发于四肢屈侧，黏膜常受累，病程缓慢。

【病因】

病因不明，目前一般认为发病可能与遗传、神经精神障碍、病毒感染（丙型肝炎病毒）或自身免疫性疾病（如白癜风、桥本氏甲状腺炎、溃疡性结肠炎、结缔组织病、恶性肿瘤等）有关。应用链霉素、异烟肼、氯磺苯脲、甲苯磺丁脲等亦可诱发或加重病情。

【临床表现】

本病好发于四肢屈侧。发病突然或隐匿，典型皮损为高起的紫红色扁平丘疹，粟粒至绿豆大小或更大，多角形或圆形，境界清楚，表面有蜡样薄膜，可见白色光泽小点或细浅的白色网状条纹（Wickham纹），为特征性皮损（图9-6）。皮损可密集成片或融合成斑片，急性期可出现同形反应。常伴瘙痒。可累及口腔颊黏膜，呈白色网状细纹，可融合、增大及出现糜烂（图9-7）。头皮损害造成永久性脱发，甲受累可引起甲板增厚或变薄，出现纵沟或甲翼状胬肉，还可因进行性萎缩引起脱甲。病程慢性，可持续数周或数月，亦可数年内反复发作。

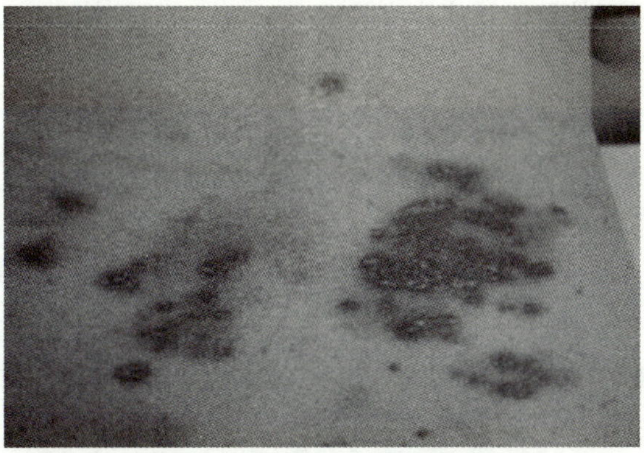

图9-6 扁平苔藓特征皮损

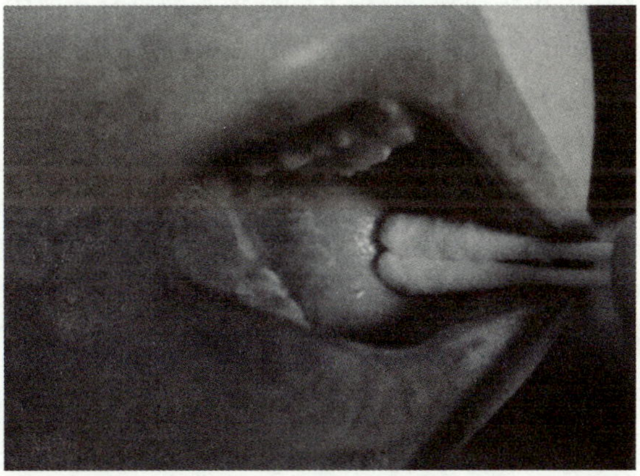

图9-7 扁平苔藓口腔改变

【辅助检查】

组织病理学检查具有特征性。表现为表皮角化过度，颗粒层楔形增厚，棘层不规则肥厚，表皮突呈锯齿状，基底细胞液化变性，真皮上部淋巴细胞呈带状浸润，真皮乳头层可见胶样小体及噬黑素细胞。

【治疗原则】

停用可能诱发本病的药物。肥厚性皮疹可采用糖皮质激素皮损内注射。严重者可系统性应用维A酸类、糖皮质激素或免疫抑制剂。病损局部可涂含皮质激素的软膏，糜烂面可贴消炎止痛药膜。物理治疗包括冷冻治疗、激光治疗、窄波紫外线治疗等，对于本病均有一定疗效。此外，亦可采用中医中药治疗等。

【护理评估】

1.评估患者发病情况

评估内容包括患者一般情况、致病因素、用药史、感染史、既往史等。

2.评估患者身心状况

评估内容包括皮损特性、患者心理社会状况、辅助检查等。

【护理诊断】

（1）焦虑与治疗效果不佳及皮肤瘙痒有关。

（2）瘙痒与皮疹产生有关。

（3）自我形象紊乱与面部及全身皮损有关。

（4）口腔黏膜改变与皮损侵犯口腔有关。

（5）知识缺乏与缺乏疾病相关知识有关。

【护理措施】

1.一般护理

避免搔抓，必要时戴手套，以防抓破。避免热水烫洗。不用碱性肥皂过度清洗，减少刺激。加强心理护理，解除紧张心理，稳定情绪，注意休息，消除疲劳，保持良好的精神状态。

2.对症护理

瘙痒严重者可口服及外用止痒药物；有口腔黏膜损害的患者，应给予半流食及流食，避免烟、酒或辛辣食物的刺激，做好口腔护理，餐后漱口；有生殖器黏膜受损时，保持局部清洁，防止感染；如有龋齿、牙龈炎等感染灶时，应及时治疗。

3.健康教育

（1）修平指甲，避免抓破皮肤。

（2）穿宽松棉质内衣，防止衣物摩擦，衣着不宜过暖、过厚，以免皮肤温度增高加重痒感。

（3）洗浴时切忌水温过高或过低，一般以30~37 ℃为宜。

（4）适当忌口，禁食辛辣刺激及易致过敏的食物等。

（5）协助患者寻找并去除致病因素。停用可能激惹或加重本病的药物。

第四节　多形性红斑

多形性红斑(erythema multiforme)是一种以靶形或虹膜状红斑为特征的急性炎症性皮肤病，常伴黏膜损害，易复发。

【病因】

本病病因复杂，约90%与感染有关，其中单纯疱疹病毒（HSV）是感染最常见的致病因素。感染因素有细菌、病毒、真菌、原虫、支原体等；食物因素有鱼、虾、肉类及啤酒等；物理因素有日光、寒冷、放射线等。某些疾病（如风湿热、结缔组织病、恶性肿瘤等）可伴多形红斑皮疹；疫苗、血清、药物引起的多形红斑。

【临床表现】

本病春秋季节易发病，病程呈自限性，但常复发。多累及儿童和青年女性。起病较急，可有发热、畏寒、头痛等前驱症状。皮损呈多形性，可有红斑、丘疹、斑丘疹、水疱、大疱、风团等。根据皮损形态不同一般分为3型。

1.红斑－丘疹型

此型较常见，皮损以红斑、丘疹为主，初起为0.5~1.0cm大小的圆形或椭圆形水肿性红斑或丘疹，色泽鲜红，边界清楚，以后皮疹逐渐向周围扩大，经1~2d后皮损中央呈暗红色或紫癜状，严重时可出现水疱，形成典型的同心圆状靶形红斑或虹膜状红斑（图9－8）。好发于面颈部及四肢的末端伸侧，口腔、眼等黏膜也可被累及，对称分布。患者自觉轻度瘙痒和灼热感。皮损2~4周消退，可留有暂时性色素沉着。

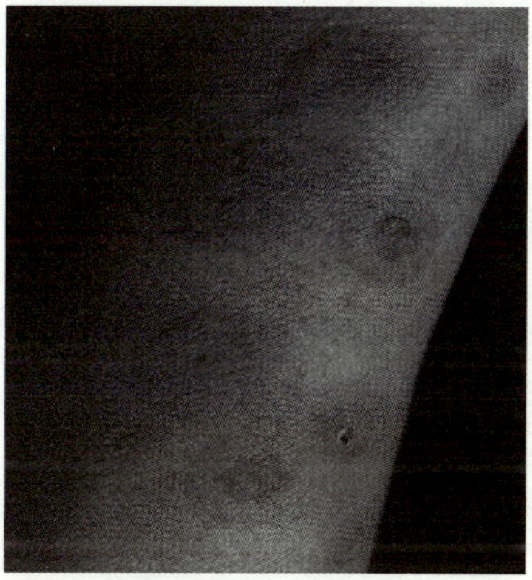

图9－8　靶形红班

2.水疱－大疱型

此型以集簇或散在分布的水疱或大疱为主要损害。表现为发热、关节疼痛、蛋白尿和血尿。黏膜损害以口腔和生殖器黏膜最常见，也可表现为结膜炎。多由红斑－丘疹型发展来，水疱发生在红斑的基础上，周围有红晕，皮损呈虹膜样；可出现大疱、血疱，偶有丘疱疹，水疱破溃后形成糜烂或溃疡（图9－9）。自觉疼痛，常有全身症状和黏膜损害。

3.重症型

此型是一种累及皮肤和黏膜的急性水泡病变，称史－约(Stevens--Johnson)综合征。发病急，全身症状重。患者出现高热、头痛、咽痛和关节、肌肉疼痛等，皮损为水肿性鲜红色或暗红色虹膜样红斑或擦斑，迅速扩大，相互融合，其上出现水疱、大疱、血疱，尼氏征阳性。皮损可突然泛发全身（图9－10)，而以黏膜损害为主，口腔、鼻、咽、眼和呼吸道黏膜等广泛受损，出现大片糜烂坏死，其中以眼部受损最重，表现为结膜炎、角膜炎、角膜溃疡或全眼球炎，甚至失明。可伴发坏死性胰腺炎、肺炎、消化道出血、关节炎、肝肾功能衰竭，若不及时抢救，可导致死亡。本型病程较长，可持续3~6周。

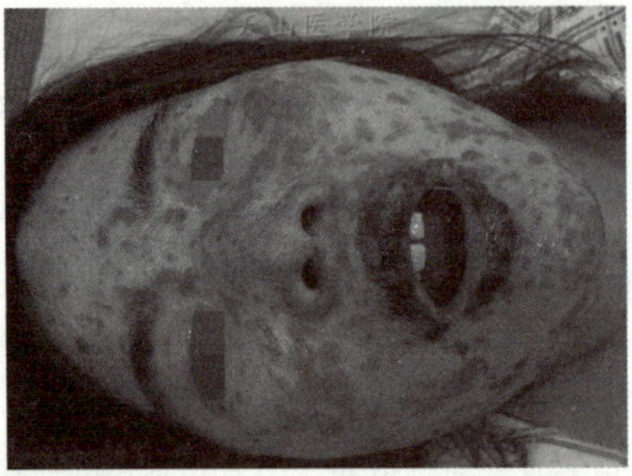

图9-9　水疱和大疱损害

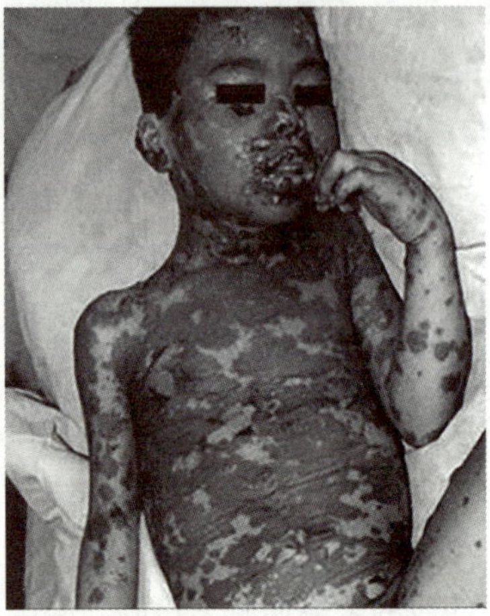

图9-10　重症型累及全身

【辅助检查】

1.血常规检查

此项检查可见血白细胞和嗜酸性粒细胞升高。

2.实验室检查尿液

此项检查可见蛋白尿和血尿。

3.病理学检查

表皮可有坏死、大疱形成，真皮浅层水肿，毛细血管扩张充血，管壁有纤维蛋白样变性，周围有淋巴细胞、嗜酸粒细胞浸润。

【治疗原则】

去除病因，对症治疗，停用一切可疑药物，有感染者应给予抗生素控制感染。合并单纯疱疹者要应用抗病毒药。

1.局部治疗

局部治疗原则为消炎、收敛、止痒和防止继发感染。无糜烂轻症者外用炉甘石洗剂或皮质激素类霜剂；对大疱性或糜烂性损害先抽取疱液，然后用0.1%呋喃西林或3%硼酸溶液湿敷；口腔可用3%硼酸水漱口；眼部用生理盐水或3%硼酸液冲洗，睡前涂红霉素眼膏以预防眼球结膜粘连；局部破溃者可外用0.5%新霉素霜，防止感染。

2.全身治疗

轻症者口服抗组胺药，也可静脉推注10%葡萄糖酸钙或5%硫代硫酸钠。对重症者要早期大剂量应用皮质激素，泼尼松60~80mg/d，体温恢复正常、全身症状好转、皮损干燥后逐渐减量。激素不能控制者还可以加用免疫抑制剂，一般疗程3~4周。同时给予支持疗法，注意维持水电解质平衡，给予高能量或高蛋白食物。若明确合并HSV感染者，及时给予抗病毒治疗。

【护理评估】

1.评估患者发病情况

评估内容包括了解患者是否过敏体质；有无可疑的用药物史、感染史等。

2.评估患者身心情况

评估内容包括患者对疾病认知程度、家庭承受能力、家属对患者的态度、是否能积极配合治疗。

【护理诊断】

（1）皮肤完整性受损与接触部位的皮肤病变有关。

（2）体温改变与继发感染有关。

（3）睡眠形态紊乱与皮肤瘙痒有关。

（4）自我形象紊乱与暴露处皮损影响美观有关。

（5）恐惧、焦虑与突然发病、皮损广泛有关。

（6）潜在并发症有出现感染、肺炎、坏死性胰腺炎、肝肾功能衰竭等的危险。

【护理措施】

1.一般护理

寻找致病因素，去除过敏原，控制感染等诱因。停用可能致敏药物或食物。安排单间病室，采取保护性隔离，保持室内通风和空气流通，接触患者的所有物品如床单、被套、衣裤、体温计、心电监护袖带等均需严格无菌消毒，防止交叉感染；保持床单位整洁，每天更换床单1次；每天为患者更换无菌衣裤，穿脱衣时动作轻柔。患者对疾病认知度低，护理人员主动向患者及其家属解释，讲解本病的临床特点、治疗方法及副反应，提高患者的认知水平，减轻焦虑、恐惧情绪，积极配合治疗。

2.对症护理

（1）皮疹护理：嘱患者避免搔抓皮肤，定期修剪指甲。患者全身大面积水疱，使用湿润烧伤膏外用保湿，水疱破溃处用莫匹罗星乳剂局部外用防止感染。皮肤出现搔痒起皮时，清理患者脱落的痂皮和皮屑，患者处于恢复期的阶段，脱皮处的皮肤会变得干燥和疼痛，可以适当地选择紫草油，减轻患者的症状。

（2）高热护理：检测体温，体温>38.5℃时，给予抽血培养加药敏。鼓励患者多饮水，饮水量1 500~2 000 mL/d。

（3）口腔黏膜护理：每天评估患者口腔黏膜，保持口腔清洁，嘱患者晨起、睡前及餐后漱口，以起到清洁、预防感染的作用。饮食方面，应以高热量、容易消化、富含营养的食物为主，尽量不吃辛辣或刺激性的食物，以免导致口腔出现溃烂。

3.用药护理

糖皮质激素类药有可能引起胃肠道溃疡及出血、感染、医源性高血压、骨质疏松、电解质紊乱等不良反应，需定期监测便常规、血常规、血压、电解质等变化。

4.健康教育

（1）禁烟酒，避免辛辣刺激性食物。

（2）避免摩擦、搔抓刺激患处，防止由搔抓引起局部感染。

（3）避免刺激性和易致敏食物，注意口腔卫生

（4）出院后定期复诊，护理人员指导患者严格遵医嘱用药，注意观察用药后的副反应。

思考题

患者，男性，36岁，全身反复红斑鳞屑5年，加重10个月。查体，全身各处有皮损，四肢明显，皮损为浸润型红斑，上覆白色鳞屑，并有薄膜现象和点滴出血现象，发际部位皮损，鳞屑较少，头发呈束状表现。自患病以来，精神、食欲尚可，大小便无改变。请问：

（1）该患者的诊断是什么？

（2）该患者当前主要护理诊断是什么？

（3）该患者当前的护理措施有哪些？

第十章

结缔组织疾病患者的护理

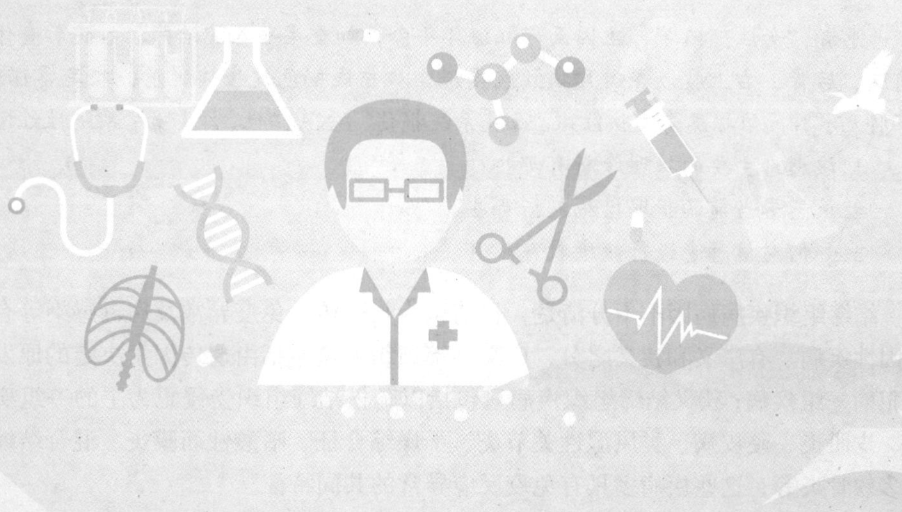

学习目标

【课程思政目标】

1.结缔组织疾病后期可导致多脏器损害，严重时危及生命。引导学生把患者生命安全与身体健康放在首位，热爱护理事业，做人民的健康卫士。

2.结缔组织疾病的发病与免疫力异常有关，引导学生养成良好的生活习惯，用规律生活、均衡饮食、适当运动、健康心理来提高身体的免疫力。

3.培养学生具有良好的心理素质和团队协作精神，在护理实施中关心、爱护、尊重患者，具有良好的职业素养。

【知识目标】

1.掌握结缔组织病患者的护理措施。

2.熟悉结缔组织病患者的临床表现、护理评估和护理诊断。

3.了解结缔组织病患者病因和发病机制、辅助检查、治疗原则。

【能力目标】

1.能应用护理程序为患者实行护理评估，实施整体护理。

2.能够协助医生进行常见诊疗技术操作，熟悉各项护理措施，做好职业防护。

3.能针对结缔组织病患者发病因素、诱发加重因素积极开展知识宣教，对长期使用糖皮质激素和免疫抑制剂者做好用药和并发症的指导和预防。

病案导入

患者，女性，46岁，主因面部红斑4年余，加重半年入院治疗。入院后查体患者颜面部、前胸、后背、右上肢散在斑片状红色皮疹，双手浅褐色皮疹伴脱屑，双足雷诺现象明显，双下肢无水肿。依据患者皮肤红斑、血液系统损伤、ANA阳性，诊断为：系统性红斑狼疮。请问：

1.该患者主要的护理诊断有哪些？

2.该患者当前的护理措施包括哪些？

3.如何对该患者进行健康教育？

结缔组织疾病病因不十分清楚，目前认为与遗传、免疫异常及病毒感染等有一定关系，是多因性疾病。有广义和狭义之分，广义结缔组织疾病包括由遗传因素决定的原发性结缔组织受侵犯的一组疾病；狭义结缔组织疾病只包括以疏松结缔组织受侵犯为主的一组疾病，如红斑狼疮、皮肌炎、硬皮病、类风湿性关节炎、干燥综合征、嗜酸性筋膜炎、混合结缔组织病和复发性多软骨炎等，这些疾病多具有免疫反应异常的共同特征。

第一节 红斑狼疮

红斑狼疮（lupus erythematosus，LE）是一种自身免疫性结缔组织病，多见于15~40岁女性，临床上有多种表现，男女之比为1∶9。红斑狼疮是一种疾病谱性疾病，可分为盘状红斑狼疮（discoid lupus erythematosus，DLE）、亚急性皮肤红斑狼疮（subacute cutaneous lupus erythematosus，SCLE）、系统性红斑狼疮（systemic lupus erythematosus，SLE）。

【病因】

红斑狼疮病因尚不清楚，好发于中青年女性，可能于遗传因素基础上，在性激素改变、感染、日光、某些药物等因素下引起的机体免疫调节紊乱，对自身组织产生免疫反应，而出现的一系列临床症状。本病在育龄期女性发病率高，目前认为雌激素与SLE发病有关，而雄激素则对SLE发病有保护作用；紫外线可使表皮细胞的DNA抗原发生改变，激发机体产生抗DNA抗体，而加剧病情；寒冷、感染、精神刺激、外伤等可促使本病的发生发展。

【临床表现】

1.盘状红斑狼疮

皮损初发时为小丘疹，逐渐扩大为持久性、浸润型红斑，境界清楚，表面可见毛细血管扩张，常有黏着性鳞屑，剥离后有毛囊口角栓。日久皮损中央逐渐萎缩，色素减退，周围色素加深，呈盘状。皮损好发面部，特别是双颊、鼻背（图10-1），亦可见于耳郭、口唇、头皮、手背等处。黏膜损害以下唇多见，为灰白色斑块、糜烂、溃疡和萎缩等。皮损消退后常留有萎缩性瘢痕和色素减退。头部皮损可致局限性永久性脱发。如皮损广泛出现于躯干、四肢，则称为播散性盘状红斑狼疮。日晒可使皮损加重或复发，自觉症状轻微，可有灼热或痒感。病程缓慢。

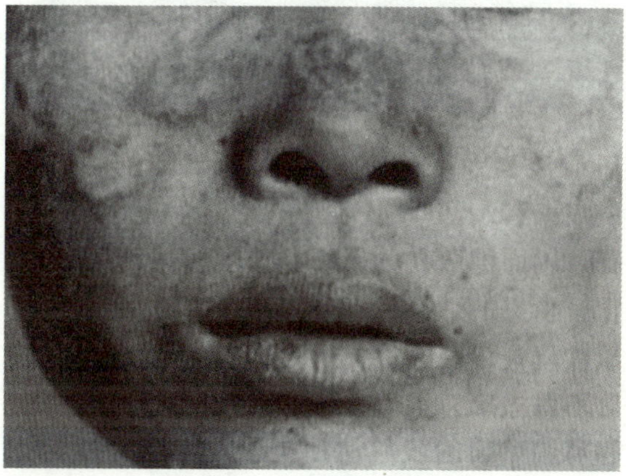

图10-1 盘状红斑狼疮

2.亚急性皮肤红斑狼疮

皮损主要有丘疹鳞屑型和环形红斑型两种形态。丘疹鳞屑型初起为小丘疹，逐渐扩大成斑块，大小不等，附有少许鳞屑，似银屑病或糠疹样。环形红斑型初起为水肿性丘疹，向周围扩散成环形、弧形，皮损中央消退，外周为浸润的水肿性红斑；皮损主要分布于面、耳郭、颈、躯干上部及上肢等处。持续数周或数月，可复发。此外，可有日光敏感、脱发、Raynaud现象、网状青斑等（图10-2）。可伴有关节痛、低热、乏力、肌痛、浆膜炎等。但肾和中枢神经系统损害少而轻。

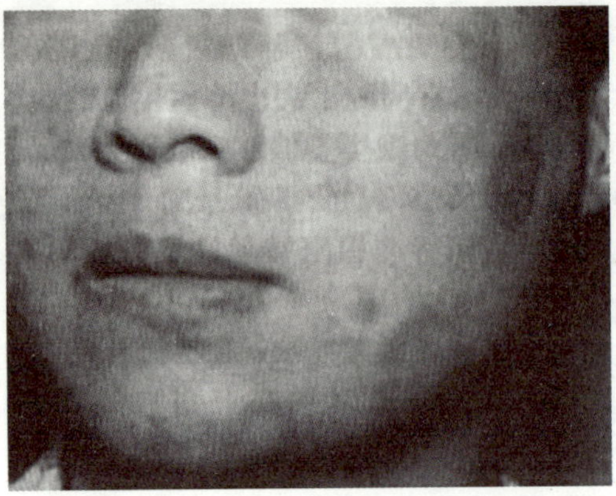

图 10-2　亚急性皮肤红斑狼疮

3.系统性红斑狼疮

本病约 90% 患者有皮损。皮损有：①典型为鼻背和双颊浮肿形红斑，表面多光滑，严重时出现水疱、结痂，称为蝶形红斑（图 10-3）；②甲周红斑，指趾可有渗出性水肿性红斑或多形红斑型冻疮样皮损（图 10-4）；③盘状红斑狼疮皮损；④额部毛发枯萎，变细，易折断，即狼疮发；⑤光敏感。部分患者有龋齿、口腔黏膜、唇部糜烂、溃疡。

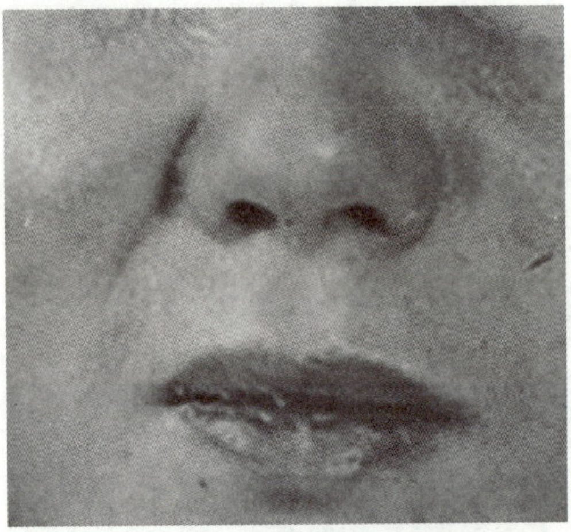

图 10-3　系统性红斑狼疮蝶形红斑

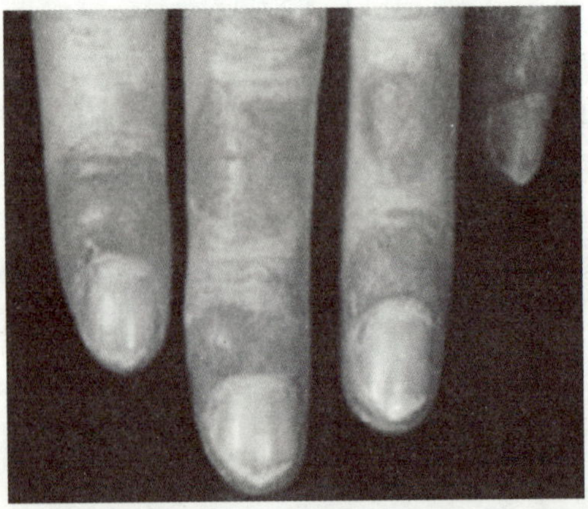

图 10-4　系统性红斑狼疮甲周红斑

本病常出现多脏器损害，严重时危及生命。90%以上患者有不规则发热；95%患者有关节疼痛，好发于四肢大小关节，似类风湿性关节炎的表现，多有晨僵，但X线检查无病变征象；75%患者有狼疮性肾炎，表现为肾炎和肾病综合征，肾功能早期一般正常，随着病情发展，后期可出现尿毒症，肾脏损害是SLE致死的主要原因；70%患者有心脏损害，其中以心包炎最多见；患者还可出现间质性肺炎和干性或渗出性胸膜炎、消化系统损害、血液系统损害和精神、神经系统损害。

【辅助检查】

1.一般检查

一般检查可见血常规、尿常规异常。可有贫血，白细胞和血小板减少，γ-球蛋白升高，血沉增快；尿液出现蛋白尿、血尿、各种管型尿等。

2.自身抗体检查

SCLE患者中，79%抗核抗体（ANA）阳性，具有特征性。SLE患者中可出现：①抗核抗体（ANA），活动期80%~95%阳性，滴度较高，可随病情稳定好转而下降，以至转阴；②抗双链DNA（dsDNA）抗体，是SLE特异的自身抗体，活动期阳性率达95%~100%，抗体滴度与疾病活动相关；③抗Sm抗体，特异性高，为SLE的标志抗体，抗体滴度与疾病活动无关。

3.补体检查

75%~95%患者血清补体减少，活动期C3、C4减少为著，其下降程度和SLE的活动性一致，有助于SLE的诊断，并提示狼疮活动。

4.皮肤狼疮带试验

狼疮带试验阳性是诊断系统性红斑狼疮的指标之一。

【治疗原则】

1.一般治疗

尽量避免日晒，外出时用遮光剂，避免劳累、受凉、感染、精神刺激等，女性患者活动期避免妊娠。

2.内服药物治疗

（1）抗疟药：如氯喹或羟基氯喹。可单独用于DLE或病情较轻但皮损明显的SLE患者。

（2）类固醇皮质激素：适用于SLE或泛发DLE者。类固醇皮质激素治疗目前仍为SLE的首选药，且应注意早期、足量和持续治疗。若类固醇皮质激素初量足够，则在12d内退热，关节痛消失，一般情况好转。常用泼尼松（强的松），也可采用氢化可的松、地塞米松等。对轻症患者一般泼尼松剂量为每天40~60 mg，中度者每天60~80 mg，重症者每天100~200 mg，分2~3次口服。对严重狼疮肾炎和狼疮脑病者，可用甲基泼尼松龙冲击疗法，每天0.5~1 g，静脉输注，连用3d，然后减量口服。病情控制后逐渐减量，一般泼尼松每天维持剂量7.5~20 mg。

（3）免疫抑制剂：适用于重症、对大量类固醇皮质激素疗效差或因副作用不能用药者，特别是狼疮肾炎患者。常用环磷酰胺或硫唑嘌呤或环孢素A口服，可与类固醇皮质激素联合使用，以提高疗效和减轻激素副作用。

（4）雷公藤总苷：可单独用于轻症SLE、病情已完全控制的患者，亦可与类固醇皮质激素等联合应用。每天 30~60 mg，分 3 次口服。注意血象和肝肾功能损害。

（5）非甾体消炎药：用于轻症伴低烧、关节痛患者。常用阿司匹林、吲哚美辛（消炎痛）等。

（6）其他：对于有溶血性贫血或血小板减少的患者及用激素治疗不满意的SLE患者可考虑使用静脉注射丙种球蛋白；转移因子、胸腺素等免疫调节剂也可使用。

3.外用药物治疗

（1）类固醇皮质激素软膏或霜剂：用于皮损明显DLE者。

（2）类固醇皮质激素局部封闭：适用于局限性DLE者。

4.支持治疗

保持水电解质平衡，提供充足热量、高蛋白、高维生素饮食。

【护理评估】

1.评估患者发病情况

评估内容包括患者一般情况、致病因素、家族史、感染史、用药史等。

2.评估患者身心状况

评估内容包括皮损特征、类型、伴随症状，器官损害，心理社会状况，辅助检查等。

【护理诊断】

（1）焦虑与对本病的恐惧担忧有关。

（2）疼痛与本病关节炎症反应所致有关。

（3）自我形象紊乱与面部皮损、脱发及长期大量服用激素导致形体改变有关。

（4）知识缺乏与缺乏对本病了解有关。

【护理措施】

1.一般护理

避免日晒，外出时注意防晒，暴露部位涂擦防晒霜并穿长袖衣服。活动期避免劳累，注意卧床休息。冬季注意保暖。饮食宜清淡，低盐、低糖、低脂肪、高蛋白饮食；禁食有增强光敏作用食物，如无花果、油菜、芹菜等，多食富含维生素的蔬菜和水果，多饮水；补充钙剂，防止糖皮质激素造成的骨质疏松。因疾病或服用激素可引起体态、容貌改变；疾病需长期治疗，以及病情发展、治疗效果等因素使患者情绪低落，思想负担过重，对生活失去信心。护理人员应多和患者及其家属沟通，本病虽然治疗时间长，但不是不治之症，耐心宣教疾病知识，让患者树立乐观情绪建立战胜疾病的信心。

2.病情观察

观察患者有无累及心脏、肺等重要脏器及中枢神经系统的症状，如呼吸困难、血压升高及精神症状等，及时报告医生，及早对症处理，必要时做好抢救准备，防止危险的发生。患者高热时注意监测体温变化并给予对症处理。

3.用药护理

使用大剂量类固醇皮质激素及免疫抑制剂时，注意观察患者有无副作用的发生。使用冲击疗法治疗时，给予患者一级护理或重病护理。护理人员指导、协助患者使用外用药物，面部皮疹外用激素类软膏时，不宜过多，防止引起面部皮炎、痤疮、多毛、皮肤萎缩等。

4.健康教育

（1）生活要有规律，注意劳逸结合，增强机体抵抗力，注意营养及维生素的补充。避免受凉，预防感冒、感染等诱发因素。

（2）长期使用糖皮质激素和免疫抑制剂者，应注意副作用的出现，积极预防并及时治疗各种病毒、细菌感染。

（3）护理人员告知患者及其家属避免使用可以诱发或加重本病的药物。

（4）本病需长期治疗，口服激素治疗的患者不能随便加减或停用，要在医生指导下用药，定期门诊复诊。

第二节 皮 肌 炎

皮肌炎（dermatomyositis）是一种累及皮肤和肌肉的非感染性炎症性结缔组织疾病。任何年龄均可发病，儿童和40~60岁人群为两个发病高峰人群。

【病因及发病机制】

病因不明，可能与自身免疫、感染、恶性肿瘤、遗传及其他因素（药物、接种疫苗、日晒）等有关。但发病机制与自身免疫有关。

【临床表现】

本病主要表现为皮肤和肌肉病变。但两者可单独或先后出现。

1.皮肤病变

（1）双上眼睑紫红色水肿红斑：典型皮疹为双眼睑、颧部、双上额、额头等处实质性水肿型红斑，其中以双上眼睑紫红斑为皮肌炎的特征表现之一（图10-5）。

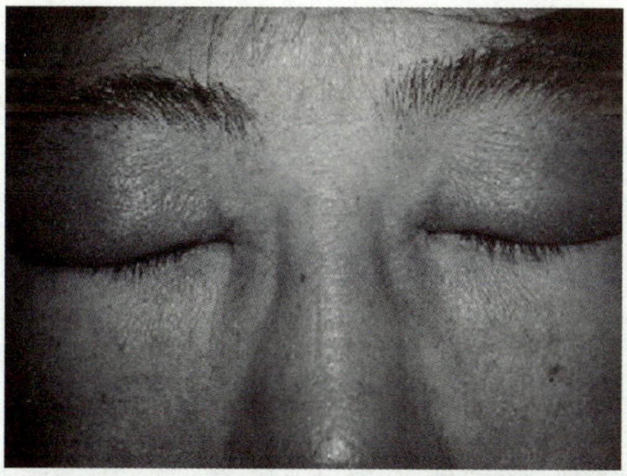

图10-5 双上眼睑紫红色水肿红斑

（2）Gottron丘疹：皮肌炎中另一有诊断意义的体征，其特点是指关节伸侧紫红色或暗红色斑或斑丘疹，覆盖细鳞屑，境界清楚（图10-6），见于30%患者，皮损消退后留有萎缩、色素减退和毛细血管扩张。此外，还有甲周红斑、荨麻疹、结节红斑、血管炎等。一些患者出现皮肤、肌肉钙沉着。30%患者有Raynaud现象。

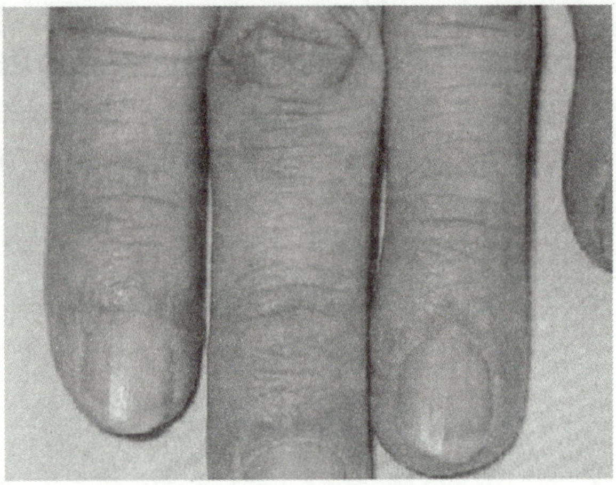

图 10-6　Gottron丘疹

（3）皮肤异色症：皮损常累及上胸部V字区和躯干，可有弥漫性或局限性损害、色素沉着、点状色素脱失、点状角化、毛细血管扩张（图 10-7）等。

图 10-7　皮肤异色症

2.肌肉病变

肌炎主要为肌肉疼痛、乏力。任何部位横纹肌均可受累。但特征为首先侵犯四肢近端肌群，而后逐渐累及其他肌肉，多为对称性。最常受累的肌肉为肩胛带肌、四肢近端、颈部、咽喉肌群，出现上肢抬起、下蹲、上楼、抬头、吞咽困难及声音嘶哑等相应症状。严重时心肌受损。

肌肉症状早期较轻，可仅有乏力，而无肌痛，随病情发展而加重。但亦有急性患者肌肉病变急速发展，广泛肌无力和肌痛，短期内即丧失运动功能。部分患者仅有肌肉损害，而无皮损，此时称为多发性肌炎。

3.并发恶性肿瘤

约 10%患者合并恶性肿瘤，特别是 40 岁以上患者，并发恶性肿瘤以肺癌、淋巴癌、肝癌、乳癌、鼻咽癌等多见。

4.其他

其他临床表现可有发烧、消瘦、贫血、关节炎等。因间质性肺炎、肺纤维化而致肺功能下降，呼吸困难，少许患者有心包炎、胸膜炎、腹膜炎等。

【辅助检查】

1.组织病理检查

皮损病理改变与SLE类似，但真皮浅层水肿更明显。肌肉病变早期为肌纤维肿胀、横纹肌消失、胞浆变性，严重时呈颗粒空泡变性；晚期纤维化、钙化、肌膜附近细胞核增多。

2.免疫学检查

免疫学检查以Mi、PM和JO-1三种自身抗体最具特异性。

3.血清肌酶

肌酸磷酸激酶（CPK）、谷草转氨酶（GOT）、谷丙转氨酶（GPT）、乳酸脱氢酶（LDH）和醛缩酶（ALD）显著增高都是肌肉损伤的敏感指标。特别是CPK和ALD是横纹肌受损的早期特异指标。一般血清肌酶值的变化与肌肉病变平行，可监测病情活动。血清肌酶常在肌力改善前3~4周降低，而在疾病复发前5~6周已升高。

4.肌酸测定

尿肌酸排泄量大于200 mg/d，常可达400~1 200 mg/d，因此24h尿肌酸量可作为病情活动的指标。

5.肌电图

此项检查可见肌源性萎缩相肌电图。

【治疗原则】

1.内服药物治疗

（1）类固醇皮质激素：泼尼松是治疗的主要药物，口服，60~100 mg/d，分2~3次服用，皮损和肌酶可较早恢复，但肌力常在2~3个月后才有明显改善。所以临床表现和肌力是病情改善与否的重要指标。待病情缓解后逐渐减量至维持剂量。

（2）免疫抑制剂：当类固醇皮质激素无效或因副作用不能继续应用时，可单独使用免疫抑制剂或与类固醇皮质激素联合应用。

2.支持治疗

给予患者高蛋白、高维生素、防止低血钾。可给予能量合剂。

【护理评估】

1.评估患者发病情况

评估内容包括一般情况、发病情况、最近饮食情况、过敏史、用药史、家族遗传史等。

2.评估患者身体状况

评估内容包括皮损特性、伴随症状、患者心理社会状况、辅助检查等。

【护理诊断】

（1）皮肤完整性受损与皮疹有关。

（2）活动无耐力与肌肉无力、疼痛有关。

（3）营养失调低于机体需要量与咀嚼肌无力、进食困难有关。

（4）焦虑与对疾病的恐惧有关。

（5）潜在并发症包括间质性肺炎、肺纤维化、恶性肿瘤、胸膜炎、腹膜炎等。

（6）知识缺乏与缺乏本病相关知识有关。

【护理措施】

1.一般护理

急性期患者应绝对卧床休息。翻身拍背，防止褥疮及肺炎的发生。慢性期在缓解时患者应加强锻炼，以被动与主动结合锻炼，防止肌肉萎缩，定期测量肌力恢复情况。避免日晒、过劳、受凉、感冒等可加重病情因素。

给予患者低盐、高蛋白、高热量及高维生素饮食。进食进水应半卧位或半坐位。护理人员嘱其细嚼慢咽防止呛咳，不能进食者可行鼻饲。

因疾病或服用激素可引起体态、容貌改变，疾病需长期治疗，以及病情发展、治疗效果等因素使患者情绪低落，思想负担过重，对生活失去信心。护理人员应介绍有关疾病知识，关心体贴患者，告诉患者经治疗本病可恢复至痊愈，解除患者思想顾虑。

2.病情观察

密切观察患者有无并发症，对呼吸困难及排痰困难的患者做好吸痰及抢救准备工作。

3.用药护理

密切观察患者有无激素、免疫抑制剂引起的副作用及潜在并发症。

4.皮肤护理

注意皮损部位的病变变化，注意局部卫生，注意保持皮损部位干燥清洁，防止发生溃烂。

5.健康教育

（1）缓解期适当锻炼，劳逸结合，不宜过度劳累，尤其是病情尚未控制时，嘱患者不要过早活动。

（2）避免过度日晒，禁食有光敏作用的药物和食物，多食营养丰富、易消化食物，戒烟，戒酒。

（3）类固醇皮质激素及免疫抑制剂需在医生指导下使用，不能自行减药或停药。

（4）患者定期复诊，定期做系统检查。

第三节 硬 皮 病

硬皮病（scleroderma）是以皮肤及内脏器官的结缔组织纤维化或硬化，最终发生萎缩为特点的疾病，分为局限性和系统性两大类。女性发病率较高，女性与男性发病比为3∶1，且多为青壮年。

【病因】

本病可能在尚未明了的原因影响下，出现自身免疫，产生多种炎症介质，引发胶原合成异常和小血管病变而发病。1985年，Aberer等人第一次提出伯氏疏螺旋体感染导致硬皮病的说法。

【临床表现】

1.局限性硬皮病

局限性硬皮病病变局限于皮肤和皮下组织，无系统受累，分为斑状硬皮病和线状硬皮病。

（1）斑状硬皮病：最常出现于腹、背、颈、四肢等处。皮损一片至数片。初为椭圆形、圆形浮肿性淡红斑，数周或数月后逐渐硬化，呈淡黄色，平滑。数年后逐渐萎缩，中央色素脱失（图 10-8）。

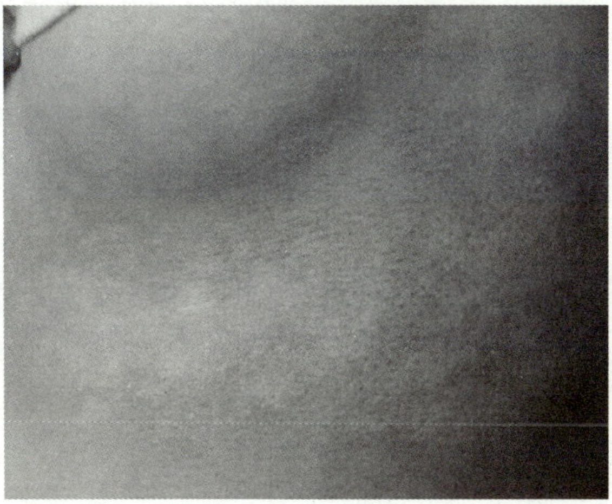

图 10-8 斑状硬皮病

（2）线状硬皮病：皮损常沿某一神经或肢体呈带状分布。如果累及皮下脂肪、肌肉或筋膜，可引起活动受限或畸形。皮损亦可出现于额头部，患处显著凹陷、萎缩，皮肤紧附于骨面，似刀砍状（图 10-9），有时可伴颜面偏侧萎缩，累及头皮时可出现脱发。

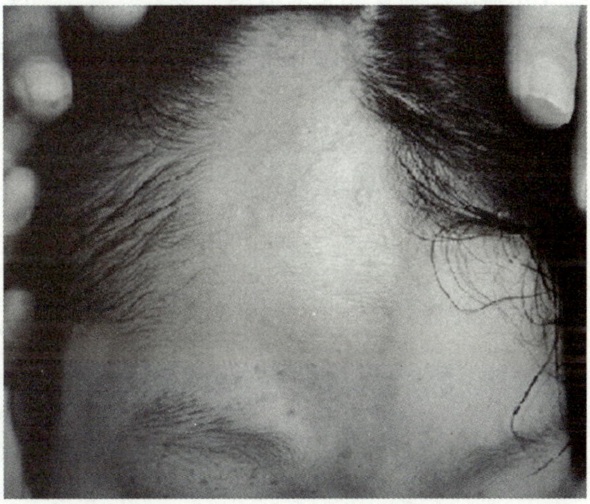

图 10-9 线状硬皮病

2.系统性硬皮病

系统性硬皮病是全身性结缔组织疾病，常由于皮肤纤维性增厚和某些内脏器官的纤维化及血管异常所致。

（1）前驱症状：主要有 Raynaud 现象、关节痛、神经痛、发热、消瘦等。

（2）皮肤损害。根据皮损程度，可分为 2 种亚型。

肢端硬化型：占系统性硬皮病的 95%。皮损始于手指，逐渐扩展到前臂、面、躯干上部等处，对称分布。早期手指持续红斑肿胀，继而坚实发亮，灰黄似腊肠状，皮温低，手指活动受限而呈爪状（图10-10）。常伴Raynaud现象，严重者指尖变细、溃疡、坏死、吸收。鼻尖似鹰嘴，口唇变薄，有放射状沟纹，口裂狭小，耳郭可变薄变小，面部表情丧失，呈假面具样。胸部受累严重时可影响呼吸运动。本型进展缓慢，部分可自行缓解，预后较好。

弥漫型：占系统性硬皮病的5%，男女发病相近，皮损从躯干开始，后累及四肢、面部，无Raynaud现象、肢端硬化和皮肤钙沉着。但病情进展迅速，晚期多侵犯内脏，预后差。

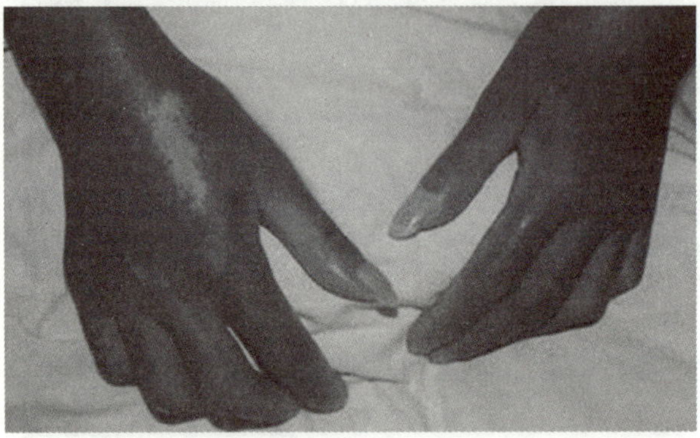

图10-10 肢端硬化型硬皮病

（3）系统损害：以关节、肺和食道多见，亦可累及心脏、胃肠、肾、肝脾等器官。累及消化道主要表现为吞咽困难、胃肠蠕动减弱、食物反流等；半数患者钡餐检查发现食道蠕动减弱或消失，食道中下段扩张，可呈串珠状。累及肺出现弥漫性肺间质纤维化时，患者出现呼吸困难和肺源性心脏病，是系统性硬皮病死亡的主要原因。累及心脏主要表现为心肌损害，引起心悸、呼吸困难、踝部水肿、心脏扩大，心电图表现为期前收缩，房室传导阻滞，S–T段下降等改变。累及骨关节主要表现为关节痛和关节炎；大小关节同时受累，以手掌小关节常见。系统性硬皮病患者2~3年后近半数肾受累，尿中出现蛋白质、红细胞、管型等；严重者有氮质血症、高血压和视网膜病变。

【辅助检查】

1.免疫学检查

90%以上患者ANA阳性，核仁型为主，核仁型抗体是硬皮病特异性抗体。抗Scl–70抗体阳性率为20%~30%，为进行性系统性硬皮病（PSS）的标志抗体。抗着丝点抗体为CREST综合征的标志抗体，阳性率为50%~96%，在弥漫性硬皮病中为8%。其他有γ–球蛋白增高，30%~50%患者类风湿因子阳性。

2.组织病理

特征性改变为真皮小血管周围灶状淋巴细胞浸润，真皮全层胶原增生、变性，皮肤附属器明显减少及消失。

3.其他检查

其他检查可见有贫血、血沉增快、血液流变学异常；胸部、食管、关节X线检查有相应的改变等。

【治疗原则】

硬皮病治疗比较困难，无特效疗法，应早期诊断、早期治疗。

1.内服药物治疗

（1）类固醇皮质激素可用于弥漫性硬皮病。初量为泼尼松口服，每天 40 mg左右，连用数周。当关节症状、皮肤水肿和硬化等全身症状减轻后，逐渐减量，以后维持治疗，每天10~15 mg。注意副作用。

（2）可用钙通道阻滞剂硝苯地平、苯氧苄胺等治疗雷诺现象。

（3）免疫抑制剂能改善关节症状，减轻皮肤水肿、硬化及全身一般状况；口服大剂量维生素E也有一定疗效。

2.局部治疗

局部治疗主要用于局限性硬皮病，可类固醇皮质激素软膏或霜剂外用，一天 2 次，局部封闭。溃疡者创面换药，使用抗生素预防感染。

3.中医治疗

采用活血化瘀的中药治疗。

【护理评估】

1.评估患者发病情况

评估内容包括一般情况、发病情况、最近饮食情况、过敏史、用药史、家族遗传史等。

2.评估患者身心状况

评估内容包括皮损特性、疾病分类、伴随症状、患者心理社会状况、辅助检查等。

【护理诊断】

（1）活动无耐力与皮肤弹性降低、关节活动受限、肌肉萎缩有关。

（2）焦虑与对预后的担心有关。

（3）疼痛与肌肉萎缩、关节炎症有关。

（4）自我形象紊乱与皮肤硬化、表情淡漠有关。

（5）潜在并发症包括食管反流、肺源性心脏病、肌肉萎缩、氮质血症、高血压等。

【护理措施】

1.一般护理

急性期患者卧床休息。肌肉萎缩、关节疼痛或行动不便者应有专业人员陪护。缓解期时注意加强主动锻炼，可定期理疗。给予患者高营养、易消化饮食或半流食，嘱患者进食、进水时要慢，防止呛咳。护理人员多关心患者，向患者介绍相关疾病知识。本病虽很难根治，但经过系统治疗可缓解症状。患者积极配合治疗有利于早日康复。

2.病情观察

本病可有多脏器受损，应根据脏器受损程度、表现，给予患者不同的护理。伴有肺间质纤维化时，呼吸通气障碍，出现咳嗽、气短等症状，注意观察患者呼吸节律和频率的变化。对于关节及指尖破损者，应防止感染。

5.健康教育

避免精神刺激和过度紧张，戒烟酒、避免饮浓茶、咖啡等饮料；注意保暖休息，避免潮湿寒冷等刺激；避免妊娠；坚持功能锻炼和理疗；定期复查。

思考题

患者，女性，37岁，面部红斑、关节疼痛1月余，加重1周。患者1个月前面部出现红斑，并伴有低热，随后明显全身关节疼痛，时有乏力，伴随眼花耳鸣，足跟疼痛。临床上用西药治疗，包括采用抗生素、吲哚美辛（消炎痛）等，疗效不是特别明显。1周前患者因日晒面部皮肤损伤加重，关节疼痛更加明显，肝区也感到疼痛来就诊。请问：

（1）该患者的初步诊断是什么？

（2）为明确诊断该患者还需哪些辅助检查？

（3）该患者当前主要护理诊断是什么？

（4）该患者当前的护理措施有哪些？

第十一章 皮肤附属器疾病患者的护理

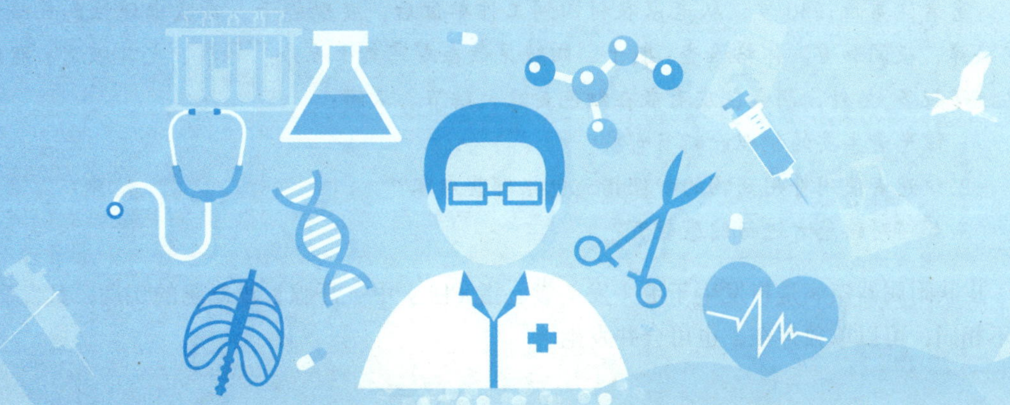

学习目标

【课程思政目标】

1.通过对皮肤附属器疾病患者护理的学习，让学生认识到心理健康对于预防疾病发生的重要性，保持积极乐观的人生态度，是预防和治疗疾病的一剂良药。

2.培养学生具有救死扶伤的人道主义精神和人文关怀理念，敬畏生命，忠于职守，乐于奉献。

3.培养学生具有良好的心理素质和团队协作精神，在护理实施中关心、爱护、尊重患者，具有良好的职业素养。

【知识目标】

1.掌握寻常痤疮、脂溢性皮炎、酒渣鼻、斑秃患者的护理措施。

2.熟悉寻常痤疮、脂溢性皮炎、酒渣鼻、斑秃患者的临床表现、护理评估和护理诊断。

3.了解寻常痤疮、脂溢性皮炎、酒渣鼻、斑秃的病因和发病机制、辅助检查、治疗原则。

【能力目标】

1.能应用护理程序为患者实行护理评估，实施整体护理。

2.能够协助医生进行常见诊疗技术操作，熟悉各项护理措施，做好职业防护。

3.能针对皮肤附属器疾病患者发病因素积极开展健康教育。

病案导入

患者，男性，30岁，从老家农村回到工作单位后，发现躯干、四肢出现红色丘疹，自觉瘙痒，夜间加重。体格检查：躯干、四肢见散在或密集小丘疹、抓痕，尤其腋窝、腹股沟区皮疹较多；另外，阴囊包皮有散在红色黄豆大结节。请问：

1.该患者主要的护理诊断有哪些？

2.该患者使用外用药物的护理措施包括哪些内容？

3.如何对该患者进行健康教育？

皮肤附属器疾病是指发生于毛（发）囊、指（趾）甲、汗腺、皮脂腺的疾病，其发病原因各不相同，可以单独存在，也可合并发生。

第一节　寻常痤疮

寻常痤疮（acne vulgaris）是一种毛囊皮脂腺的慢性炎症性疾病，具有一定的毁容性。各年龄段人群均可患病，但以青少年发病率最高，好发于面颊、额部、胸背部等皮脂腺丰富部位。

【病因及发病机制】

痤疮的发生是多因素综合作用的结果，主要与雄激素及皮脂增多、毛囊口上皮过度角化、痤疮丙酸杆菌感染及继发炎症反应等有关，部分患者的发生还与遗传、免疫、内分泌障碍、情绪、饮食等因素有关。

青春期雄激素的水平增高，使皮脂腺增大及皮脂分泌增加。皮脂为毛囊内的寄生菌生长提供物质基础，尤其是痤疮丙酸杆菌可水解皮脂中的甘油三酯，产生的游离脂肪酸可刺激毛囊皮脂腺开口处上皮增生及角化过度，后者使皮脂分泌通道受阻，排泄不畅，当皮脂、角化团块等淤积在毛囊口时即形成粉刺、炎性丘疹、脓疱、结节、囊肿等皮损。

【临床表现】

初期皮损为粉刺，可表现为白头粉刺和黑头粉刺，如图 11-1（a）所示，挑挤可见白色豆渣样物质或脂栓。随病情发展可形成炎性丘疹、脓疱、结节、囊肿，如图 11-1（b）、（c）所示，甚至形成脓肿，破溃后形成窦道和瘢痕。皮损对称分布，伴皮脂溢出，常以 1~2 种皮损为主。一般无自觉症状，炎症明显时可有疼痛和痒感。病程较慢，时轻时重或反复发作，多在青春期后缓解，部分患者可留有色素沉着斑和瘢痕。

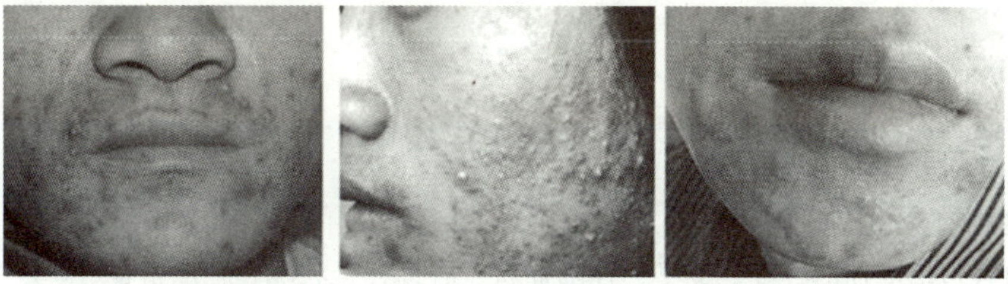

（a）粉刺　（b）丘疹、脓疱　（c）囊肿、结节

图 11-1　痤疮

痤疮的特殊类型有以下几种。聚合性痤疮（acne conglobata）是痤疮中一种较重的类型，表现为严重结节、囊肿、窦道和瘢痕，好发于男性青年；暴发性痤疮（acne fulminant）指少数患者病情突然加重，并出现发热、关节痛、贫血等全身症状；药物性痤疮（drug-induced acne）指使用雄激素、糖皮质激素、卤素等所致痤疮；婴儿痤疮（infantile acne）指婴儿期由于母体雄激素在胎儿阶段进入体内所致痤疮；月经前痤疮（premenstrual acne）与月经周期密切相关；皮肤清洁消毒剂中的抑菌物质、皂类，洗面奶内含的脂肪酸盐，多种化妆品，香波，防晒剂，增白剂，发胶及摩丝等均可引起皮脂分泌导管内径狭窄、开口处机械性堵塞或毛囊炎，可引起化妆品痤疮（cosmetic acne）。

【辅助检查】

组织病理可见毛囊丘疹，毛囊周围有显著的淋巴细胞浸润；毛囊内形成脓疱，主要含有中性粒细胞；发展成囊肿，其中除大量中性粒细胞外尚有单核细胞、浆细胞和异物巨细胞，在巨细胞附近常见角蛋白颗粒。

【治疗原则】

治疗原则是去脂、溶解角质、杀菌、消炎及调节激素水平。

1.局部治疗

（1）外用药物治疗：可选用硫黄制剂、维 A 酸类、过氧苯甲酸、抗生素制剂外用。

（2）注射药物治疗：对结节、囊肿和增生性瘢痕可选用糖皮质激素皮损处注射。

2.全身治疗

（1）口服抗生素：可选用四环素、红霉素、氯霉素、克林霉素、米诺环素等。

（2）维生素类：可选用维生素A、维生素B_2、维生素B_6、维生素C等辅助治疗。

（3）维A酸类：异维A酸、维胺酯可减少皮脂分泌和粉刺形成，对结节、囊肿性皮损效果较好。

（4）糖皮质激素类：重型痤疮可用泼尼松、地塞米松。

（5）雄激素拮抗药：口服达英-35、螺内酯、西咪替丁等。

3.物理疗法

面膜治疗，采用中药面膜或倒膜治疗，达到清洁、去脂、美容目的；激光治疗，采用光子痤疮治疗仪治疗，达到杀灭痤疮丙酸杆菌，消除炎症作用。

4.外科治疗

脓肿形成后采用脓肿切开引流术；萎缩性瘢痕采用削磨术，可用机械皮肤削磨术或脉冲CO_2激光削磨术。

【护理评估】

1.评估患者发病情况

评估内容包括一般情况、致病因素、用药史、饮食情况、个人卫生情况、化妆品使用情况、家族史、月经史、既往史等。

2.评估患者身心状况

评估内容包括皮损的程度、类型、伴随症状、心理社会状况、辅助检查等。

【护理诊断】

（1）自我形象紊乱与面部皮损有关。

（2）焦虑与瘢痕影响容貌有关。

（3）潜在并发症可引发继发感染、瘢痕形成。

【护理措施】

1.一般护理

（1）指导患者用温水洗脸，必要时用硫黄香皂或洗面奶清洁皮肤，不用粉剂和油剂化妆品，避免使用磨砂成分的清洁剂。

（2）对于有黑头或白头粉刺可用粉刺挤压器常规消毒后挤出内含物质。

2.药物护理

患者禁止使用类固醇皮质激素类外用药及服用含碘、溴类药物。

3.对症护理

脓肿切开后注意引流通畅；皮肤磨削术后保护创面，防止并发症如感染、色素沉着、粟丘疹等；光子治疗、面膜治疗后，避免日晒，可用防光用具和防光药物配制的遮光剂。

4.健康教育

（1）避免精神紧张、情绪激动，保持心情愉快。

（2）生活有规律，保证充足睡眠。避免机械刺激，如不正常的挤抠。

（3）饮食有节制，限制高糖、高脂饮食，多食蔬菜、水果，尽量少吃或不吃辛辣刺激性食物；调节胃肠功能，保持大便通畅。

（4）遵医嘱使用去脂、消炎药物。

（5）本病有一定自限性，随年龄的增长皮损可减轻，老龄可自愈，但仍主张早期积极治疗。治疗目的是缩短病程和防止瘢痕的生成。

（6）许多痤疮患者的重视不够，部分患者未意识到痤疮是一种疾病，没有及时治疗，以至于出现皮肤和心理上的后遗症。因此要加强对患者的教育，增加患者的就诊率，通过医生的治疗和正确的皮肤护理方法，可明显改善病情和减少复发，及时预防痤疮瘢痕等后遗症。

第二节 脂溢性皮炎

脂溢性皮炎（seborrheic dermatitis）亦称脂溢性湿疹，系发生在皮脂溢出较多部位的一种慢性炎症性皮肤病。

【病因及发病机制】

病因尚未清楚，但其发病机制与马拉色菌关系密切已得到证实。在遗传性皮脂溢出的基础上，马拉色菌等微生物的寄生与繁殖可水解皮脂中的甘油三酯产生游离脂肪酸进一步刺激皮肤产生炎症反应。精神、饮食、B族维生素缺乏、嗜酒等因素均可不同程度地影响本病的发生和发展。

【临床表现】

本病好发于人体多皮脂、多毛、多汗的部位，如头部、颜面、胸、背、腋窝、脐、会阴等处，其中以头部多见。初为毛囊性红色小丘疹，渐扩大融合成大小不等的黄红色斑片，境界清楚，其上覆盖油腻性鳞屑或痂皮。病程缓慢，有不同程度瘙痒。可伴发脂溢性脱发、痤疮、酒渣鼻，皮损范围广泛者可呈红皮病。肥胖中年人多累积褶皱部位，皮损似体癣，易继发念珠菌感染。

头皮损伤有以下2种类型。

（1）鳞屑型：常呈红斑或红色毛囊丘疹并有小片糠秕样脱屑和痒感，头发干燥、细软、稀疏或脱落。

（2）结痂型：多见于肥胖者，头皮上有片状油腻性黏着性黄色或棕色痂，痂下有炎症，并有糜烂和渗出，患处瘙痒剧烈。

【辅助检查】

患者真菌镜检阳性。

【治疗原则】

1.内服药物治疗

患者可补充维生素B_2、维生素B_6、复合维生素B或锌剂。瘙痒剧烈者可使用抗组胺类药及镇静剂。有细菌感染时用四环素或红霉素250 mg，每天3~4次。类固醇皮质激素制剂仅在皮损广泛、炎症明显，一般治疗不能控制时，短期使用。有真菌感染时使用伊曲康唑或特比萘芬等抗真菌药口服。

2.外用药物治疗

原则为去脂、消炎、杀菌、止痒、去头屑。抗真菌剂外用，如复方咪康唑霜、复方益康唑霜、酮康唑洗剂、酮康唑霜等。类固醇皮质激素制剂在皮疹泛发时使用。硫黄制剂，如2%硫酸冷霜等也有一定疗效。

【护理评估】

1.评估患者发病情况

评估内容包括一般情况、致病因素、感染史、家族史、既往史等。

2.评估患者身心状况

评估内容包括皮损的特征、伴随症状、患者心理社会状况、辅助检查等。

【护理诊断】

（1）自我形象紊乱与发生在头面部的病变有关。

（2）瘙痒与皮损造成痒感有关。

（3）焦虑与病因不清、病程缓慢及疗效欠佳有关。

（4）潜在并发症包括毛囊炎、疖、痈和念珠菌感染等。

【护理措施】

1.一般护理

（1）清洁头面部，温水洗脸，洗头不要太勤，可用酮康唑洗剂洗头；根据皮肤状态选用中性香皂或去脂化妆品，避免使用碱性强的肥皂和各种机械刺激，防止感染。

（2）对油脂分泌旺盛的部位，如面、颈部、前胸后背等增加温水清洗次数。

（3）皮疹瘙痒重者，避免搔抓破坏皮肤。

（4）精神因素、不良刺激对本病的发生、发展及治疗效果有一定的影响，加之病程长，影响美观，易导致患者情绪低落。因此，调节患者情绪，持之以恒进行治疗，才能保持良好的疗效。

2.病情观察

细致观察患者病情变化，及时诊治，防止加重病情。患者避免长期使用类固醇皮质激素，以免局部出现副作用，如痤疮、毛细血管扩张、皮肤萎缩、色素改变。

3.健康教育

（1）护理人员向患者介绍脂溢性皮炎的相关知识。

（2）患者生活规律，睡眠充足，保持大便通畅。

（3）多食新鲜蔬菜、水果等富含维生素和碘的食物；限制多糖，多脂饮食，忌食辛辣刺激食物。

（4）保持心情舒畅，情绪乐观。

（5）对皮脂分泌旺盛部位增加清洗次数。

第三节 酒渣鼻

酒渣鼻（rosacea）又称玫瑰痤疮，是一种发生在颜面部中央，以皮肤潮红、毛细血管扩张及丘疹、脓疱为主要表现的慢性皮肤病。

【病因及发病机制】

病因不明，可能与精神因素、嗜酒、辛辣食物、高温及寒冷刺激、颜面血管运动神经失调、胃肠功能紊乱、内分泌失调及毛囊蠕形螨感染有关。

发病机制可能是在皮脂溢出的基础上，感染和冷热刺激等因素造成颜面血管运动神经失调，毛细血管长期持续扩张，并在此基础上出现皮损。

【临床表现】

本病多见于中年男女，女性多见，但病情严重者常是男性。本病分 3 期，但各期之间无明显界限，经过缓慢，常并发痤疮及脂溢性皮炎。无明显自觉症状。

1.红斑期

面中部特别是鼻部、两颊、前额、下颌等部位对称发生红斑，尤其在食用刺激性食物、外界温度突然改变及精神兴奋时更为明显，自觉灼热。红斑初为暂时性，反复发作后持久不退，并在鼻翼、鼻尖及面颊等处出现表浅树枝状毛细血管扩张，使面部持久性发红，常伴毛囊口扩大及皮脂溢出等，如图 11－2（a）所示。

2.丘疹脓疱期

病情继续发展，在红斑基础上成批出现针头至绿豆大小丘疹、脓疱、结节。毛细血管扩张更为明显，纵横交错，鼻部、面颊部毛囊口扩大明显，如图 11－2（b）所示。皮损时轻时重，常此起彼伏，可持久数年或更久。中年女性患者皮损常在经前加重。

3.鼻赘期

病情长久者鼻部及结缔组织增生，致使鼻尖部肥大，形成大小不等的紫红色结节状隆起，称为鼻赘。其表面凹凸不平，毛囊口扩大，皮脂分泌旺盛，毛细血管显著扩张，如图 11－2（c）所示，从红斑期到鼻赘期需要数十年。仅见少数患者，几乎均为 40 岁以上男性。

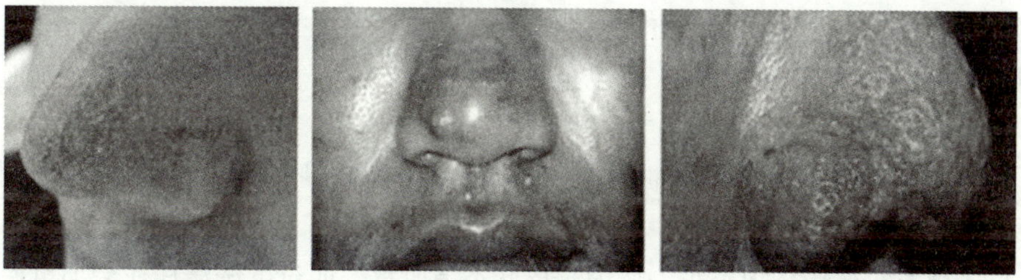

（a）红斑期　（b）丘疹脓疱期　（c）鼻赘期

图 11－2 酒渣鼻

【辅助检查】

镜检可见蠕形螨。

【治疗原则】

1.外用药物治疗

外用药物治疗期间应避免使用糖皮质激素制剂。含硫黄的制剂，如硫黄霜和复方硫黄洗剂。抗生素制剂，如红霉素软膏、2%~4%红霉素酊、1%林可霉素酊、1%甲硝唑霜等。

2.全身治疗

（1）抗生素：可选用甲硝唑、四环素和红霉素。甲硝唑和替硝唑用于蠕形螨感染；四环素、红霉素和克林霉素用于炎症明显或丘疹、脓疱较多者。

（2）维A酸类：可减轻皮损及皮脂分泌。

（3）B族维生素药物：如维生素B_2、维生素B_6及复合维生素B。

（4）谷维素：自主神经功能紊乱或月经前、月经期加重者可服用。

3.物理和外科治疗

对于毛细血管持久扩张者，可采用脉冲激光或电解治疗；而鼻赘期的肥大可以进行手术矫正。

【护理评估】

1.评估患者发病情况

评估内容包括一般情况、致病因素、饮食嗜好、感染史、既往史等。

2.评估患者身心状况

评估内容包括皮损的特征、伴随症状、患者心理社会状况、辅助检查等。

【护理诊断】

（1）自我形象紊乱与皮损及皮损影响美观有关。

（2）焦虑与病程迁延、疗效不稳定有关。

（3）知识缺乏与缺乏本病的相关知识有关。

【护理措施】

1.一般护理

注意个人卫生，尤其是面部清洁、去脂，避免刺激，尤其是冷热刺激。不挤捏皮肤，避免使用类固醇皮质激素。加强心理护理，鼓励患者积极治疗，采取正确的治疗方法。

2.对症护理

物理治疗后保持创面干燥，防止感染，以免形成色素沉着斑或瘢痕，促进伤口愈合。切割术后压迫止血、包扎，保护创面，防止感染。

3.健康教育

（1）避免精神紧张，情绪激动，生活有规律。

（2）饮食规律，禁食辛辣刺激性食物；禁烟酒；限制高糖、高脂饮食；多食水果、蔬菜，保持大便通畅。

（3）许多患者对疾病认识不足，认为是皮肤不洁所致，而过度洗涤往往会加重疾病。因此护理人员要指导患者避免过度理化刺激，避免挤抠皮损及使用类固醇皮质激素，避免长时间日晒。保持面部清洁，应用温水清洗。

（4）患者需在医生指导下规律治疗。

第四节　斑　　秃

斑秃（alopecia areata）俗称鬼剃头，为一种突然发生的局限性斑片状脱发，可发生于身体任何部位。头发全部脱落者，称为全秃；全身毛发脱落者，称为普秃。其特点为无症状、无炎症性脱发。

【病因】

病因尚不完全清楚，目前认为可能与遗传、情绪应激、内分泌失调、自身免疫等因素有关，可能属于多基因疾病范畴。遗传易感性是斑秃发病的一个重要因素，约25%患者有家族史。此外，神经精神因素被认为是最重要的诱发因素。

【临床表现】

本病可发生在任何年龄，以青壮年多见。头皮突然发生圆形或椭圆形脱发区，直径1~10 cm，数目不等，境界清楚，患处皮肤光滑，无炎症，无鳞屑，无瘢痕（图11-3）。按病程可分为进展期、静止期和恢复期。进展期脱发区边缘头发松动，很容易拔出（轻拉试验阳性），拔出头发呈上粗下细；静止期脱发斑边缘头发不再松动，大多数患者在脱发静止3~4个月后进入恢复期；恢复期有新毛发长出，最初出现细软色浅的绒毛，逐渐增粗，颜色变深，最后完全恢复正常。全秃和普秃病程可迁延，且发病年龄越小，恢复的可能性也越小。

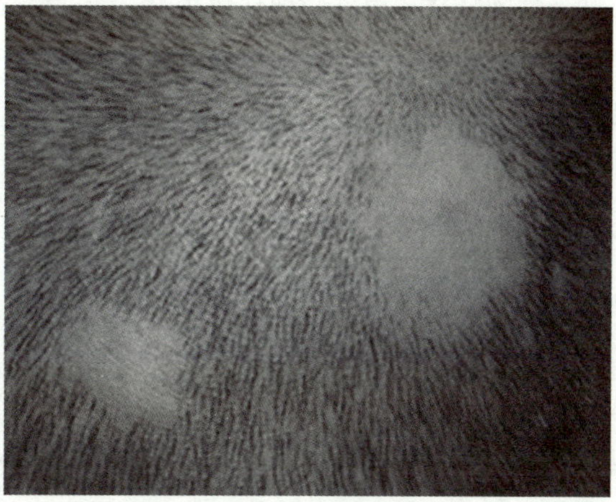

图11-3 斑秃

【辅助检查】

进展期或早期脱发及再生毛发毛囊周围区有以Th细胞为主的炎症细胞浸润。

【治疗原则】

1.一般治疗

去除可能诱发因素，注意劳逸结合。向患者解释病程及预后，绝大多数斑秃可在6~12月内自然痊愈。对秃发范围广或全秃、普秃患者，以戴假发减轻心理负担。

2.内服药物治疗

（1）维生素和胱氨酸：泛酸钙、B族维生素、胱氨酸口服有助于生发。

（2）糖皮质激素：对全秃和普秃患者，可选用小剂量泼尼松口服，此药不易常规使用。

（3）镇静药：对精神紧张、失眠者可选用谷维素、地西泮、奋乃静等。

3.外用药物治疗

（1）2%和5%米诺地尔（敏尔啶）溶液、10%辣椒酊、10%芥子酊等，可促进皮肤充血，改善局部血液循环，促进毛发生长，一般每天用2次，2~3个月有新发生长。

（2）秃发区用泼尼松龙混悬液或复方倍他米松注射液做皮内注射，每次注射数点，每点0.05~0.1 mL，每3~4周一次，总注射量＜2 mL，一般3~4 mL后可见疗效。

4.光化学治疗

光化学治疗用于大面积和顽固性斑秃患者。局部先外搽8-甲氧补骨脂素软膏或酊剂，1 h后照射长波紫外线，每周2~3次，逐渐增加照射剂量，一般需要20~30次后可见疗效。

5.中医治疗

中医中药治疗以祛风补肾，活血养血为主。常用养血生发胶囊、何首乌片、薄芝片、斑秃丸等口服。

【护理评估】

1.评估患者发病情况

评估内容包括一般情况、神经精神因素、家族史、既往史等。

2.评估患者身心状况

评估内容包括皮损特性、伴随症状、患者心理社会状况、辅助检查等。

【护理诊断】

（1）自我形象紊乱与毛发脱落有关。

（2）焦虑与对预后担忧和影响美观有关。

（3）知识缺乏与缺乏对本病的相关知识有关。

【护理措施】

1.一般护理

患者多食高蛋白、高维生素食物，利于毛发生长。对病程长，脱发范围大，明显影响美观者，给予佩戴假发。

护理人员指导患者消除精神紧张、焦虑、失眠等不良心理反应，缓解患者精神压力及不良刺激，去除发病的可能诱因。

2.对症护理

患者治疗时应戴墨镜，照射后8 h应避免日晒，避免使用其他光敏性药物；对不良反应如色素沉着、严重光敏反应、皮肤瘙痒、胃肠反应、头晕等，密切观察患者情况并采取相应护理措施。

3.健康教育

（1）生活有规律，劳逸结合，注意休息，提高机体抵抗力，保持心情愉快。

（2）积极治疗，避免过度刺激毛发，而影响治疗效果。

（3）饮食有规律，加强营养，禁食刺激性食物。

（4）精神创伤是斑秃发病的重要诱因之一，护理人员通过与患者的交流帮助他们解除心理问题。

思考题

病案分析一

患者，女性，20岁，因面部起粉刺3个月就诊。患者于3个月前无明显诱因面部发生许多粉刺，无明显自觉症状。曾在个体诊所诊断为“皮炎”，外用红霉素软膏治疗稍有好转，但没有痊愈，近日皮疹增多。鼻翼两侧、颊部及额部可见散在粟粒样毛囊性红色丘疹、丘脓疱疹、白头粉刺、黑体粉刺，患者为油性皮肤。体格检查：体温 37 ℃，全身一般情况良好。请问：

（1）该患者的诊断是什么？

（2）该患者当前主要护理诊断是什么？

（3）该患者当前的护理措施有哪些？

病案分析二

患者，男性，22 岁，反复面部丘疹 3 年。患者 3 年前出现面部红色丘疹，部分为与毛囊口一致的圆锥形丘疹，顶端呈黄白色，部分为绿豆大小呈散在分布，顶端可见脓疱，轻微瘙痒，给予抗生素及维A酸治疗，但停药后复发。请问：

（1）该患者的诊断是什么？

（2）该患者当前主要护理诊断是什么？

（3）该患者当前的护理措施有哪些？

病案分析三

患者，男性，34 岁，发现脱发 1 个月。1 个月前患者在理发店理发时被发现头皮有 1 个约 3 cm×2 cm脱发斑，局部光滑，无自觉症状。未进行治疗，脱发区逐渐扩大，并出现新的脱发斑，遂来院就诊。患者自患病以来，精神、食欲尚可，睡眠较差，大小便无改变，体重无明显变化。请问：

（1）该患者的诊断是什么？

（2）该患者当前主要护理诊断是什么？

（3）该患者当前的护理措施有哪些？

第十二章

色素障碍性皮肤病患者的护理

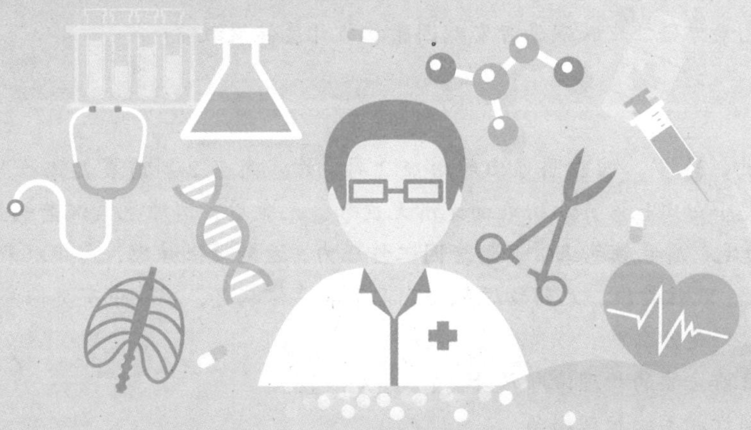

学习目标

【课程思政目标】

1.学习色素障碍性皮肤病患者的护理，需要有扎实的免疫学、生物化学、药理学等基础医学知识。没有基础医学的研究许多疾病无法治愈，让学生认识到基础医学的重要性。引导学生将筑牢根基的学习精神延展到自己的学习、工作、生活中，严格要求自己，打牢人生根基，才能更好地奉献社会，奉献国家，做一个有益于社会和国家的人。

2.色素障碍性皮肤病的发病也与神经精神因素有关，让学生认识到心理健康对于预防疾病发生的重要性，保持积极乐观的人生态度，是预防和治疗疾病的一剂良药。

3.培养学生具有救死扶伤的人道主义精神和人文关怀理念，耐心细致的观察能力，敬畏生命，忠于职守，乐于奉献。

4.培养学生具有良好的心理素质和团队协作精神，在护理实施中关心、爱护、尊重患者，具有良好的职业素养。

【知识目标】

1.掌握色素障碍性皮肤病的护理措施。

2.熟悉色素障碍性皮肤病的临床表现、护理评估和护理诊断。

3.了解色素障碍性皮肤病的病因和发病机制、辅助检查、治疗原则、预防措施。

【能力目标】

1.能应用护理程序为色素障碍性皮肤病患者实行护理评估，实施整体护理。

2.能够协助医生进行常见诊疗技术操作，熟悉各项护理措施，做好职业防护。

3.能针对色素障碍性皮肤病患者发病因素积极开展健康教育。

病案导入

患者，女性，31岁，因左眉弓出现白斑2周就诊。患者2周前晨起化妆时发现左眉弓外侧出现甲盖大小白斑就诊，白斑表面光滑无皮疹、无脱屑，边缘色素沉着明显，不伴局部痛痒等不适，睫毛、眉毛颜色正常。患者因工作压力，近期紧张焦虑，患病以来一般情况可，无发热及关节痛；既往健康，无药物过敏史，无家族遗传病史，家族中有类似疾病史。请问：

1.该患者诊断是什么？

2.该患者目前主要的护理诊断是什么？

3.为患者制订相关的护理措施。

色素障碍性皮肤病是指皮肤色素减少、脱失或增加所致的皮肤病。其表现可以是局部、也可以是全身性的，可以是先天的，也可以是后天引起的。

第一节 白癜风

白癜风（vitiligo）是一种常见的后天性色素脱失性皮肤黏膜疾病，肤色深的人群比肤色浅的发病率高，我国人群患病率为0.1%~2%。

【病因】

本病发病原因尚不明确，有以下几种学说。

1.自身免疫病学说

50%~80%患者血清中存在抗黑素细胞抗体。白癜风可以合并自身免疫病，如甲状腺疾病、糖尿病、慢性肾上腺机能减退、恶性贫血、风湿性关节炎、恶性黑色素瘤等。血清中还可以检出多种器官的特异性抗体，如抗甲状腺抗体、抗胃壁细胞抗体、抗肾上腺抗体、抗甲状旁腺抗体、抗平滑肌抗体、抗黑素细胞抗体等。

2.黑素细胞自毁学说

白癜风患者体内可以产生抗体和T淋巴细胞，说明免疫反应可能导致黑素细胞被破坏。而细胞本身合成的毒性黑素前身物及某些导致皮肤脱色的化学物质对黑素细胞也可能有选择性的破坏作用。

3.神经化学因子学说

精神因素与白癜风的发病密切相关，约2/3患者在起病或皮损发展阶段有精神创伤、过度紧张、情绪低落或沮丧。当精神过于紧张时会消耗大量的肾上腺素，此时需要更多的多巴胺合成肾上腺素补充它，那么就缺少了合成黑素的多巴胺，从而引发白癜风的发生。

4.遗传因素

有的家族中白癜风的发病率较高，为3%~12%。

综上所述，本病发生是具有遗传素质的个体在多种内外因素刺激下，出现免疫、神经精神及内分泌代谢等多方面的功能紊乱，导致酪氨酸酶系统抑制或黑素细胞破坏，致使患处色素消失。

【临床表现】

任何年龄均可发病，以青壮年多见。任何部位均可出现皮损。一般春末夏初病情加重，冬季缓解。好发于暴露和摩擦部位，如颜面部、颈部、手背、腕部、前臂及腰骶部多见，也可以发生在口唇、阴唇、龟头及包皮黏膜。部分患者白斑沿神经节段单侧分布，少数患者皮损泛发，遍及全身。皮损初发时为一片或几片色素减退斑，境界不清，逐渐扩大为境界清楚的色素脱失斑，呈乳白色，白斑中可出现散在的数目不等的正常皮肤，称色素岛（图12-1），白斑部位的毛发、睫毛、眉毛变白或正常。白斑表面光滑无皮疹、无脱屑。本病大多无自觉症状，只有少数伴有瘙痒。

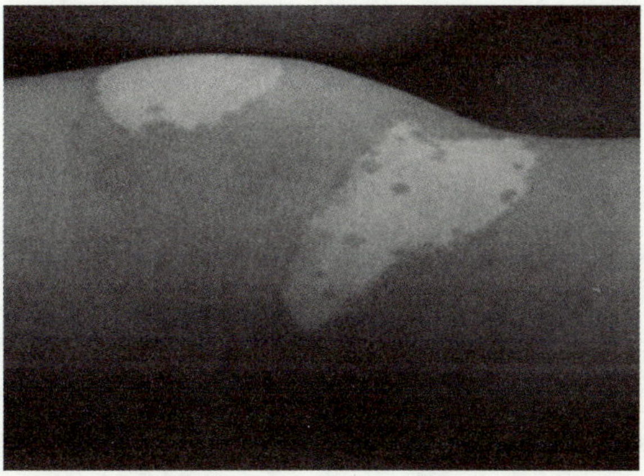

图12-1 白癜风色素岛

根据皮损范围和分布分为如下 3 型。

1.局限型

本型皮损仅限于一个部位，又分为：①节段型，皮损按皮节分布（图 12-2）；②黏膜型，仅累及黏膜。

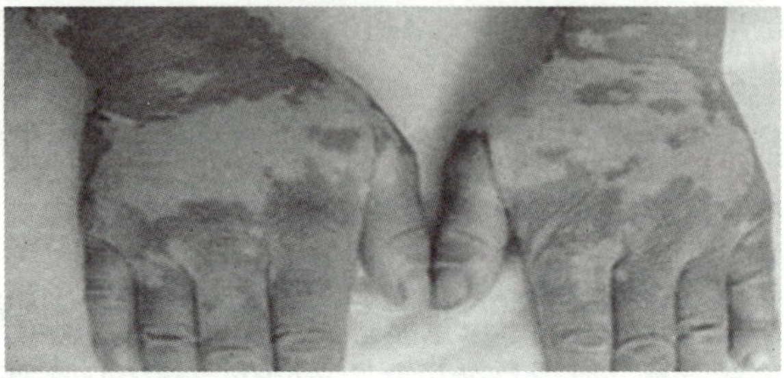

图 12-2　节段型白癜风

2.泛发型

本型最常见，可分为：①寻常型，广泛分布于体表多处；②面肢端型，皮损分布于面部和四肢远端；③混合型，多种类型混合分布。

3.全身型

本型患者全身皮肤全部或几乎全部色素脱失（图 12-3）。

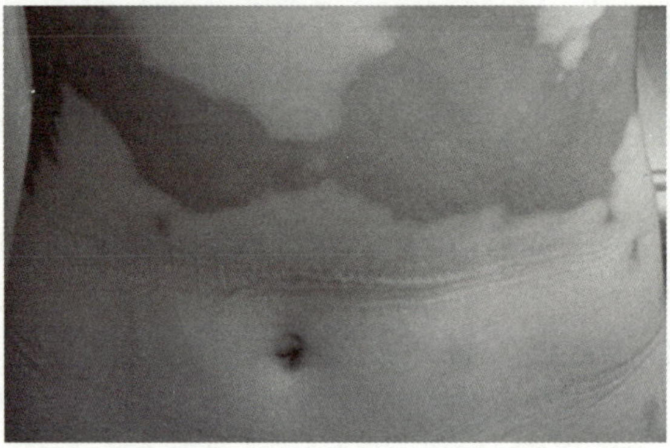

图 12-3　全身型白癜风

【辅助检查】

组织病理学检查见活动期皮损内黑素细胞密度降低，周围黑素细胞异常增大；后期脱色皮损内无黑素细胞，多巴染色阴性。真皮浅层可有淋巴细胞浸润。

【治疗原则】

目前白癜风治疗比较困难，疗程长，疗效不确切，具体治疗方法如下。

1.药物治疗

（1）补骨脂素及其衍生物：如甲氧沙林口服后照射紫外线。

（2）大剂量维生素：如B族维生素、维生素C、维生素P长期服用。

（3）用含铜的药物等治疗：如 0.5% 硫酸铜溶液口服。

（4）免疫调节剂：左旋咪唑口服，冻干卡介苗（BCG）肌注，口服牛胎盘等。

（5）皮肤刺激剂局部涂擦：使皮肤发生炎症反应，促使色素增生，常用药有 30% 补骨脂酊、氮芥酒精、苯酚（纯石炭酸）、25%~50%三氯醋酸、斑蝥酊等。此法只适用于小片皮损，涂后皮损处可出现大疱。

（6）类固醇皮质激素：如丙酸倍氯美松软膏、卤米松霜剂、曲安西龙（去炎松）尿素软膏等局部封包治疗。

2.外科治疗

皮损稳定无进展的患者可行自体表皮移植手术。

3.脱色治疗

此法适用于皮损面积大，超过体表面积一半以上者，可用3%~20%氢醌单苯甲醚霜外搽。

4.物理疗法

此法可采用窄波紫外线、长波紫外线或308 nm准分子激光治疗。

【护理评估】

1.评估患者发病情况

评估内容包括一般情况、发病情况、精神因素、家族史、既往史等。

2.评估患者身心状况

评估内容包括皮损特性、类型、患者心理社会状况、辅助检查等。

【护理诊断】

（1）焦虑与患者对毁容的恐惧，担心预后有关。

（2）自我形象紊乱与皮损在暴露部位影响美观有关。

（3）知识缺乏与对疾病缺乏了解有关。

【护理措施】

1.一般护理

阳光中的紫外线能促进黑色素代谢，所以适当晒太阳对白癜风有一定的治疗作用。但在炎热的夏季，阳光中的紫外线反而能抑制黑色素的代谢，不利于黑色素的合成，故应该避免。

饮食中缺乏酪氨酸也会影响黑色素的合成，因此白癜风患者应多吃一些富含酪氨酸、锌、铁等物质的食物，如瘦肉、蛋、各种动物内脏、牛奶、新鲜蔬菜及豆制品等。富含维生素C的食物，白癜风患者应尽量不吃或少吃。

要减少或避免精神性诱因。解除患者紧张心理，稳定情绪，注意休息，消除疲劳，保持良好的精神状态，积极乐观地配合医生治疗。

各种损伤如搔抓、擦伤、切割伤、晒伤、烫伤、冻伤等会加重白癜风的病情，促使白斑扩散。患者避免热水烫洗，洗澡时不可用力搓擦，不用碱性肥皂过度清洗；少穿纽扣多的衣物，尽量不戴首饰和手表、穿衣宽松，减少对皮肤的挤压、磨损，以免诱发和加重病情；一些含大量酚类、苯等化学制品、化妆品对皮肤的损伤大，也应避免使用。

2.用药护理

长期使用激素者，注意观察血糖、血压、血钾及消化道有无出血等，定期复查白细胞及肝脏功能，每周测一次体重。

3.光疗护理

护理人员指导患者在光化学疗法期间保护眼睛及生殖器，戴眼镜以防白内障的发生。

4.健康教育

（1）减少污染食品的摄入，纠正偏食挑食，制订科学的膳食食谱，补充多种维生素和矿物质。

（2）减少有害气体的吸入，戒烟限酒。

（3）注意劳动防护，注意保护皮肤，避免高温直晒皮肤。

（4）保持愉快的心情，避免精神刺激。

（5）患者出院后需要长期服药治疗，不能随意停药，以免病情出现反复或加重。服药过程中如出现腹痛、恶心等不适，应及时就诊。

（6）患者需定期复查。

第二节　黄　褐　斑

黄褐斑（chloasma）又称肝斑，是面部的黄褐色色素沉着性皮肤病。

【病因】

其发病与紫外线照射、妊娠、长期口服避孕药、内分泌紊乱、化妆品、过度疲劳、种族及遗传等有关。妊娠引起者又称妊娠斑，分娩后可消失。一些慢性疾病如妇科疾病（月经失调、痛经、子宫附件炎、不孕症）、结核、甲亢、癌症、慢性乙醇中毒、肝病等患者也常发生。

【临床表现】

常见于中青年女性，男性也可发生。本病主要表现为黄褐或深褐色斑片，常对称分布于颧颊部，也可累及眶周、前额、上唇和鼻部，边缘一般较明显（图12-4）。无其他症状和全身不适。色斑深浅与季节、日晒、内分泌因素有关，精神紧张、熬夜、劳累亦可加重皮损。

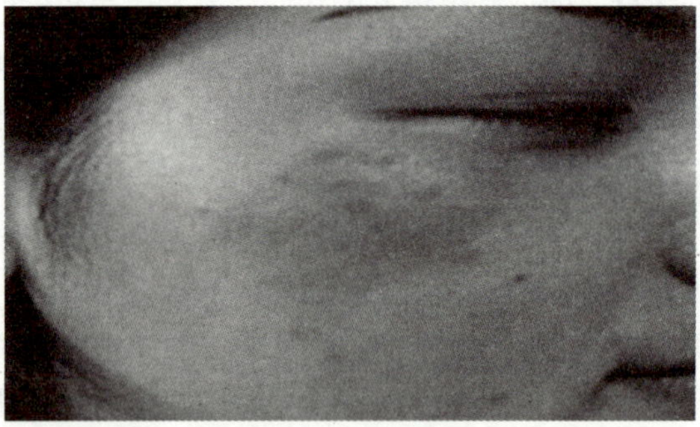

图12-4　黄褐斑

【辅助检查】

损害处基层中黑素形成活跃，黑素增加，但无黑素细胞的增殖。真皮上部可见游离的黑素颗粒或被噬黑素细胞所吞噬，无炎症浸润

【治疗原则】

1.内服药物治疗

患者可口服维生素C、维生素E，严重者可大剂量维生素C静脉注射。还可用中药六味地

黄丸、逍遥散或桃红四物汤等加减。

2.外用药物治疗

此法是最简单、最常用的治疗方法。如外用5%氢醌霜、2%~4%曲酸霜、3%熊果苷及0.1%维A酸软膏等，外用糖皮质激素也有一定疗效。

3.局部治疗

（1）剥脱疗法：三氯醋酸溶液局部涂搽可使表皮剥脱，而除去色素斑；液氮冷冻治疗可使表皮冷冻坏死后剥离，以除去色素；磨削手术是用磨头将表皮磨去一层，而达到除去色素的目的。术后待创面愈合后搽用防晒霜等，否则日晒后易复发。

（2）倒膜疗法：目前倒膜治疗法已广泛应用于黄褐斑的治疗，能改善面部血液循环，使药物有效渗入皮肤，促进药物吸收，加速色斑的消退。

（3）光疗：应用光子嫩肤术及Q开关激光治疗黄褐斑，部分患者也有一定的效果。

【护理评估】

1.评估患者发病情况

评估内容包括一般情况、日光暴晒情况、神经精神因素、用药史、既往史等。

2.评估患者身心状况

评估内容包括皮损特性、患者心理社会状况等。

【护理诊断】

（1）焦虑与治疗效果不佳有关。

（2）自我形象紊乱与皮损暴露有关。

（3）知识缺乏与疾病相关的知识缺乏有关。

【护理措施】

1.一般护理

应该合理饮食，加强维生素的摄入，避免长期食用辛辣、油腻食物。增白化妆品中含有较多的重金属，会导致黄褐斑加重，故不能滥用。心情低落会导致内分泌失调，造成身体代谢紊乱，进而引发黄褐斑。

2.用药护理

患者避免长期使用避孕药，以防引发内分泌失调。

3.健康教育

（1）由于日晒与发病或病情加重有重要的关系，故外出应注意涂擦防晒霜或撑遮阳伞等。

（2）保持精神愉快，注意休息，避免过度劳累。

（3）多吃蔬菜和水果，适当补充维生素，少食辛辣刺激性食物。

第三节 雀　斑

雀斑（freckle）是常见于中青年女性日晒部位皮肤上的黄褐色色素斑点，系常染色体显性遗传。

【病因】

1.遗传因素

常染色体显性遗传，致病基因部位为4q32~q34。

2.光照

紫外线照射或日晒是皮疹发生的重要因素。

【临床表现】

本病多在儿童期（3~5岁）出现皮损，女性较多。其数目随年龄增长而逐渐增加。好发于面部，特别是鼻部和两颊，可累及颈、肩、手背等暴露部位，非暴露部位无皮疹。其形状为浅褐或暗褐色针头大小到绿豆大斑疹，圆形、卵圆形或不规则（图12-5），散在或群集分布，孤立且不融合。大多无自觉症状。夏季经日晒后皮疹颜色加深、数目增多，冬季则减轻或消失。常常伴有家族史。

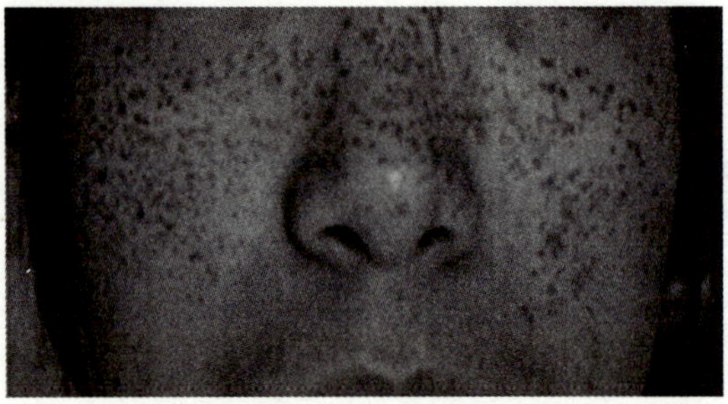

图12-5 雀斑

【辅助检查】

组织病理检查可见表皮基底层黑素细胞胞体较大，有更多更长的树枝状突起，但黑素细胞数目并不增多，基底层细胞内黑素颗粒数量增多。

【治疗原则】

1.药物治疗

可用药物包括3%~5%氢醌霜、0.1%维A酸软膏、3%~5%熊果苷霜、20%壬二酸霜、1%曲酸霜等，坚持外用数月可有一定效果。

2.物理治疗

液氮冷冻、三氯醋酸或苯酚点涂、机械磨削、高频电、普通CO_2激光等治疗，均能使雀斑剥脱，但部分患者可形成瘢痕或色素紊乱。现代Q开关激光对雀斑的治疗具有高度的选择性，是目前治疗雀斑的较好的方法。

【护理评估】

1.评估患者发病情况

评估内容包括一般情况、日晒情况、家族史等。

2.评估患者身心状况

评估内容包括皮疹特性、患者心理社会状况、辅助检查等。

【护理诊断】

（1）焦虑与治疗效果不佳有关。

（2）皮肤完整性受损与腐蚀、破坏性治疗有关。

（3）自我形象紊乱与雀斑暴露有关。

（4）知识缺乏与缺乏疾病相关的知识有关。

【护理措施】

1.一般护理

合理饮食，摄入新鲜蔬菜、水果，避免长期食用辛辣刺激性食物。不使用重金属汞、铅等超标的化妆品，以免导致雀斑和色素加重。心情低落会导致内分泌失调，造成身体代谢紊乱，进而加重雀斑。

2.对症护理

激光、液氮治疗后，护理人员应嘱患者避免患处接触水，创面保持清洁干燥，以防感染。

3.健康教育

（1）患者外出注意防晒，可涂擦防晒霜或撑遮阳伞等。

（2）患者注意休息，避免熬夜和精神紧张，少食辛辣刺激性食物，多吃蔬菜和水果，适当补充维生素。

第四节　黑　变　病

黑变病（melanosis）是发生在面部为主的灰褐色色素沉着病。

【病因】

本病病因至今尚不明确，多数患者有光敏性物质接触史（如某些工业流程中的煤焦油及其衍生物、某些化妆品中的矿物油及烃类化合物等），某些患者可能与维生素缺乏，营养不良以及性腺、垂体、肾上腺等内分泌功能紊乱有关。

【临床表现】

本病常见于女性，色素沉着以暴露部位为主，以面部最为多见，主要分布在前额、颧部和颈部，也见于腰部、四肢等非暴露部位。典型皮损为网状排列的色素沉着斑，皮损颜色由灰紫色到紫褐色，境界不清（图 12-6），自觉症状不明显。典型皮损发展共有 3 期。

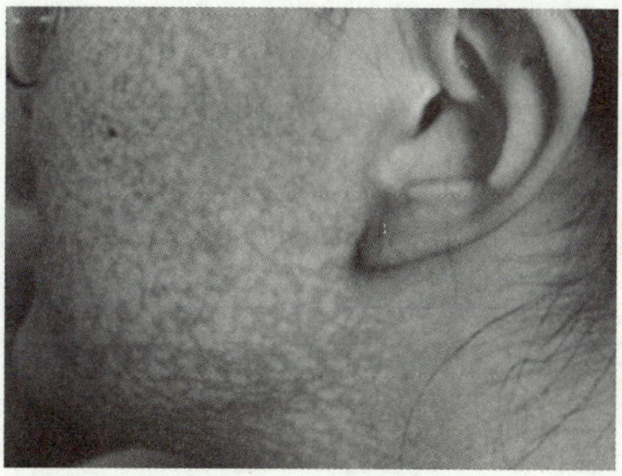

图 12-6　黑变病

1.炎症期

患者局部出现充血性红斑，伴少量糠秕状脱屑，日晒后有轻度瘙痒。

2.色素沉着期

患者红斑消退，出现明显的斑状或网状色素沉着，覆盖细小鳞屑，似“粉尘”样外观，多伴有明显毛周角化及毛细血管扩张。

3.萎缩期

患者出现与色素沉着部位一致的轻度凹陷性萎缩。

【辅助检查】

皮肤组织病理检查见表皮基底细胞液化变态，真皮浅层嗜黑素细胞增多，真皮血管周围有淋巴细胞、组织细胞及嗜黑素细胞浸润。

【治疗原则】

1.局部治疗

皮损处可外用糖皮质激素、3%氢醌霜、5%氧化氨基汞（白降汞）、复方熊果苷乳膏等。

2.全身治疗

色素沉着期患者可静脉注射大剂量的维生素C或硫代硫酸钠；口服复合维生素B、六味地黄丸、氨甲环酸等。

3.查找病因

脱离可疑接触物，患者避免日晒及应用劣质化妆品。

【护理评估】

1.评估患者发病情况

评估内容包括患者一般情况、发病情况、光敏性物质接触史、营养状况、既往史等。

2.评估患者身心状况

评估内容包括皮损特征、患者心理社会反应、辅助检查等。

【护理诊断】

（1）焦虑与治疗效果不佳及皮肤瘙痒有关。

（2）自我形象紊乱与面部皮损暴露有关。

（3）知识缺乏与缺乏疾病相关知识有关。

【护理措施】

1.一般护理

患者需增加营养，多食新鲜蔬菜、水果，避免长期食用辛辣刺激食物。注意劳逸结合，坚持锻炼身体，提高机体免疫力。避免精神紧张、情绪抑郁、心情不畅等情绪影响和刺激。

2.寻找和去除病因

积极寻找致病的光敏性物质和诱发本病的化妆品，并避免接触。

3.健康教育

（1）避免阳光暴晒，患者外出时戴宽边帽或长袖衣，使用防晒霜或撑遮阳伞等。

（2）注意休息，避免熬夜及精神紧张。少食辛辣刺激性食物，多吃新鲜蔬菜和水果，适当补充维生素。

（3）患者避免长期外用类固醇皮质激素制剂，以免局部出现副作用，如色素加重、皮肤萎缩、毛细血管扩张等。

（4）不乱用化妆品，特别是劣质化妆品。

思考题

患者，女性，38岁，发现右眉尾部白斑3个月，患者近半年来因家庭原因心情郁郁寡欢。3个月前无意中发现右眉尾部出现白斑，色淡，大小约1 cm×4 cm，不伴局部痛痒等不适，未予重视。白斑渐加重，1个月后色如白纸，右眉尾也渐变白，并出现全身多处肤色变淡，到医院行相关检查，予相关治疗，病情未得到控制，导致心情烦躁，嗳气频作，食欲欠佳，睡眠差，全身多处皮肤颜色变淡。自患病以来，精神，大小便无改变。请问：

（1）该患者的诊断是什么？

（2）请制订该患者目前的护理诊断和护理措施。

第十三章 性传播疾病患者的护理

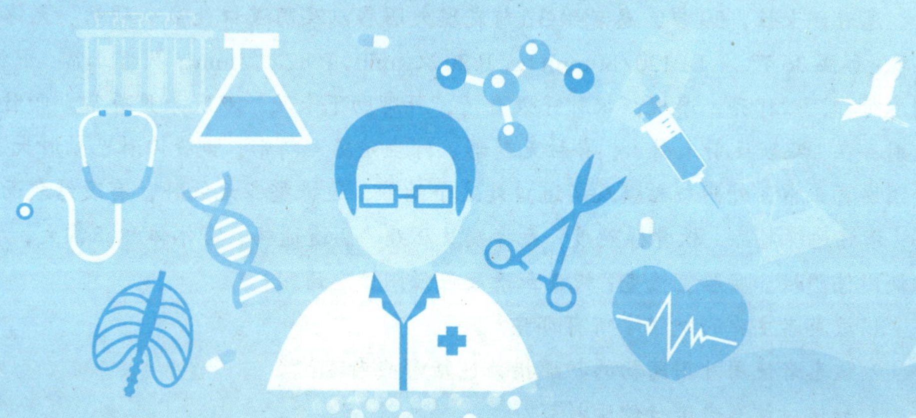

学习目标

【课程思政目标】

1.通过对性传播皮肤病患者护理的学习，让学生充分认识性传播疾病对社会的危害。教育学生自尊、自强、自爱、自立，培养学生良好的道德品质。

2.通过介绍我国对性病等传染病的防治成就和当前我国对新冠肺炎的有效防控措施，让学生更加坚定走中国特色社会主义道路的自信心。

3.培养学生具有良好的心理素质和团队协作精神，尊重病人的权益，保护病人的隐私，具有良好的职业素养。

【知识目标】

1.掌握性传播疾病患者的护理措施。

2.熟悉性传播疾病患者的临床表现、护理评估和护理诊断。

3.了解性传播疾病患者病因和发病机制、辅助检查、治疗原则。

【能力目标】

1.能应用护理程序为患者实行护理评估，实施整体护理。

2.能够协助医生进行常见诊疗技术操作，熟悉各项护理措施，做好职业防护。

3.能够针对性病患者和健康人群进行性病健康知识宣传，对患者给予治疗和生活上的指导。

病案导入

患者，女性，39岁，患者于3d前发现大阴唇以及阴道口处多个硬结。无疼痛感。查体发现：体温36.7℃　BP120/80mmHg，R20次/min，P 82次/min；头部正常，甲状腺无肿大，胸廓对称，心律齐，率规，双肺呼吸音清，肝脾肋下未及，双乳未见异常。四肢灵活，生理反射存在，病理反射未引出，脊柱无畸形。外生殖器无畸形，腹股沟淋巴结肿大，专科检查：外阴发育正常，外阴口黏膜及阴道口处多个结节，边缘整齐无红肿，有硬结表面破溃形成溃疡，溃疡边缘整齐，软骨样硬度，无疼痛及压痛，阴道通畅，宫体体积正常大，质中无压疼，双侧附件阴性。实验室检查：梅毒血清反应强阳性。请问：

1.该患者主要的护理诊断有哪些？

2.该患者使用外用药物的护理措施包括哪些内容？

3.如何对该患者进行健康教育？

性传播疾病（sexually transmitted diseases，STD）简称性病，是指主要通过性接触、类似性行为及间接接触传播的一组传染性疾病。它们不仅在性器官上发生病变，还可以通过淋巴系统侵犯性器官所属的淋巴结、皮肤黏膜，甚至通过血行播散侵犯全身重要的组织、器官。引起性传播疾病的病原体种类很多，包括螺旋体、细菌、病毒、支原体、衣原体等。这些病原体广泛地存在于自然界、人们的皮肤和黏膜，特别是生殖器是它们适合的生长场所。性传播疾病主要是通过直接的性接触传播，有些也可间接传染，如被污染的衣服、毛巾、便器、浴盆、医疗用品等，还有些可通过血液制品及母婴垂直传播等传染。其常见传播途径有性接触传播、间接接触传播、血液和血液制品传播、母婴垂直传播、医源性传播、器官移植、人工授精等传播。

性病是世界范围内广泛流行的传染性疾病，对人类的健康危害性很大。患者多为青壮年，不仅疾病本身可造成痛苦，而且也危害家庭，贻害子孙后代，给个人、家庭及社会造成极大伤害。所以对性病的防治是重大的社会问题。为了控制性病的蔓延，我国于2012年6月29日经卫生部部务会审议通过《性病防治管理办法》，制定了“预防为主、防治结合”的方针。建立健全各级性病防治机构，加强专业技术人员的培训，严格监测疫情，及时采取积极有效的防治措施；提高人们的文化素质，加强道德特别是性道德的修养，洁身自好，防止不洁性接触，进行性知识和法制教育；个人采取预防措施，早期诊断早期彻底治疗；加强对血液制品的管理，打击吸毒贩毒；重视宣传教育，加深人们对STD危害性的认识并获知正确的预防方法；规范疫情报告，建立健全性病艾滋病检测系统，规范和指导各级医疗机构的实验室检查；准确地掌握STD流行情况，预测流行趋势，掌握流行规律，相应调整卫生资源的分配；加强行为干预，规范性疾病医疗市场，对感染者进行正规治疗，全社会尤其是娱乐场所积极推广使用安全套，提高人们对安全套的认识和接受程度，对高危人群进行教育和提供咨询，促进安全性行为。

第一节 淋 病

淋病（gonorrhea）是由淋球菌引起的泌尿生殖系统的化脓性炎症。主要通过性接触传播；也可经血行播散，造成淋球菌性菌血症，引起其他器官的感染，甚至造成不孕不育；若产妇感染可在分娩过程中通过产道传染给婴儿。本病潜伏期短，传染性强，可导致多种并发症和后遗症，是我国目前发病率最高的一种性传播疾病。

【病因及发病机制】

1.病因

本病致病菌为淋球菌，又称奈瑟淋球菌、淋病双球菌。呈卵圆形或肾形，无鞭毛、芽孢，革兰染色阴性。淋球菌适宜在35~36 ℃、湿润的环境中生长，不耐干热和寒冷，干燥环境1~2h死亡，在脓汁中10~24h仍有传染力，离开人体不易生存，一般消毒剂容易将其杀死。

2.发病机制

人是淋球菌的唯一天然宿主。淋球菌主要侵犯黏膜，尤其对单层柱状上皮和移行上皮所形成的黏膜有亲和力。淋球菌感染后侵入男性前尿道、女性尿道及宫颈等处，通过其表面菌毛含有的黏附因子黏附到柱状上皮细胞的表面进行繁殖，并沿生殖道上行，经柱状上皮细胞吞噬作用进入细胞内繁殖，导致细胞溶解破裂；淋球菌内毒素及外膜脂多糖与补体结合后产生化学毒素，能诱导中性粒细胞聚集和吞噬，引起局部急性炎症，出现充血、水肿、化脓和疼痛；淋球菌还可从黏膜细胞间隙进入黏膜下层使之坏死。

【临床表现】

本病潜伏期一般为2~10d，平均3~5d。

1.男性淋病

患者尿道口瘙痒及灼热感，尿道口发红、水肿、尿道分泌稀薄黏液。1~2d后出现尿痛、尿急、尿频，尿道分泌黄色黏稠的脓液（图 13－1），早晨时分泌物增多，可粘住尿道口，故称“糊口”现象（图 13－2）。少数患者发热、乏力、腹股沟淋巴结肿大。

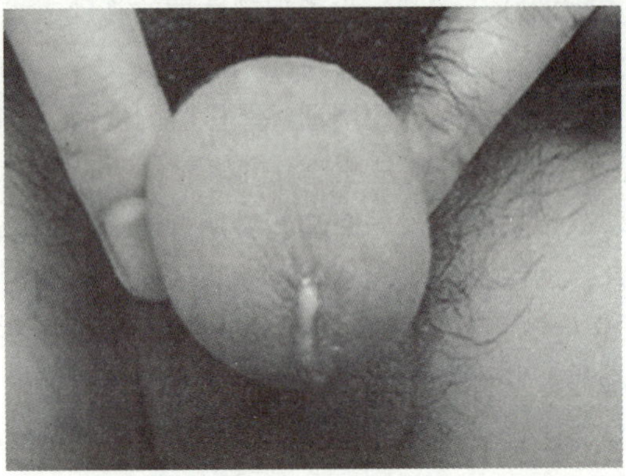

图 13－1　男性淋病

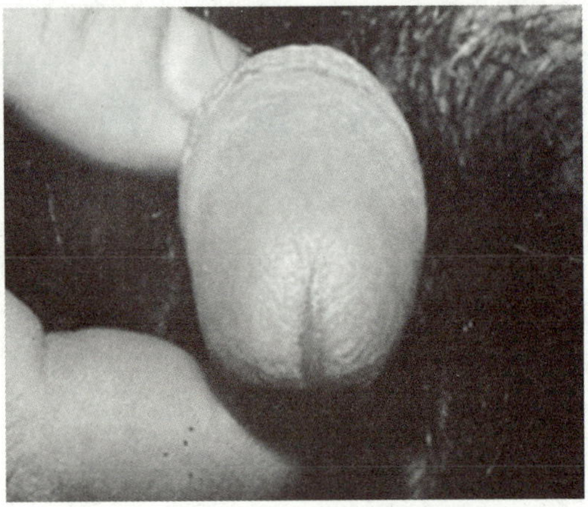

图 13－2　“糊口”现象

2.女性淋病

女性淋病比男性淋病症状轻或无症状，故较少就医或被漏诊。女性淋病好发部位为子宫颈，其次为尿道、尿道旁腺及前庭大腺。检查见宫颈充血或轻度糜烂、触痛，阴道脓性分泌物较少，容易上行引起膀胱炎。

3.儿童淋病

儿童淋病以新生儿眼炎和幼女淋菌性外阴阴道炎多见。前者经产道感染，俗称“脓漏眼”，表现为结膜充血水肿，大量脓性分泌物，如治疗不及时可累及角膜虹膜甚至全眼，最终导致失明。后者多由间接感染，因儿童期阴道上皮较薄、pH 偏碱性，极易被淋菌感染，临床上表现为尿道、外阴及阴道红肿、疼痛，有脓性分泌物。

4.淋病并发症

男性淋菌性尿道炎患者因治疗不彻底或酗酒、性交等影响，导致感染进一步发展并蔓延至后尿道，引起后尿道炎、精索炎、前列腺炎、精囊炎、附睾炎等，炎症反复发作形成瘢痕后可引起尿道狭窄，部分发生输精管狭窄或梗阻，也可导致不育。女性淋病的主要并发症为淋菌性盆腔炎，反复发作可造成输卵管狭窄或闭塞，可引起宫外孕、不孕或慢性下腹痛等。

【辅助检查】

1.淋球菌涂片镜检

脓性分泌物涂片，革兰染色，油镜下可见白细胞内或外革兰阴性双球菌。

2.细菌培养

常用的培养基有改良的T-M培养基、巧克力琼脂培养基。根据菌落形态、革兰染色和氧化酶试验进行鉴定。

【治疗原则】

1.一般治疗

治疗结束后2周内，在无性接触史情况下符合以下标准为治愈：①症状和体征全部消失；②在治疗结束后4~7d做淋球菌复查阴性。

2.药物治疗

无合并症淋病中，淋病性尿道炎（宫颈炎）首先使用头孢曲松250 mg一次肌内注射；或大观霉素2 g（宫颈炎4 g）一次肌内注射。有合并症淋病使用头孢曲松500 mg，或大观霉素2.0 g，12h静脉注射1次；5d后改为250 mg，每天肌注1次，连续10d以上，或大观霉素2 g肌内注射，每天2次，连续10d以上。

【护理评估】

1.评估患者发病情况

评估内容包括一般情况、职业、有无不洁性生活史、接触史、诊疗经过、既往史等。

2.评估患者身心状况

评估内容包括身体状况、患者心理社会状况、辅助检查等。

【护理诊断】

（1）焦虑与对本病缺乏了解有关。

（2）疼痛与淋球菌侵犯组织器官导致出现炎症反应有关。

（3）排尿不适与淋球菌侵犯尿道所致有关。

（4）知识缺乏与缺乏淋病感染途径及相关预防措施知识有关。

【护理措施】

1.一般护理

适当休息，规律生活，增加营养，避免刺激性食物，如酒、浓茶、咖啡等，鼓励患者多饮水。

正确宣教淋病的知识，护理人员对有尿道疼痛及精神症状的患者耐心讲解病情，加强心理护理，使其精神放松、减轻压力、减少心理负担、消除恐惧感，增加对疾病的知识。

急性期污染的内裤、毛巾、浴巾分开使用、放置，防止造成眼部感染，如眼结膜炎。治疗期间停止性行为，耐心接受治疗。

2.药物护理

用碘附稀释液清洁会阴和尿道口，保持外阴部位干燥。

3.健康教育

（1）加强防治的宣传教育工作，采用多种形式，宣传淋病的危害性，重点是性病的防治知识。

（2）劝说患者性同伴或配偶同时接受检查治疗。鼓励使用避孕套，降低淋球菌感染发病率。

（3）注意个人卫生，与家人隔离，污染衣物分开放置，用具分开放置使用，并进行消毒处理。

（4）淋球菌传染性极强，治疗不彻底易转为慢性，给治疗工作带来难度，为患者带来生理和心理上的痛苦，故患者应坚持治疗。

第二节　非淋菌性尿道炎

非淋菌性尿道炎（nongonococal urethrits，NGU）是指经性接触传染的由淋菌以外的其他病原体所引起的尿道炎。

【病因】

本病的大多数病原体是沙眼衣原体，还有支原体、阴道毛滴虫、白色念珠菌和单纯疱疹病毒等。

【临床表现】

本病潜伏期 10~20d，起病较缓，病程较长。

1.男性非淋菌性尿道炎

男性非淋菌性尿道炎表现为轻重不一的尿道炎症状，尿道口轻度红肿，常于晨起见尿道口较稀薄的黏液分泌物（图 13-3），也会出现“糊口”现象，10%~20% 患者同时合并淋球菌的感染。若处理不当，男性继发急性附睾炎、慢性前列腺炎及尿道狭窄等。

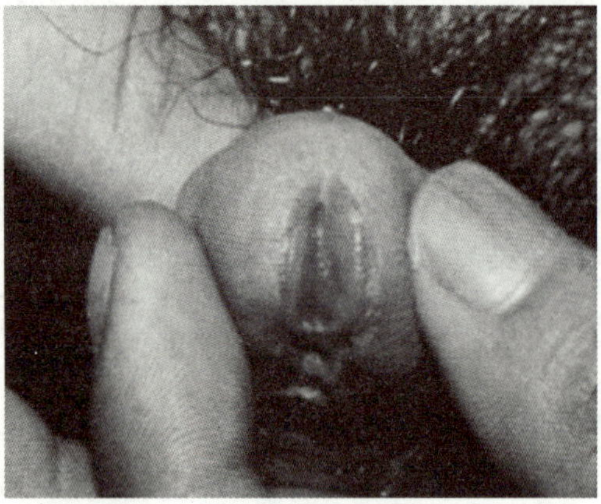

图 13-3　男性非淋菌性尿道炎

2.女性非淋菌性泌尿生殖道炎

女性非淋菌性泌尿生殖道炎临床症状不明显。阴道白带多，阴道及外阴瘙痒，宫颈水肿、糜烂。治疗不及时女性可继发前庭大腺炎、阴道炎、输卵管炎及盆腔炎、子宫内膜炎、输卵管炎，甚至不孕。

【辅助检查】

1.分泌物涂片镜检

男性尿道分泌物涂片革兰染色检查可见多形核白细胞，在油镜（1 000 倍）下平均每视野大于 5 个为阳性。女性宫颈分泌物，油镜下平均每视野多形核白细胞 10 个有诊断意义。

2.尿液检查

取晨起首次尿或排尿间隔 3~4 h 的尿液（前段尿 15 mL）沉渣平均每高倍视野大于 15 个多形核白细胞，有诊断意义。

【治疗原则】

1.一般治疗

患者避免不洁性行为，配偶应同时诊治。

2.药物治疗

常选择喹诺酮类、大环内酯类或四环素类抗生素口服，如左氧氟沙星 200 mg 口服，每天 2 次；阿奇霉素 1 g 顿服；多西环素（强力霉素）100 mg 口服，每天 2 次；疗程 7~10 d。

【护理评估】

1.评估患者发病情况

评估内容包括一般情况、与发病相关因素、有无不洁性生活史、有无接触史、治疗经过、既往史、个人及家族史。

2.评估患者身心状况

评估内容包括身体状况、心理社会状况、辅助检查等。

【护理诊断】

（1）自尊紊乱与对自己的行为和疾病感到羞愧及受到他人歧视有关。

（2）知识缺乏与缺乏预防和治疗相关知识有关。

（3）潜在并发症包括不育、不孕或宫外孕。

【护理措施】

1.一般护理

在治疗期间患者忌饮酒、浓茶、咖啡，不吃辣椒等刺激性食物。禁止性生活，并要求性伴侣同时接受治疗。护理人员主动关心患者，建立良好的护患信任关系；注意保护患者的隐私，提供或创造合适的谈话环境；鼓励患者说出自己的想法，引导正视自己的过失，树立正确的人生观和价值观，帮助患者从自卑的心理状态中解脱出来。

2.药物护理

护理人员指导患者正确用药，注意观察药物的疗效和副作用。初发患者选用多西环素，每天 0.2 g；阿奇霉素，每天 1.0~1.5 g；米诺环素，每天 0.2 g；或红霉素，每天 2 g。疗程一般 7~14 d。复发性或持续性患者推荐甲硝唑，每天 0.2 g；加红霉素或琥乙红霉素，连服 7 d。妊娠期患者仅选用红霉素或阿奇霉素。新生儿眼结膜炎患儿选用红霉素，50 mg/（kg·d），连续使用 2 周。

3.对症护理

对会阴部明显不适和疼痛的患者，护理人员应告知并指导其采用分散注意力的方法帮助缓解，如读书、看报和听音乐等。尽量减少对会阴部的刺激，提高舒适度，避免骑自行车或久坐。

4.健康教育

（1）提供相关的防治知识，护理人员向患者及其家属介绍非淋菌性尿道炎的防治知识，减少传播发生。

（2）护理人员指导患者按医嘱服药，定时、定量，保证完成全疗程，切忌治疗的随意性；要告知患者，治疗结束 1 周后应随访。

第三节 尖锐湿疣

尖锐湿疣（condyloma acuminatum，CA）又称生殖器疣或性病疣，是由人类乳头瘤病毒（human papilloma virus，HPV）感染引起的增生疾病。

【病因】

尖锐湿疣的病原体是人乳头瘤病毒（HPV），种类较多，迄今已发现有 100 多种类型，其中引起尖锐湿疣的主要是HPV6、11、16 及 18 型。该病毒适宜在温暖、潮湿环境中生存繁殖。其主要的传播途径是经性交直接传播。好发于男女生殖器、肛门等处，易复发。多个性伴侣者最易感染；其次是通过污染的日常生活用品如内裤、浴巾、浴盆等间接接触感染。孕妇患尖锐湿疣有垂直传播的危险。与生殖器、肛门部位的鳞状细胞癌相关。

【临床表现】

本病潜伏期 1~8 个月，平均 3 个月。尖锐湿疣好发于外生殖器及肛门周围皮肤黏膜湿润区，男性多见于冠状沟、龟头、包皮、包皮系带、尿道口；女性多见于大小阴唇、阴蒂、子宫颈、阴道及肛周，偶有生殖器以外的部位感染，如腹股沟区、口腔、乳房等。初起为小而柔软的淡红色小丘疹，逐渐增大增多，融合成乳头状、菜花状或鸡冠状增生物，根部可有蒂（图 13-4）。表面潮湿，有时形成糜烂及渗液，易被细菌感染，有臭味。少数患者因过度增生成为巨大尖锐湿疣（图 13-5），可发生恶变。自觉有痒感，但多数病人自觉症状，少数感觉局部瘙痒。阴道、子宫颈尖锐湿疣可出现阴道白带增多。

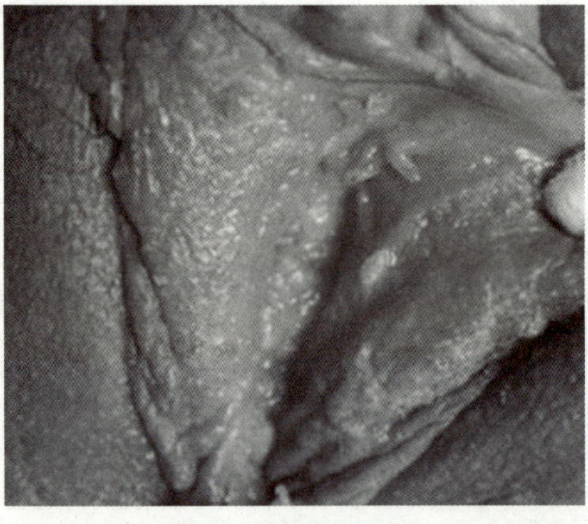

图 13-4 尖锐湿疣

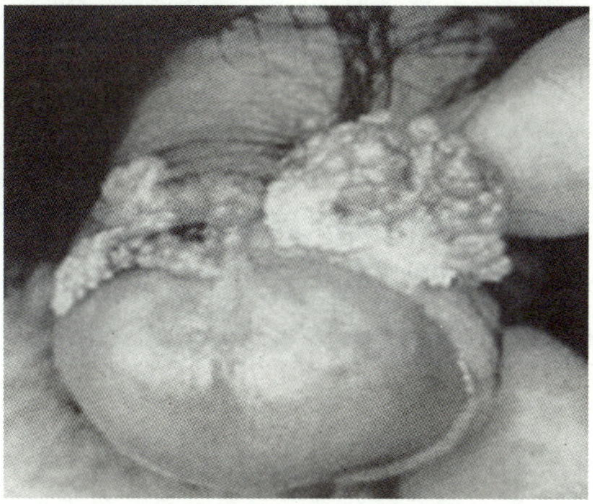

图 13-5 巨大尖锐湿疣

【辅助检查】

1. 组织病理检查

此项检查可见表皮呈乳头瘤样增生，颗粒层和棘层上部细胞有明显空泡形成，胞质着色淡，核浓缩深染，核周围有透亮的晕（凹空细胞），为特征性改变。

2. 醋酸白试验

用3%~5%的醋酸液局部外涂或湿敷3~5min后，可见在HPV感染区域发白，即所谓的“醋白现象”，醋白试验对早期辨认尖锐湿疣是一个简单易行的检查方法。

3. 病毒检测

PCR方法检测HPV病毒。

【治疗原则】

本病治疗以局部去除疣体为主，辅助抗病毒和提高免疫功能药物治疗。

1. 内服药物治疗

顽固或复发病例可注射干扰素、左旋咪唑、转移因子等。

2. 外用药物治疗

外涂5%氟尿嘧啶霜或氟尿嘧啶注射液，每天1~2次，有较好效果，亦可外用酞丁胺搽剂、足叶草脂、三氯醋酚等。

3. 物理疗法

（1）冷冻治疗法：液氮冷冻，损害多者可分次进行。

（2）激光治疗法：使用CO_2激光烧灼疣体。

（3）电灼治疗法：利用高温直接烧灼疣体。

4. 外科治疗

此法适用于单发或巨大尖锐湿疣。

【护理评估】

1. 评估患者发病情况

评估内容包括患者一般情况、发病相关因素、有无不洁性生活史、有无接触史、诊疗情况、既往史等。

2.评估患者身心状况

评估内容包括身体状况、心理社会状况、辅助检查等。

【护理诊断】

（1）焦虑、悲观与本病易复发并有传染性有关。

（2）自尊紊乱与患疾病的性质、社会部分人群对患者的歧视有关。

（3）身体不适与疣状物侵犯皮肤黏膜有关。

（4）有感染的危险与局部处理后，皮肤破损、溃烂有关。

（5）知识缺乏与缺乏尖锐湿疣感染途径及预防措施的相关知识有关。

【护理措施】

1.心理护理

主动热情、耐心诚恳的态度对待患者，给予患者积极的心理支持，解除其思想顾虑和心理负担，使患者能积极接受正规诊断和治疗。

2.病情观察

护理人员观察疣体形状、大小及气味变化，嘱患者适当休息，少活动，减少局部摩擦，防止出血和感染。

3.用药护理

治疗药物多用于顽固性、复发性尖锐湿疣。在局部治疗的基础上可选用免疫调节剂或抗病毒药物，护理人员注意观察疗效和用药的不良反应。

4.物理治疗

护理人员需熟悉各种治疗方法，备齐用物配合医生进行换药，做好消毒隔离、器械污物处理工作。注意液氮冷冻、外用药使用后的局部皮损变化，及时观察治疗效果。

5.健康教育

（1）宣传本病知识，护理人员讲解好发部位的皮损如何保护，减少摩擦产生的红肿、破溃。疾病易反复，需耐心讲解疾病发生、发展及治疗过程，减轻患者心理压力，解除思想包袱，缓解焦虑情绪。

（2）定期随访，因本病潜伏期长，各种治疗后均有复发可能，故应注意随访。护理人员做好患者药物使用的院外指导，完全治愈前避免性生活。

（3）提倡使用避孕套，避免婚外性行为，洁身自爱。

（4）一旦复发及时治疗，性伴侣或配偶应同时去医院检查。治疗期间避免性生活。患者内裤、浴巾等应单独使用和消毒处理。

第四节　梅　　毒

梅毒（syphilis）是由梅毒螺旋体（treponema pallidum，TP）引起的一种慢性传染病，主要通过性交传染。早期梅毒主要侵犯皮肤和黏膜，造成皮肤黏膜损害，晚期梅毒能侵犯心血管、神经系统等重要脏器。

【病因与传染途径】

1.病因

病原体为梅毒螺旋体，由于它无色透明，一般染色不易着色，故又称苍白螺旋体，光学显微镜很难观察到，临床上常用暗视野显微镜进行检查。梅毒螺旋体在适当生活条件下进行分裂生殖，在体外不易生存，干燥、阳光照射、肥皂水和一般消毒剂均可迅速将其杀死。但在潮湿的环境中，可存活数小时，4 ℃可存活 3d，−78 ℃保存数年仍具有传染性。

2.传染途径

梅毒患者是梅毒唯一的传染源，患者的血液、精液、乳汁和唾液中均有梅毒螺旋体存在。主要的传播途径是通过性交在黏膜擦伤处传染，早期梅毒患者最具有传染性。孕妇可通过胎盘传给胎儿，可引起死产、流产、早产或胎传梅毒，感染一般发生在妊娠 4 个月以后。若孕妇产道有梅毒病灶，分娩过程中新生儿通过产道时由于头部、肩部擦伤处而发生产道感染。此外，接吻、哺乳、输血、衣裤、被褥、浴具等可间接传播，但间接传染的概率很小。经医疗器械也可感染致病。

【临床表现】

梅毒可根据传染途径的不同而分为后天（获得）性梅毒与先天（胎传）性梅毒（图 13-6）。

- 梅毒分期
  - 后天性梅毒（获得性梅毒）
    - 早期梅毒（病程＜2 年）
      - 一期梅毒
      - 二期梅毒
      - 早期潜伏梅毒
    - 晚期梅毒（病程＞2 年）
      - 三期皮肤、黏膜、骨骼梅毒
      - 心血管梅毒
      - 神经梅毒
      - 晚期潜伏梅毒
  - 先天性梅毒（胎传性梅毒）
    - 早期先天梅毒（＜2 岁）
    - 晚期先天梅毒（＞2 岁）
      - 皮肤、黏膜、骨骼梅毒
      - 心血管梅毒
      - 神经梅毒
      - 潜伏梅毒

图 13-6　梅毒临床分型与分期

1.后天性梅毒

此型可分为早期（一期和二期）、晚期（三期）和潜伏梅毒。早期梅毒传染性强，病期在 2 年内；晚期梅毒病期 2 年以上；潜伏梅毒为有感染史，梅毒血清反应阳性而无临床表现。

2.先天性梅毒

此型无一期梅毒症状，其他同后天性梅毒。早期先天性梅毒年龄小于 2 岁，晚期先天性梅毒年龄大于 2 岁。

【临床表现】

1.后天性梅毒

（1）一期梅毒：主要表现为硬下疳（图 13-7）。潜伏期一般为 2~4 周，最常见的发病部位是外生殖器，男性发生于阴茎、冠状沟、龟头、包皮及系带上，女性好发于大小阴唇、阴唇系带、子宫颈上，同性恋男性常见于肛门或直肠等处。也可发生于口唇、乳房、手指等处。典型的硬下疳初为小红斑，迅速发展为浸润性丘疹，逐渐增大形成硬结。表面破溃形成溃疡，溃疡边缘整齐，周围隆起，溃疡面较清洁，软骨样硬度，无疼痛及压痛，内含大量梅毒螺旋体，传染性很强。硬下疳出现 1 周后，患处附近淋巴结和单侧腹股沟淋巴结呈无痛性、非化脓性肿大，能活动，淋巴结穿刺检查可见大量的梅毒螺旋体。如不治疗一般经 3~8 周自愈。

（2）二期梅毒：一期梅毒未经治疗或治疗不彻底，梅毒螺旋体由淋巴系统进入血液循环，形成梅毒螺旋体血症，播散至全身，引起皮肤黏膜损害，形成二期梅毒疹。一般发生在感染后 9~12 周。在皮疹出现之前，常先有发热、全身不适、头痛等前驱症状，而后出现皮肤、黏膜表现，少数患者累及骨骼、神经系统等内脏器官。

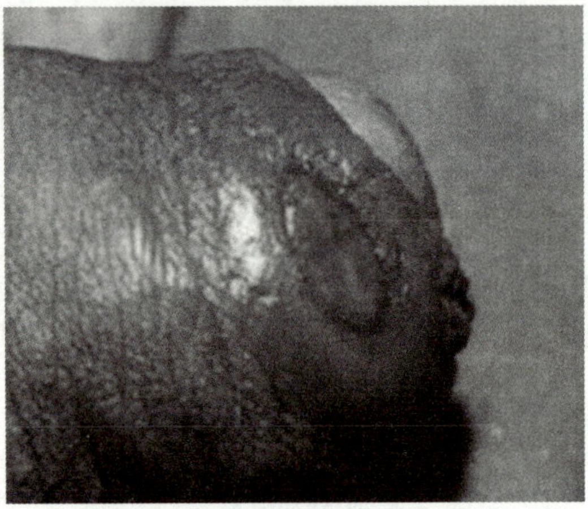

图 13-7　硬下疳

皮肤黏膜损害包括：a.梅毒疹。皮肤损害形态多种多样，其中以斑疹性和丘疹性梅毒疹最常见（图 13-8）。有时会出现脓疱性梅毒疹及梅毒性白斑。分布广泛而对称，无自觉症状或仅轻微瘙痒。皮肤黏膜损害含大量螺旋体，传染性强。梅毒血清反应强阳性。二期梅毒皮疹 1~2 个月后可自行消退，但在 1~2 年内可反复出现。b.口腔黏膜损害。常与皮损伴发。口腔黏膜部扁平、圆形糜烂面，边缘清楚，表面有湿润灰白色伪膜，含大量梅毒螺旋体，传染性极强。好发于舌、咽、扁桃体、牙龈处，亦见于小阴唇、阴道和宫颈部。c.扁平疣。好发于肛周、外生殖器、会阴、腹股沟及股内侧等部位。损害表现为肉红色或粉红色扁平丘疹或斑块，表面糜烂湿润或轻度结痂，单个或多个，内含大量梅毒螺旋体，传染性强。d.梅毒性秃发。病菌侵犯毛囊造成毛发区血供不足所致。表现为局限性或弥漫性脱发，呈虫蚀状，头发稀疏，长短不齐，可累及长毛和短毛；秃发非永久性，及时治疗后毛发可以再生。

其他损害：可出现骨关节损害引起骨膜炎、关节炎、骨炎、骨髓炎等；眼损害引起虹膜炎、虹膜睫状体炎、视网膜炎、视神经炎等；神经损害主要有无症状神经梅毒、梅毒性脑膜炎、脑血管梅毒等。

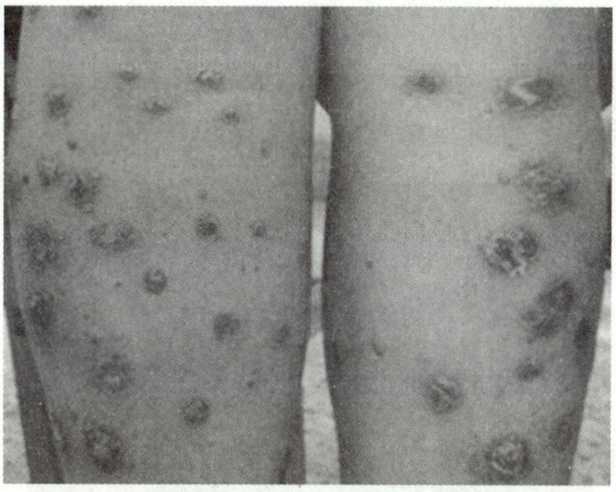

图 13-8 梅毒疹

（3）晚期梅毒：发生在感染 2 年后，早期梅毒未经治疗或治疗不充分所致，40% 患者发生三期梅毒。除皮肤黏膜损害外，还常累及心血管、神经和骨骼系统。

皮肤黏膜损害：晚期梅毒的皮肤黏膜损害数目少，分布不对称，破坏性大，常见的有 a.结节性梅毒疹。铜红色结节，成群不融合，呈环形、蛇形和星形。破溃后底面凹凸不平，边缘呈堤状，愈后留有羊皮纸样瘢痕。常见于头部、背部及四肢伸侧。b.树胶肿。亦称梅毒瘤（图 13-9）。出现时间较晚，为皮下结节增大后中心坏死，形成边沿锐利的溃疡，分泌带血性树胶样脓液。常单发，好发于头、面及小腿。

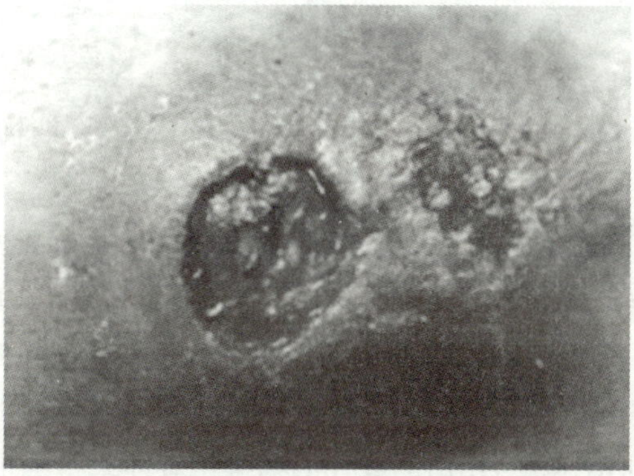

图 13-9 树胶肿

骨梅毒：发生率仅次于皮肤黏膜损害。最常见的是长骨骨膜炎，表现为骨骼疼痛、骨膜增生，胫骨受累后形成佩刀胫，骨髓炎、骨炎及关节炎可导致病理性骨折、骨穿孔、关节畸形等。

眼梅毒：表现类似于二期梅毒眼损害。

心血管梅毒：发生率为 10%，多在感染 10~20 年后发生。表现为单纯性主动脉炎、主动脉瓣关闭不全、冠状动脉狭窄或阻塞、主动脉瘤及心肌树胶肿等。

神经梅毒：发生率为 10%，多在感染 3~20 年后发生。主要类型有无症状神经梅毒、麻痹型痴呆、脑膜血管型神经梅毒等。

2.先天性梅毒

（1）早期先天梅毒：患儿常早产，发育差，营养不良、消瘦、脱水、皮肤松弛，貌似老人。多在出生后 3 个月以内出现症状，损害好发于口周、臀部、掌跖等处，为深红色浸润性斑块，表面大片脱屑（图13－10）。发生在口周或肛周者，常呈放射状皲裂，愈后留有放射状瘢痕，具有特征性。黏膜损害主要是鼻黏膜肿胀，糜烂。重者发生溃疡或坏死，鼻中隔破坏形成鞍鼻。此外还可侵犯骨骼、内脏等，全身淋巴结肿大。

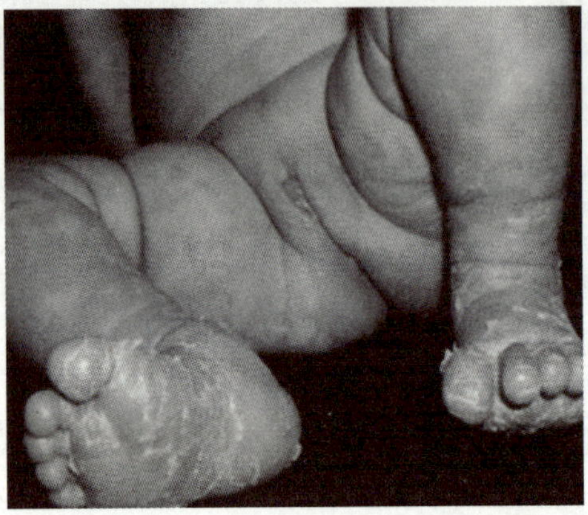

图13－10　先天性梅毒

（2）晚期先天梅毒：多在2岁以后发病。除与后天三期梅毒相同外，还有三大特征：①基质性角膜炎，严重影响视力；②神经性耳聋，突然发生听力障碍，甚至耳聋；③哈钦森齿，门齿游离缘呈半月形缺损，表面宽基底窄，牙齿排列稀疏不齐。哈钦森齿、神经性耳聋和基质性角膜炎合称哈钦森三联征。

【辅助检查】

1.梅毒血清试验

此项检查是梅毒主要的检查方法和确诊的主要依据，一般一期梅毒后期和二期梅毒时呈阳性反应。

（1）非梅毒螺旋体抗原血清试验：以心磷脂做抗原，检查血清中抗心磷脂抗体。临床上常用的性病实验室玻片试验（VDRL）、不加热血清反应素试验（USR）、快速血浆反应素试验（RPR）等均为筛查试验。敏感性高，特异性低，且易发生生物学假阳性。目前一般作为筛选和定量试验，观察疗效、复发及再感染。

（2）梅毒螺旋体抗原血清试验：用活的或死的梅毒螺旋体来检测抗梅毒螺旋体抗体，是特异性梅毒血清学试验，用于确诊。常用荧光螺旋体抗体吸收试验（FTA-ABS）、梅毒螺旋体血凝试验（TPHA）。即使患者经过足够治疗，血清反应持续阳性。因此，该试验不能用于观察疗效。

2.梅毒螺旋体检查

检查皮损处的梅毒螺旋体，尤其是硬下疳、扁平湿疣和黏膜损害。暗视野检查对早期诊断具有十分重要的价值，特别是一期梅毒。在皮损处用玻璃片刮取组织渗出液或淋巴结穿刺液，涂片用暗视野显微镜检查见有活动的梅毒螺旋体即可确诊。免疫荧光染色检查用异硫氰酸荧光素（FITC）标记的抗梅毒螺旋体抗血清，加入待检早期梅毒损害分泌物，在荧光显微镜下观察，可见绿色荧光者为阳性。

3.其他

脑脊液检查，X线、彩超、CT和MRI检查分别用于骨关节梅毒、心血管梅毒和神经梅毒的辅助诊断。

【治疗原则】

1.早期梅毒

早期梅毒（一期、二期、早期潜伏）选用青霉素，如苄星青霉素G（长效西林），240万U，分两侧臀部肌注，每周1次，共2~3周；普鲁卡因青霉素G，80万U，肌内注射，每天1次，连续10~15d，总量800万~1 200万U。青霉素过敏者可选用头孢曲松钠1.0 g/d静脉注射，连续10~14d，或口服四环素类药物，或大内酯类药物，连服15~30d。

首次应用青霉素治疗后有的患者出现吉海反应，这是由于螺旋体被青霉素杀死时病原体溶解释放出的异性蛋白所致。此反应多在用药后3~12h出现。表现为流感样症状，如体温上升、头痛、关节痛、全身不适，皮损可暂时加重，骨膜炎疼痛，一般24h缓解。为减轻吉海反应，在治疗前可服用小量泼尼松。

2.晚期梅毒及二期复发性梅毒

晚期梅毒及二期复发性梅毒（包括晚潜伏梅毒）选用苄星青霉素G，240万U，分两侧臀部肌注，每周1次，连续3周；普鲁卡因青霉素G，80万U，每天1次，肌注连续20d为一疗程。也可根据情况停药，2周后进行第2个疗程。

3.先天梅毒

（1）早期先天梅毒：脑脊液异常者选用水剂青霉素G，10万~15万U/（kg·d），分4~6次静脉注射，连续10~14d；或普鲁卡因青霉素G，5万U/（kg·d）肌内注射，连续10~14d为1个疗程，可用1~2个疗程。

（2）后期先天梅毒：水剂青霉素G，20万~30万U/（kg·d），每4~6h1次，静注或肌注，连续10~14d。

【护理评估】

1.评估患者发病情况

评估内容包括患者一般情况、致病因素、有无不洁性生活史、吸毒史、有无接触史、诊疗经过、既往史、家族史等。

2.评估患者身心状况

评估内容包括患者身体状况、器官损伤情况、心理社会状况、辅助检查等。

【护理诊断】

（1）焦虑、悲观与疾病病程长及社会舆论导致心理负担加重有关。

（2）皮肤完整性受损与梅毒螺旋体病毒引起皮肤、黏膜破损及组织器官衰竭有关。

（3）有感染的危险与梅毒螺旋体感染有关。

（4）知识缺乏与缺乏预防和治疗梅毒相应知识有关。

（5）自尊紊乱与社会对梅毒的歧视和患者自责心理有关。

【护理措施】

1.一般护理

早期梅毒传染性极强，应注意隔离治疗，为患者单独安置病房治疗，加强消毒隔离措施。患者的用物单独处理，按传染病消毒方法执行。医护人员加强自我保护，按传染病隔离制度执行，接触患者要穿隔离衣。戴手套为患者穿刺时，防止刺破皮肤黏膜而感染。对患者的每一项操作严格按照无菌操作原则，避免医源性感染。

晚期梅毒患者应卧床休息，因部分患者可能会出现发热、疼痛、皮肤和黏膜损害甚至精神神经症状，护理人员加强生活护理和给予对症措施。晚期患者因内脏器官受累出现一系列脏器感染和衰竭症状，应进行保护性隔离治疗，加强肠外营养增加机体抵抗力，并加强生活护理。皮肤黏膜有深部溃疡出现者，需加强无菌换药。

护理人员对患者的情感应表示理解和同情，尊重患者的人格，提供宽松的医疗环境，维护患者的隐私权，主动与患者加强沟通，取得患者的信赖，详细询问或鼓励患者说出自己的心理感受，针对患者的心理特点，有目的地进行心理疏导，指导患者正确对待疾病、客观地接受现实，帮助其建立治愈的信心和生活的勇气，鼓励患者表达心理感受，适时发泄不良情绪，积极配合治疗。同时鼓励家属多关心、体贴患者，理解患者的心理感受，不要孤立和歧视患者，使患者感受到家庭温暖和关怀，认识到自己以前的过失行为，树立正确的人生观、价值观，动员患者积极参加一些有利于身心健康的活动，增加社会交往，保持轻松愉快的心情。

2.药物护理

严格执行青霉素皮试制度，观察药物反应，首次用药后3~12h可发生吉海反应，持续5~6h自行缓解（可备好抗过敏药物），对此反应护理人员要告知患者让其安心，若其发生过敏性休克症状应及时通知医生，做好急救处理。

3.健康教育

（1）宣传疾病知识，讲解治疗过程和传播途径，能使患者了解疾病知识，正确认识疾病给自身、他人、社会带来的不利影响及危害。宣传教育，严禁卖淫、嫖娼，避免婚外性行为。对患者性伴侣进行检查、诊治，防止性病的再传播与再感染。

（2）定期门诊复查，对妊娠妇女严格产前检查，消除先天梅毒儿和减少胎儿死亡率。对患梅毒的妊娠妇女如发生宫缩明显或胎动减少，应嘱孕妇去产科就诊。

（3）治疗期间避免性生活，注意隔离。污染内裤、浴巾及其他衣物煮沸消毒，分开洗浴用具，禁止与婴幼儿、儿童同床、同浴。

（4）严禁使用不洁的血液制品或其他的生物制品，严禁使用已用过的注射器，推广使用一次性物品。献血时严格把关，对献血者严格审核，严格无菌操作，规范献血制度。严禁吸毒，患者应多阅读吸毒造成社会危害性的材料，加强法制教育，防止犯罪行为发生，避免共用注射器针头。

（5）护理人员嘱患者一定要按医嘱接受正规治疗，不可随意中断。疗程结束后应定期观察随访2~3年，第1年每3个月复查1次，以后每半年复查1次，连续2年，第3年末再复查1次。如发现血清阳性或症状复发，应按医嘱加大药物剂量进行治疗。

第五节　艾　滋　病

艾滋病（acquired immunodeficiency syndrome，AIDS）即获得性免疫缺陷综合征，是由人类免疫缺陷病毒（human immunodeficiency virus，HIV）所致的传染病。

【病因及发病机制】

1.病因

引起艾滋病的病原体HIV是一种逆转录RNA病毒，根据血清学分型，HIV可分为Ⅰ型（HIV-1）和Ⅱ型（HIV-2），其中HIV-1是艾滋病的主要流行型，HIV-2主要在非洲的少数国家呈局限性流行。HIV通过逆转录酶，将其RNA转录为DNA。病毒对热敏感，在56 ℃时30 min可被杀死，各种消毒剂对病毒均有良好的灭活作用。HIV破坏辅助性T细胞（CD4细胞）引起人体细胞免疫严重缺陷，使患者反复出现各种机会性感染和恶性肿瘤，死亡率极高。

2.发病机制

HIV进入体内后，先吸附在宿主细胞（T淋巴细胞）表面上，然后病毒颗粒进入细胞内，整合到细胞的遗传物质上，从而导致宿主细胞的持续性感染，不断地杀伤宿主细胞，使辅助性T淋巴细胞（CD4细胞）数目减少，淋巴系统受到破坏，造成免疫功能缺陷，导致机体发生机会性感染和肿瘤。直接传染源是艾滋病患者及HIV感染者。通过性接触传播、血液传播和母婴传播。

【临床表现】

潜伏期（感染艾滋病病毒到发展为艾滋病的时间）一般为2~15年。艾滋病的窗口期（感染HIV到形成抗体所需时间）为2周~3个月，根据细胞免疫缺陷程度和临床表现的不同，一般艾滋病分为以下3期。

1.急性HIV感染期

在感染HIV 3~4周，可出现非特异性的临床表现，如发热、出汗、乏力、关节痛，部分可出现皮疹，如斑疹、玫瑰糠疹或荨麻疹。也可能出现腹痛、腹泻等。实验室检查白细胞数正常，单核细胞增加，血小板轻度减少。

2.无症状HIV感染期

患者常无任何症状及体征，部分患者全身淋巴结肿大，血清抗HIV抗体阳性，$CD4^{+}$淋巴细胞总数正常。

3.艾滋病期

患者有持续低热、腹泻、体重下降，淋巴结肿大，免疫功能低下，常合并各种机会感染，最具代表性的是卡氏肺孢子虫肺炎；继发各种恶性肿瘤，其中最常见的是卡波西肉瘤（图13-11）。卡氏肺孢子虫肺炎或中枢神经系统的感染是多数艾滋病患者死亡的直接原因。血清中抗HIV抗体阳性，$CD4^{+}$T淋巴细胞数明显下降。

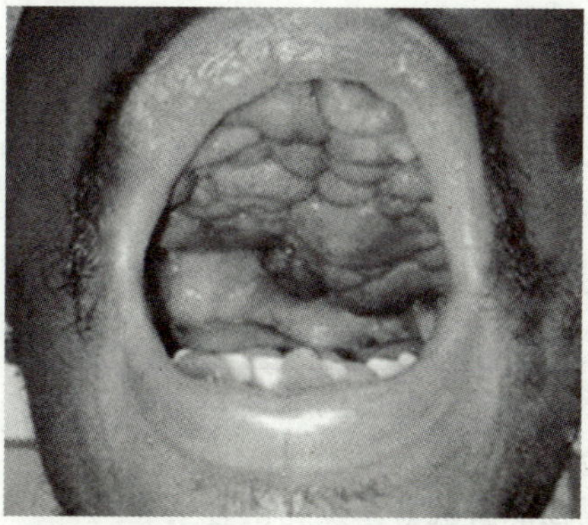

图13-11　卡波西肉瘤

【辅助检查】

1.病毒分离培养

此项检查对诊断有特异性，但昂贵、费时，不能普遍应用。

2.抗体检测

常用酶联吸附试验（ELISA）和免疫印迹试验。前者敏感性及特异性均好，可做初筛试验，需重复两次阳性，才可确定；后者测定病毒的结构蛋白特异性很高，常做确诊试验。

3.免疫功能检查

外周血淋巴细胞减少，$CD4^+ < 200/mm$，$CD4^+/CD8^+ < 1$。

【治疗原则】

1.抗病毒治疗

抗病毒治疗可使用以下几类药物。

（1）核苷逆转录酶抑制剂，如双脱氧肌苷（去羟肌苷）、双脱氧胞苷（扎西他滨）、双氢双脱氧胸苷（司坦夫定）等。

（2）蛋白酶抑制剂，如沙奎那伟（SQR）、瑞托那伟（RTV）、依地那伟（IDV）、肉非那伟（NFV）。目前采用所谓“鸡尾酒疗法”，即用蛋白酶抑制剂与逆转录酶抑制剂联合应用，可取得很好的疗效。

（3）非核苷类逆转录酶抑制剂，如尼维拉平（NVP）、台拉维定（DVD），罗维拉特（LVD）。

2.免疫调节的治疗

免疫调节的治疗使用α－干扰素（IFN-α）、白细胞介素2（IL-2）、丙种球蛋白、胸腺因子等。

3.卡波西肉瘤的治疗

卡波西肉瘤的治疗包括皮损内注射长春新碱、放射治疗和联合化疗。

4.中医治疗

中医治疗主要是增强机体的免疫功能，以调动整体的抗病能力。

【护理评估】

1.评估患者发病情况

评估内容包括患者一般情况、致病因素、有无不洁性生活史、吸毒史、诊疗经过、既往史、家族史等。

2.评估患者身心状况

评估内容包括皮损特征、伴随症状、心理社会状况、辅助检查等。

【护理诊断】

（1）焦虑、恐惧与疾病无法治愈、预感疾病导致死亡及传染他人有关。

（2）有感染的危险与HIV感染和抵抗力下降有关。

（3）组织完整性受损与感染HIV后出现皮疹有关。

（4）营养缺乏与疾病导致身体消耗有关。

（5）知识缺乏与缺乏艾滋病的感染及传播知识有关。

【护理措施】

1.一般护理

患者接受隔离治疗，每天进行病房紫外线照射消毒 1h，定时通风换气。重症患者加强生活护理，对其要求尽可能地满足，并要不断地鼓励患者树立信心，战胜病魔。对过分的要求护理人员不要有怨言和反感，应耐心地说服教育，使患者保持良好的心态。

护理人员进行任何操作时严格按照无菌操作原则，防止医源性感染，也要保护好自身，操作时穿隔离衣、戴手套、戴口罩，认真仔细地进行操作。动作要轻快，减少患者痛苦的时间。

患者身体营养消耗非常大，早期体重下降、腹泻，晚期呈恶病质体质，要大量地增加营养补给，提高免疫力，延长生命的时间。

护理人员多与患者交谈，了解其焦虑程度，耐心讲解病情，减轻精神压力，使患者树立战胜疾病的信心。护理人员对患者做到不歧视，尊重患者的人格，有义务为患者隐私保守秘密，实行保护性医疗。

2.病情观察

患者免疫力低下，易出现皮肤细菌、真菌感染，易出现肿瘤、丧失自理能力、无定向力、无逻辑思维能力，可呈痴呆状，疾病各期护理人员要密切观察病情。对患者加强生活护理，给予生活上的帮助。

3.健康教育

（1）普及关于艾滋病的知识，避免感染者接吻、性交，减少同性恋和性病。减少艾滋病的感染率。建立健全疫情报告的登记制度和性病防治机构，全面开展性病监测，以预防为主，早期发现患者，定期随访，综合治理，才能杜绝性传播疾病的根源。

（2）控制艾滋病的传播途径。规范献血制度，对献血者进行严格审核，避免含有HIV的血制品进入医疗机构。严禁吸毒，防止吸毒人群共用注射器针头，推广一次性注射器的使用。对密切接触者及时进行检测和相关知识宣教。

（3）对孕妇进行严格的HIV化验检查。预防感染HIV的孕妇传染给胎儿，减少胎儿的感染率和死亡率。

（4）防止医源性感染，应用一次性注射器，严格消毒制度。

思考题

患者，男性，35岁，尿道口及肛周出现淡红色的赘生物1月余，伴有痒感，有不洁性生活史。请问：

（1）该患者的初步诊断是什么？

（2）为明确诊断该患者还需哪些辅助检查？

（3）请为该患者制订目前的护理措施。

参考文献

[1] 张学军.皮肤性病学[M].4版.北京：人民卫生出版社，2013.

[2] 吴志华.临床皮肤性病学[M].北京：人民军医出版社，2011.

[3] 吴欣娟.实用皮肤性病科护理及技术[M].北京：科学出版社，2008.

[4] 季素珍.皮肤病性病护理学[M].北京：北京大学医学出版社，2004.

附录 本书彩图

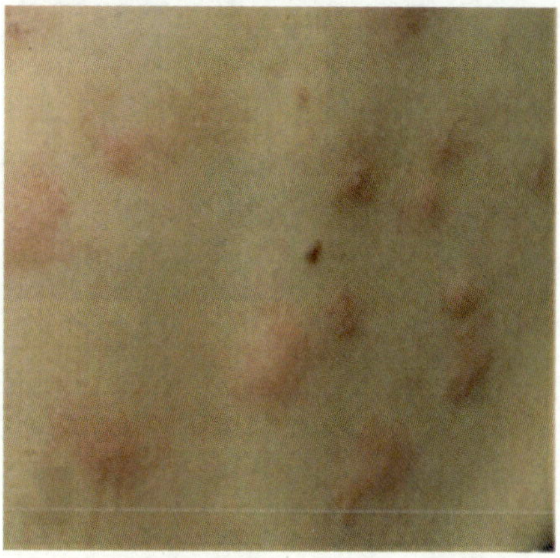

（a）丘疹

（b）斑疹

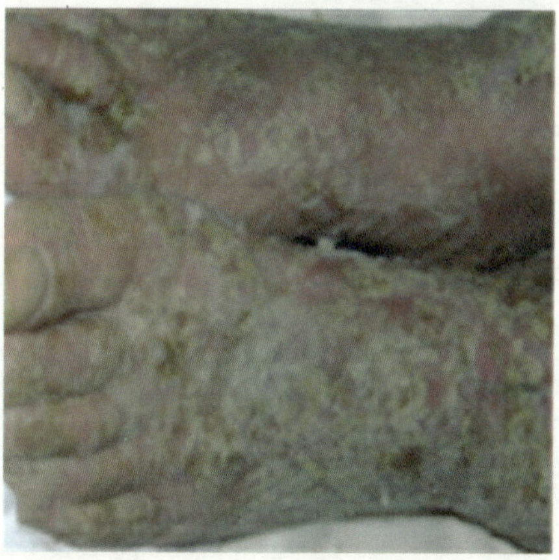

（c）斑块

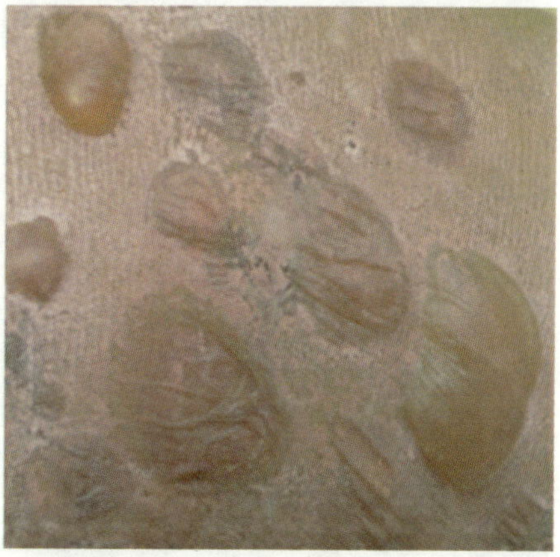

（d）水疱

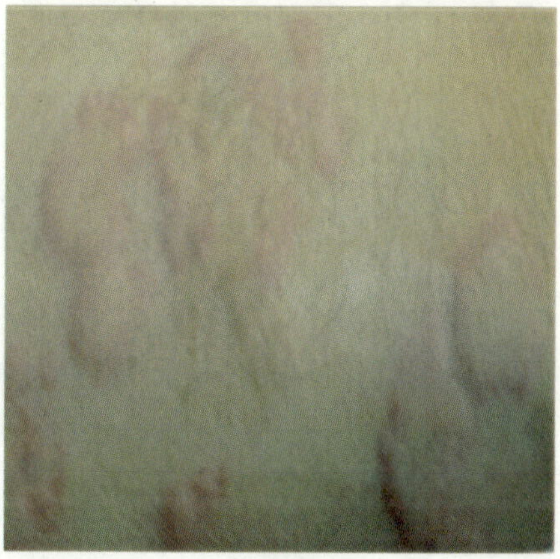

（e）风团

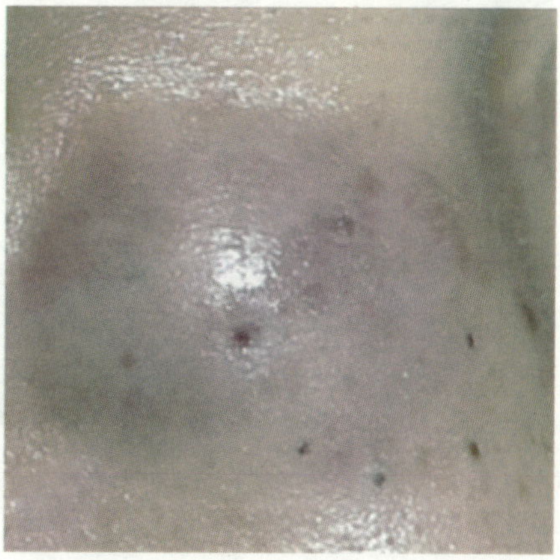

（f）囊肿

图 1-1 原发性皮损

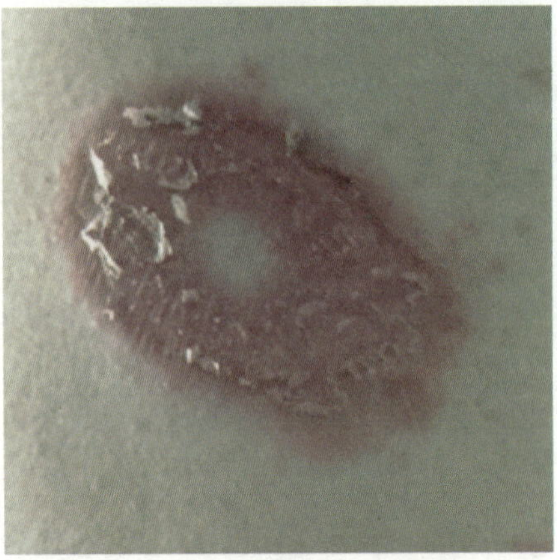

（a）鳞屑

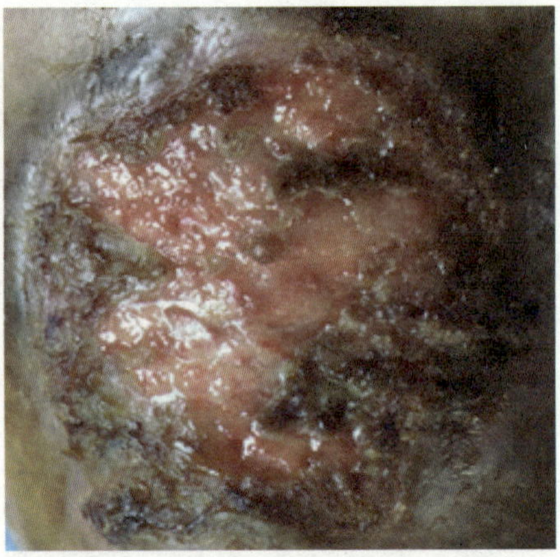

（b）溃疡

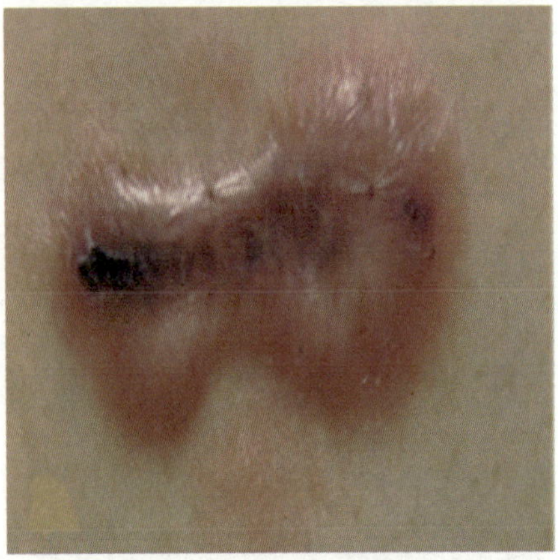

（c）瘢痕

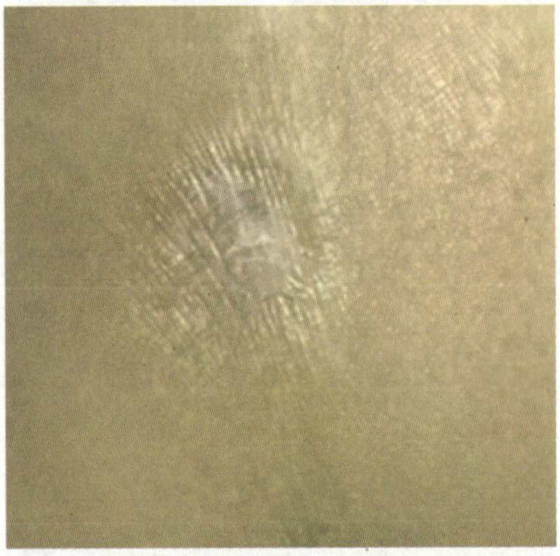

（d）表皮萎缩

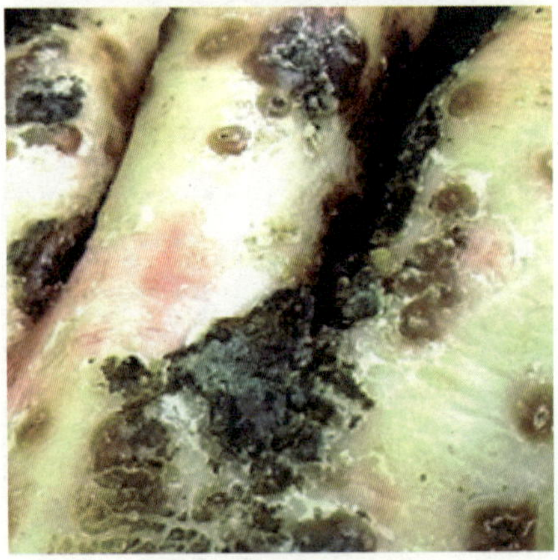

（e）痂

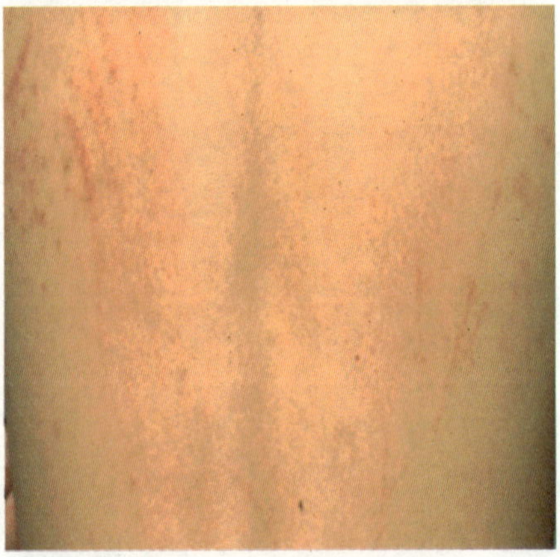

（f）抓痕

图 1－2　继发性皮损

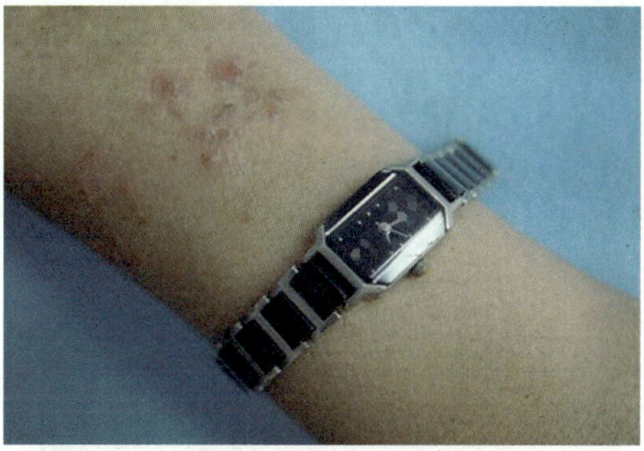
图 2-1 急性接触性皮炎

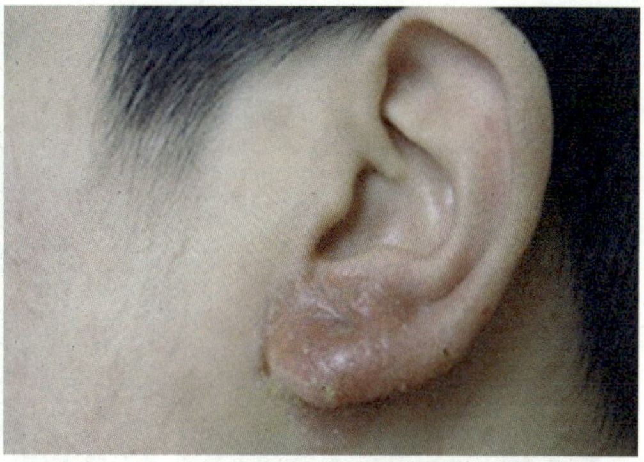
图 2-2 急性湿疹

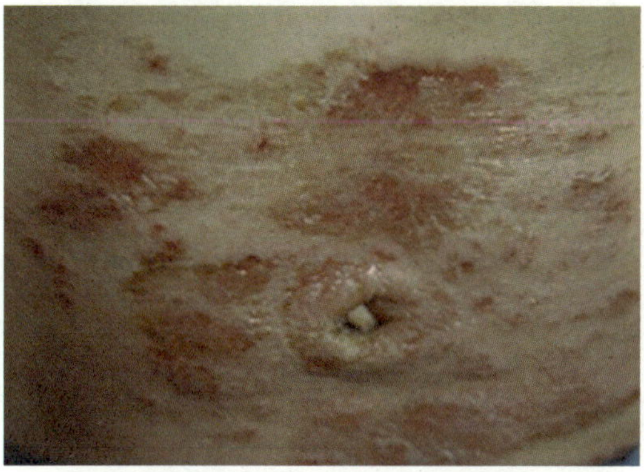
图 2-3 亚急性湿疹

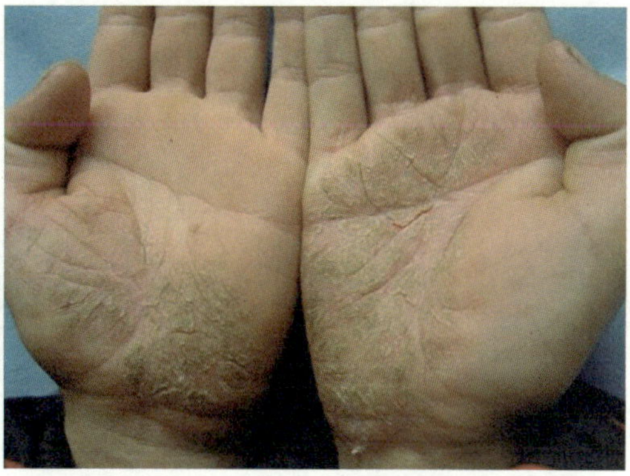
图 2-4 慢性湿疹

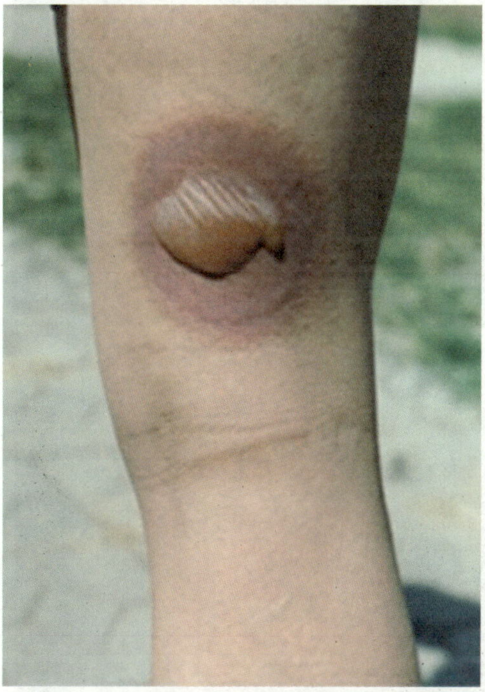
图 2-5 固定型药疹

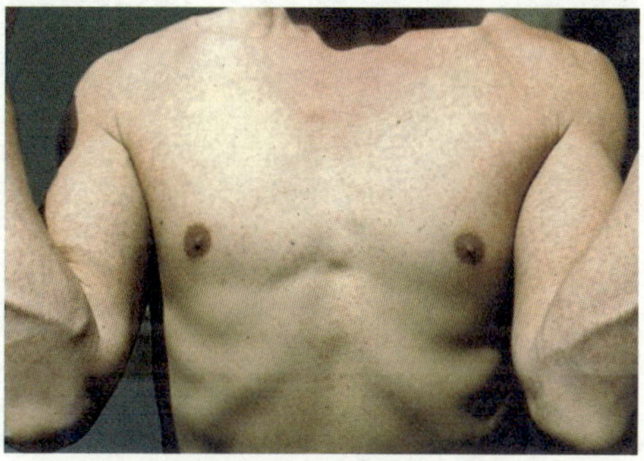
图 2-6 麻疹型药疹

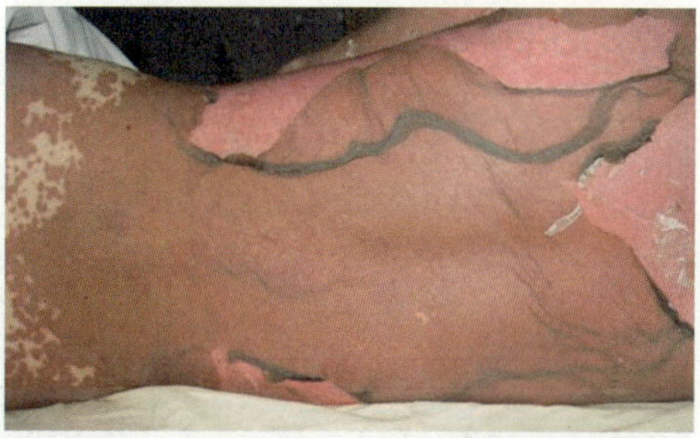
图 2-7 大疱性表皮松解型药疹

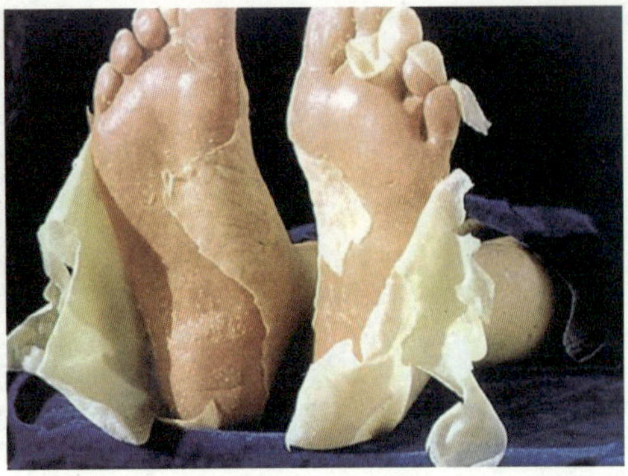

图 2-8　剥脱性皮炎型药疹（袜套样表现）

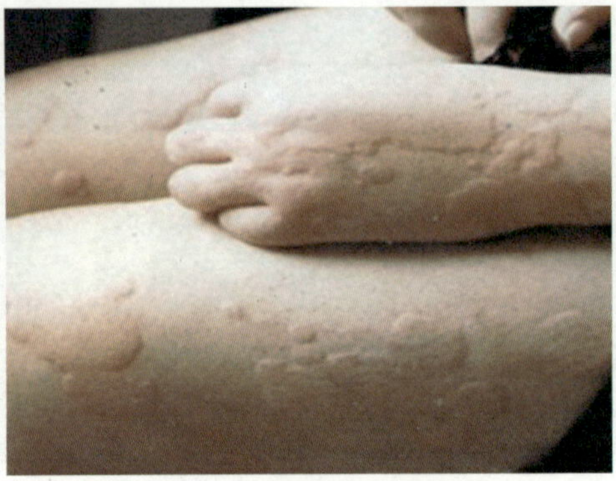

图 3-1　荨麻疹

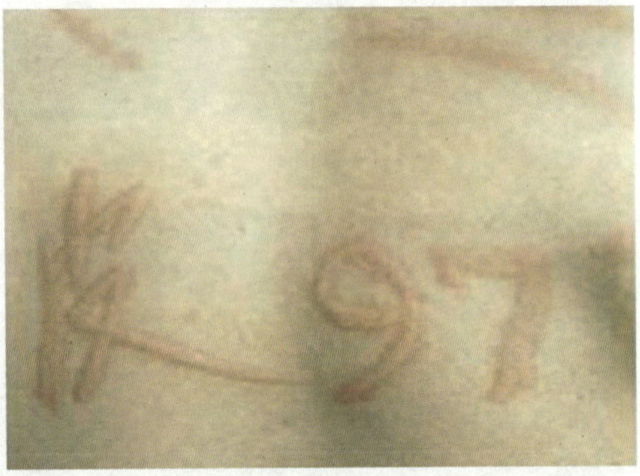

图 3-2　皮肤划痕症

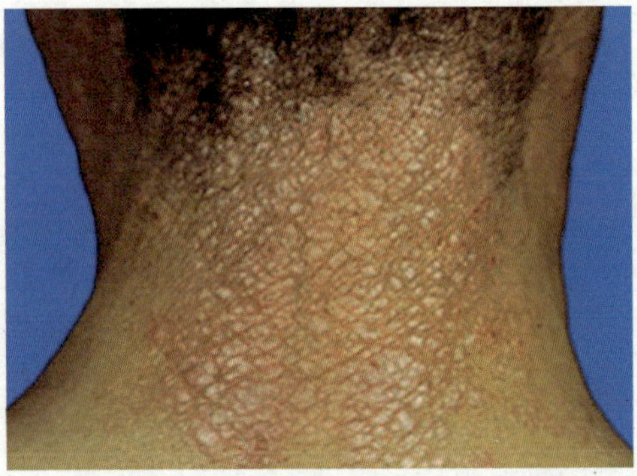

图 3-3　局限性神经性皮炎

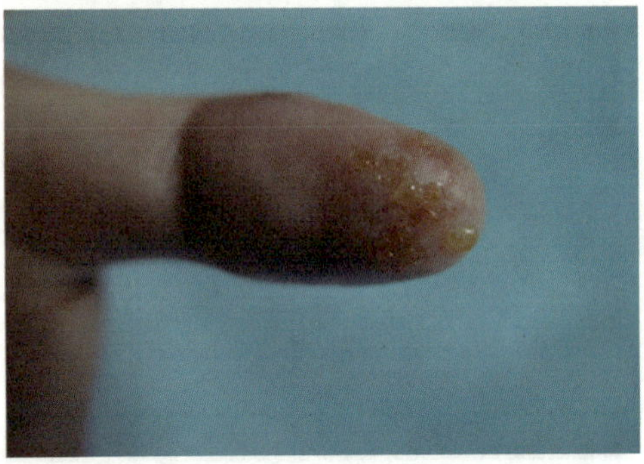

图 4-1　疱疹性湿疹

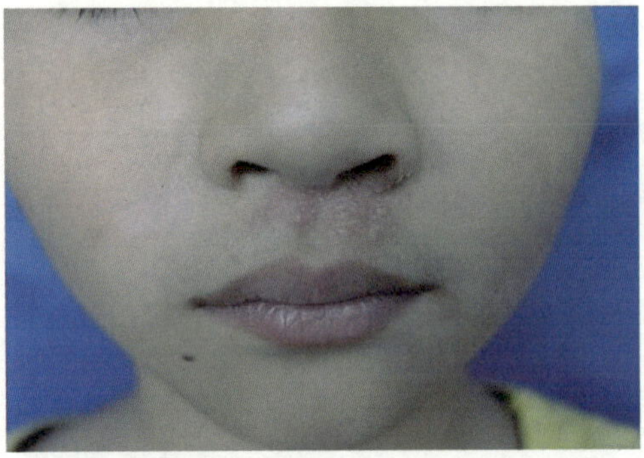

图 4-2　复发型单纯疱疹

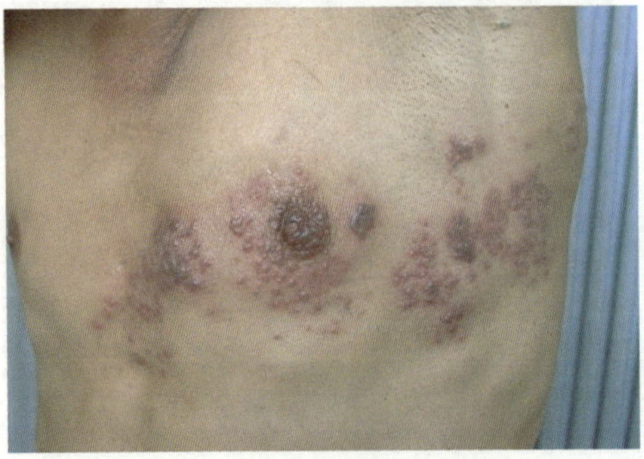

图 4-3　胸肋部带状疱疹

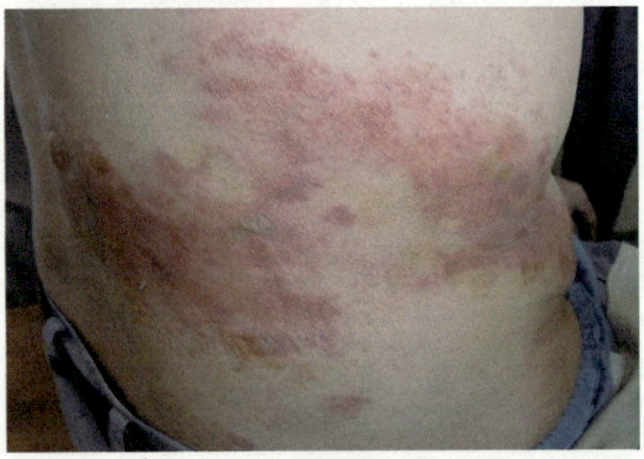

图 4-4　大疱型带状疱疹

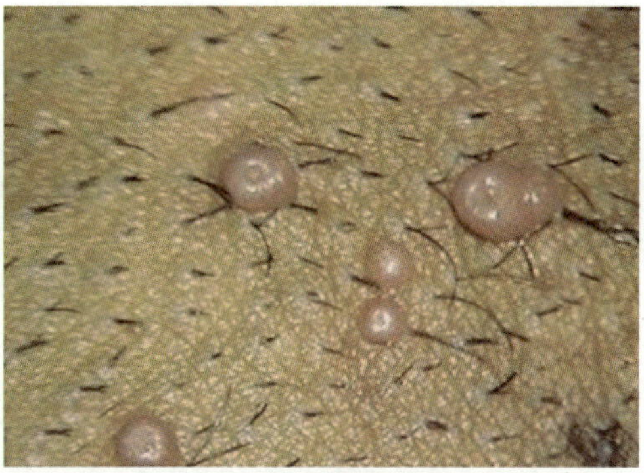

图4-5 传染性软疣

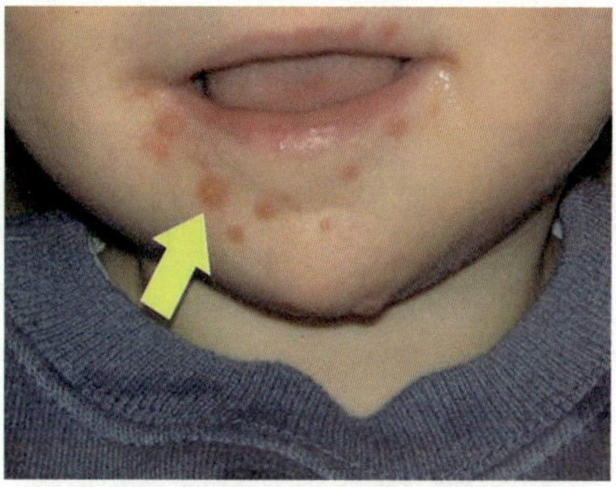

图4-6 手足口病（口周）

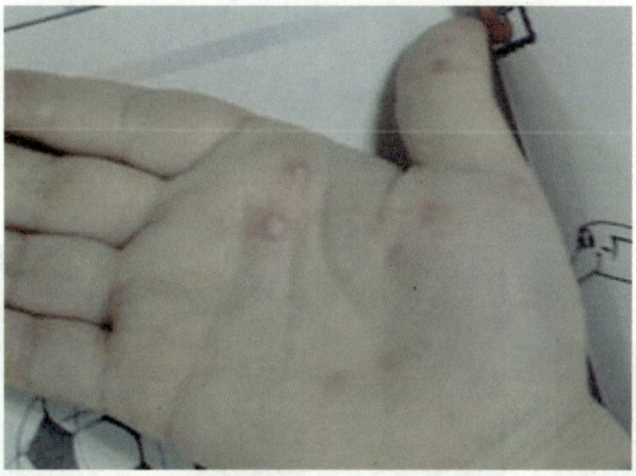

图4-7 手足口病（手部）

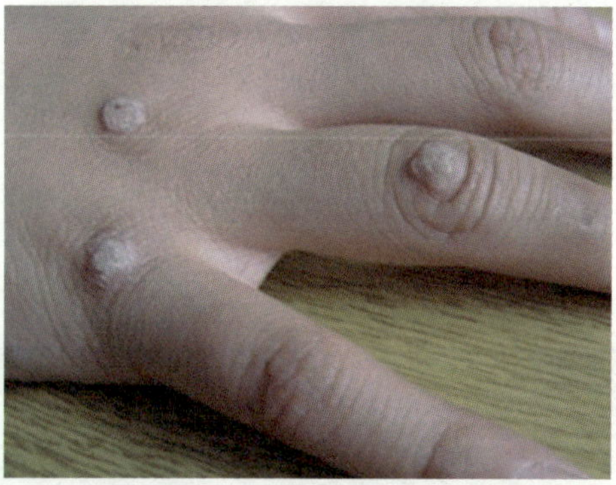

图4-8 寻常疣

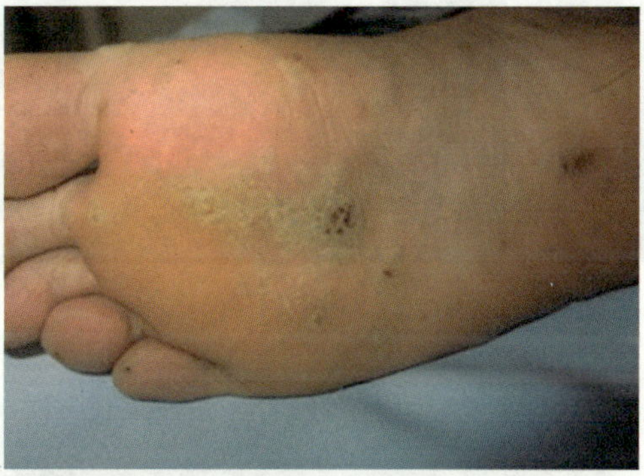

图4-9 跖疣

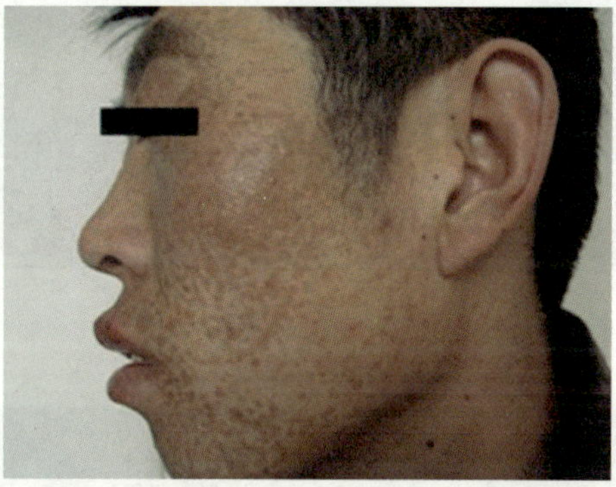

图4-10 扁平疣

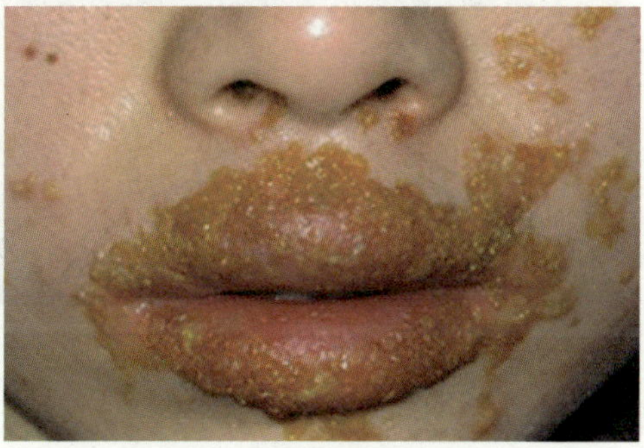

图5-1 寻常型脓疱疮

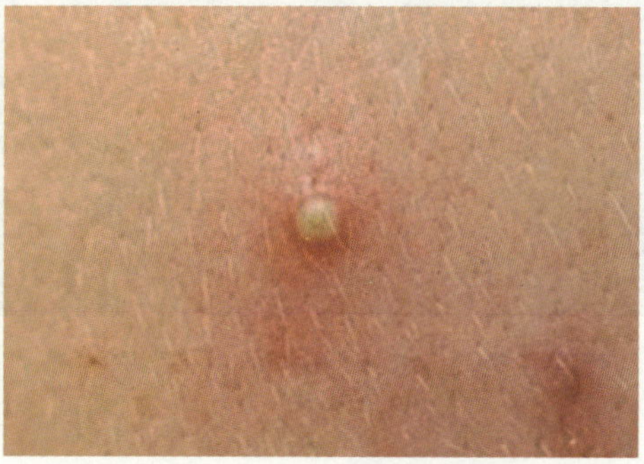

图5-2 毛囊炎

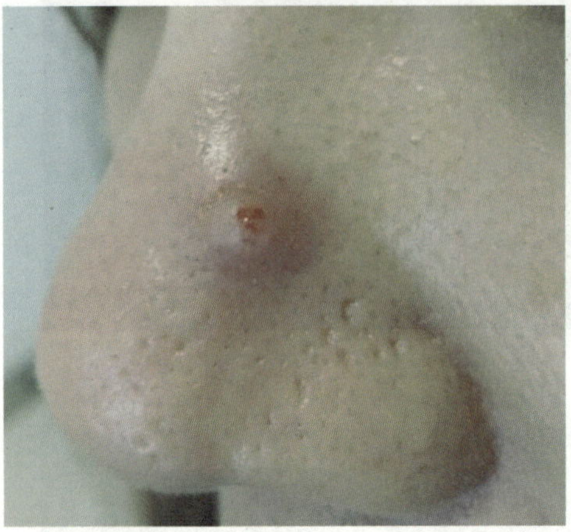

图5-3 疖

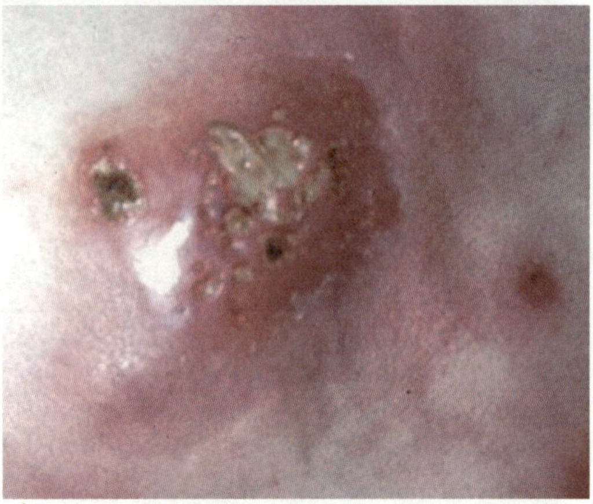

图5-4 痈

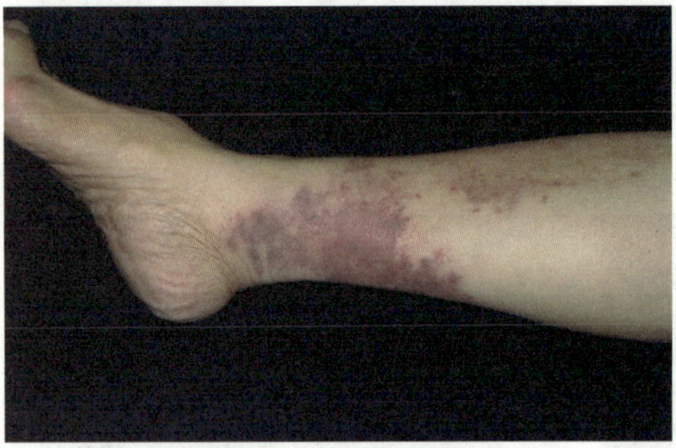

图5-5 丹毒

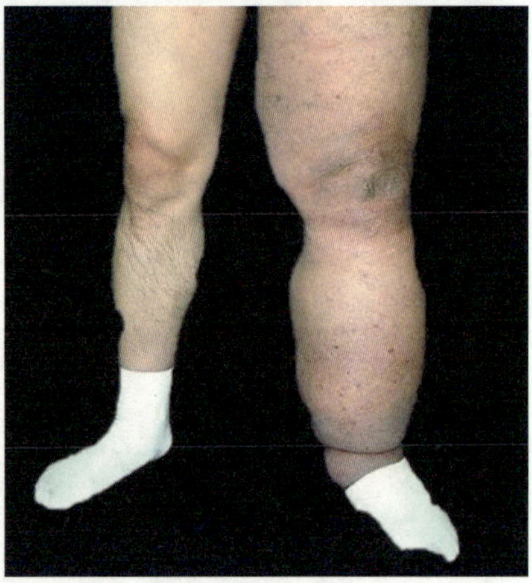

图5-6 象皮肿

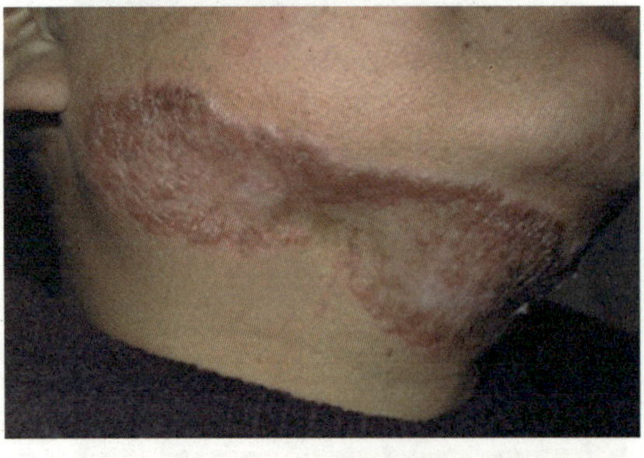

图5-7 寻常狼疮

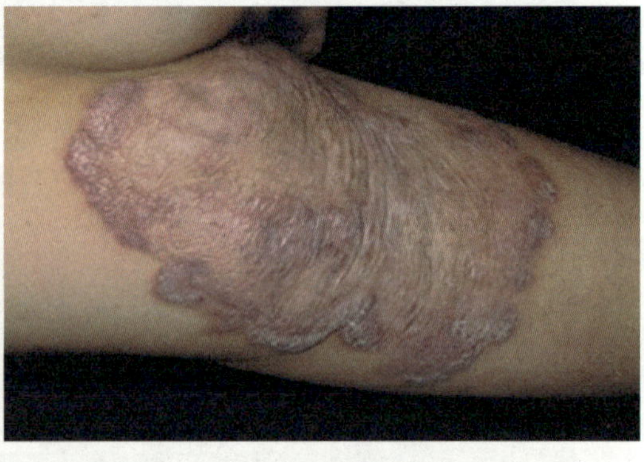

图5-8 疣状皮肤结核

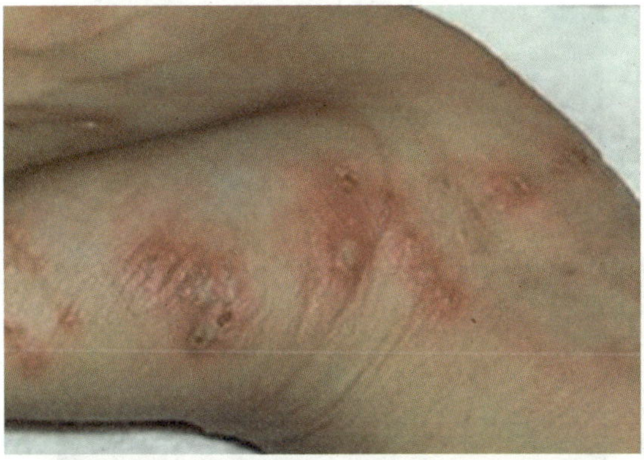
图6-1 疥疮

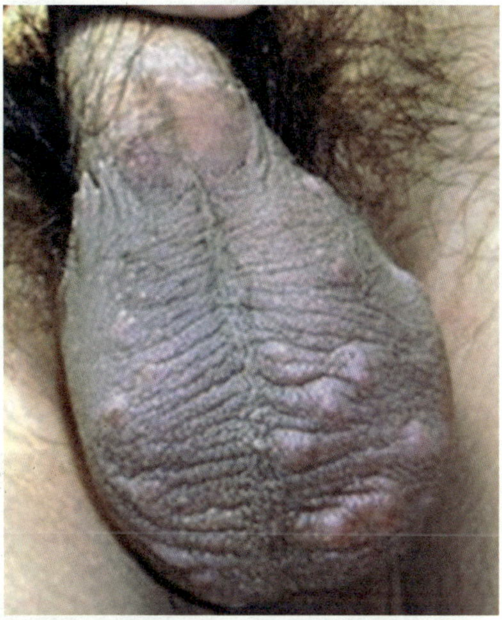
图6-2 疥疮结节

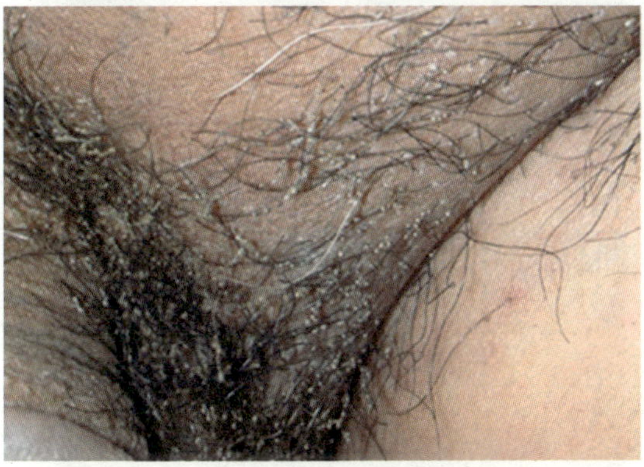
图6-3 阴虱病

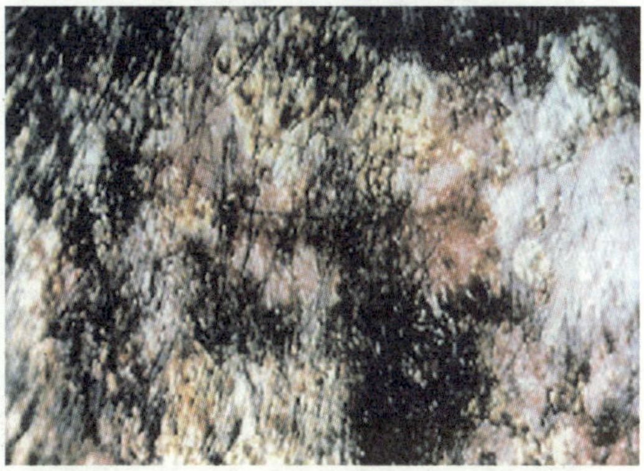
图7-1 黄癣

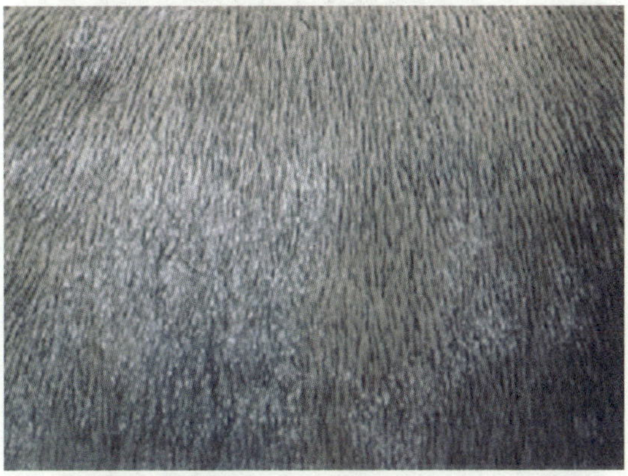
图7-2 白癣

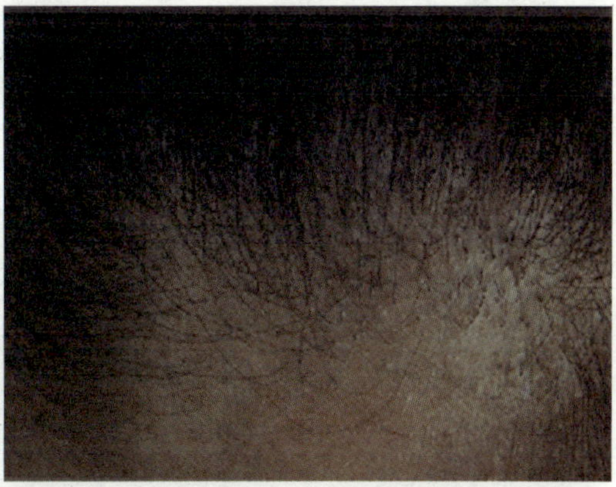
图7-3 黑癣

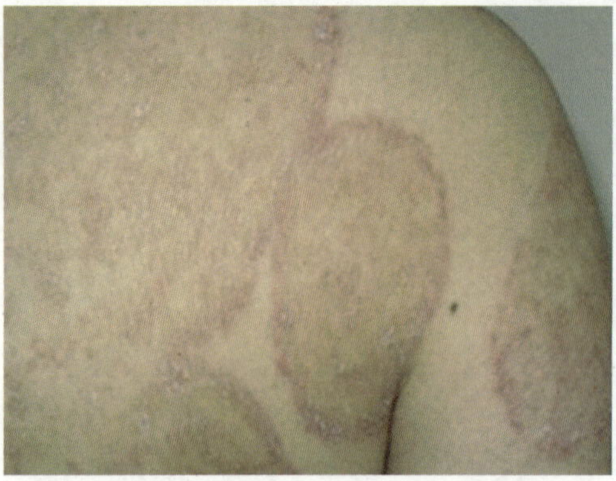
图7-4　体癣

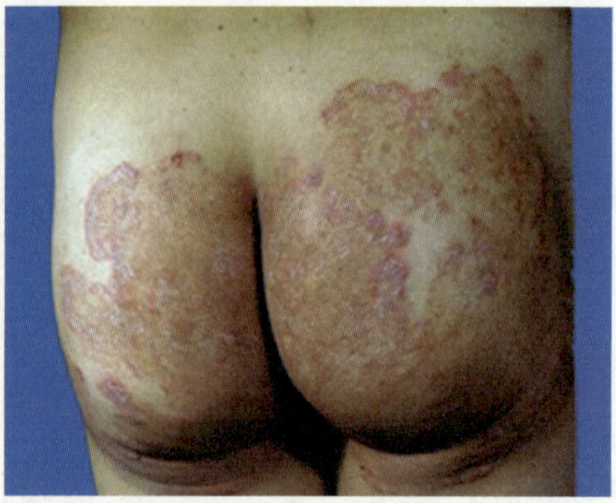
图7-5　股癣

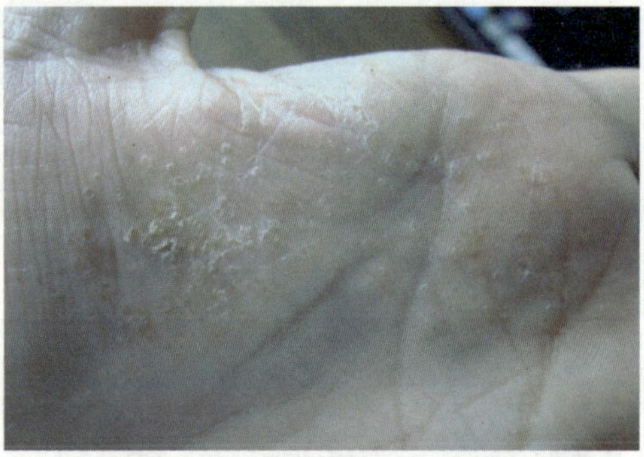
图7-6　水疱鳞屑型手足癣

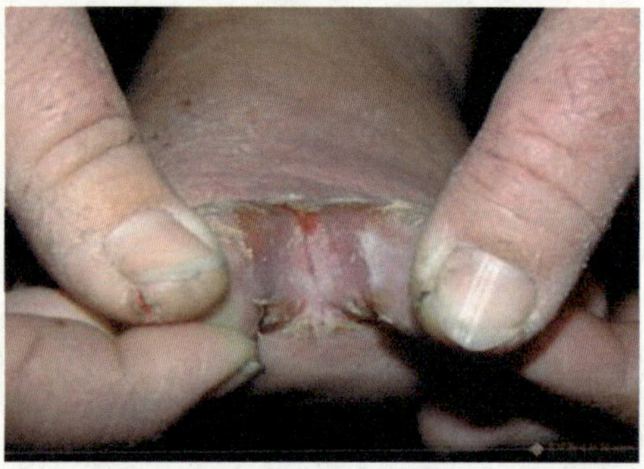
图7-7　浸渍糜烂型手足癣

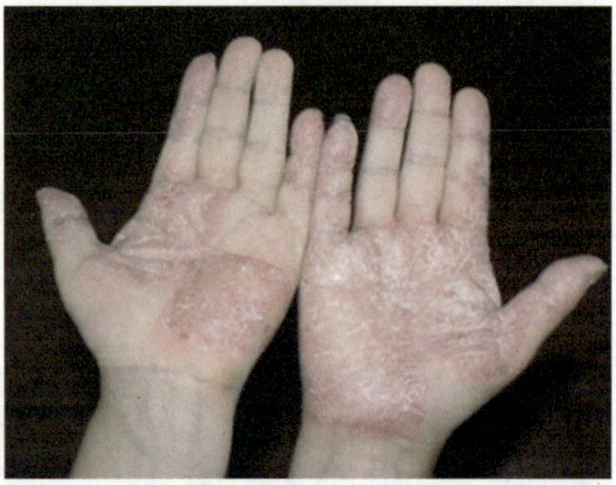
图7-8　角化过度型手足癣

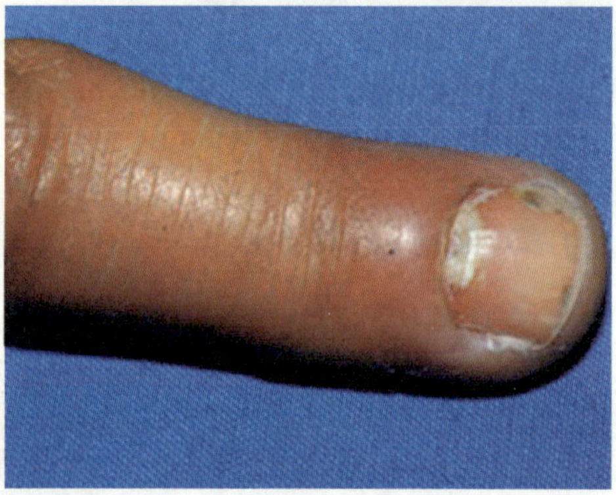
图7-9　白色浅表型甲真菌病

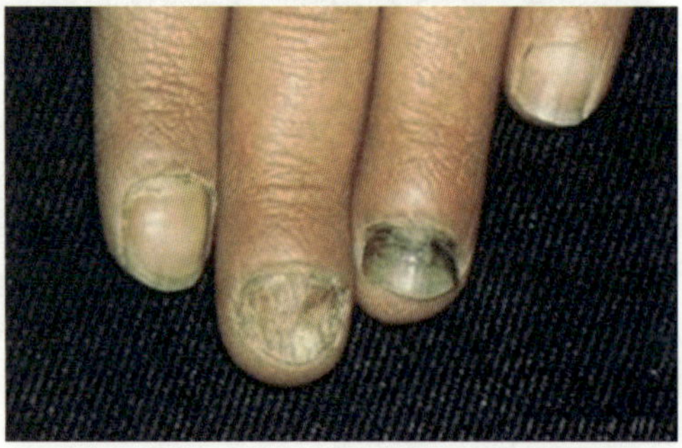
图7-10　远端甲下型甲真菌病

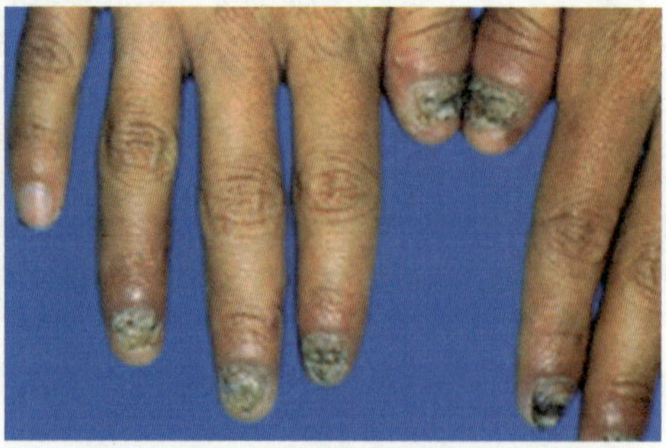
图7-11　全甲毁损型甲真菌病

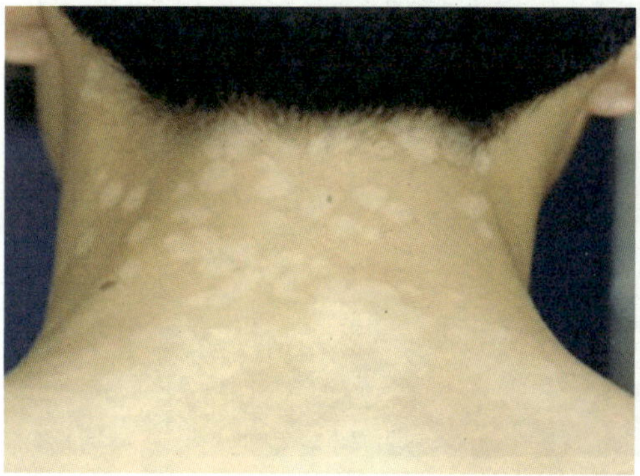
图 7-12 花斑癣

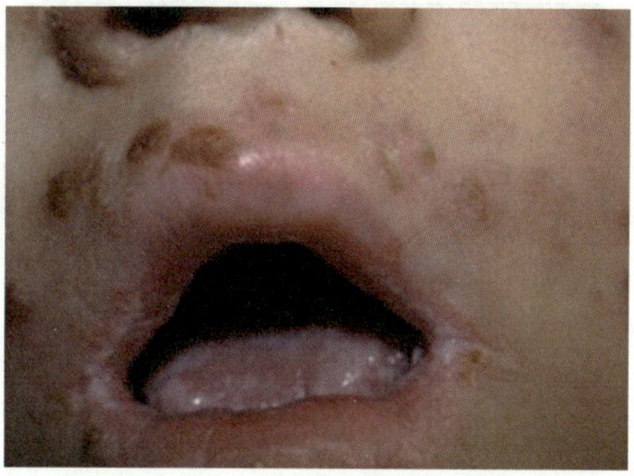
图 7-13 口腔念珠菌病

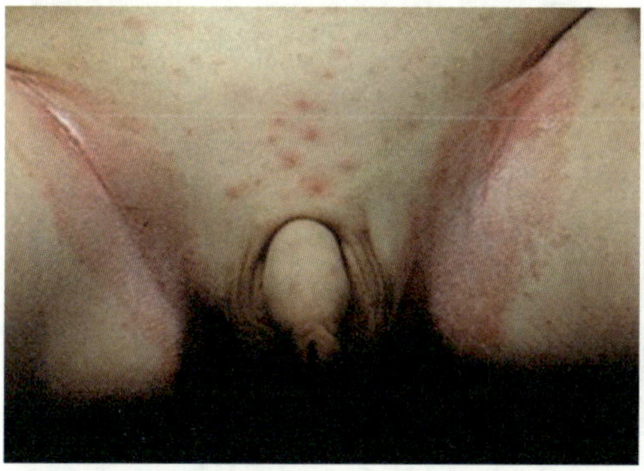
图 7-14 念珠菌性间擦疹

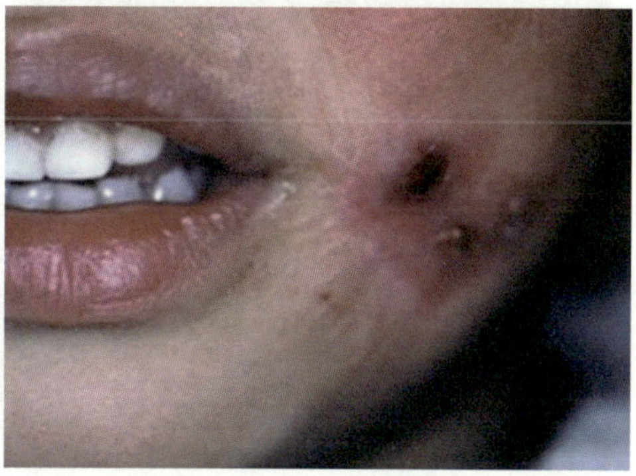
图 7-15 孢子丝菌病

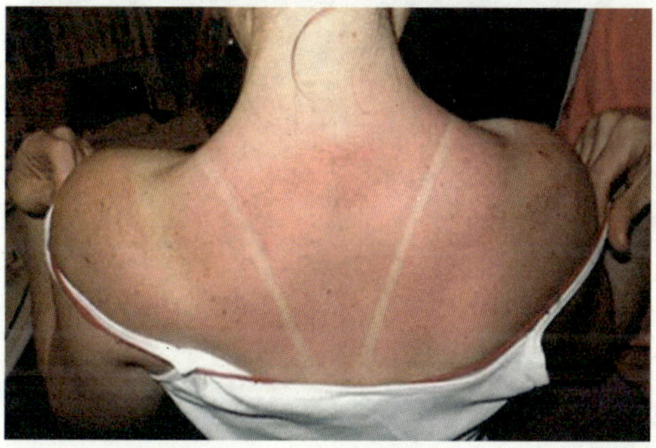
图 8-1 日晒伤

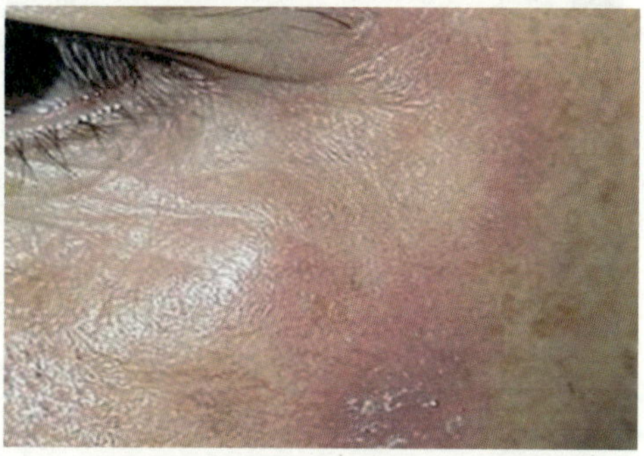
图 8-2 多形日光疹

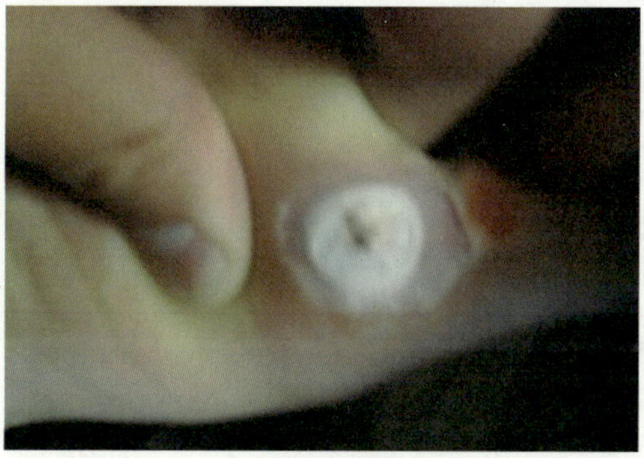
图 8-3 鸡眼

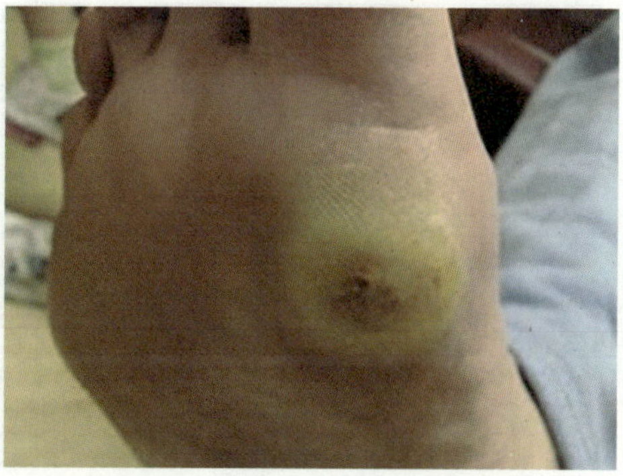
图 8-4 胼胝

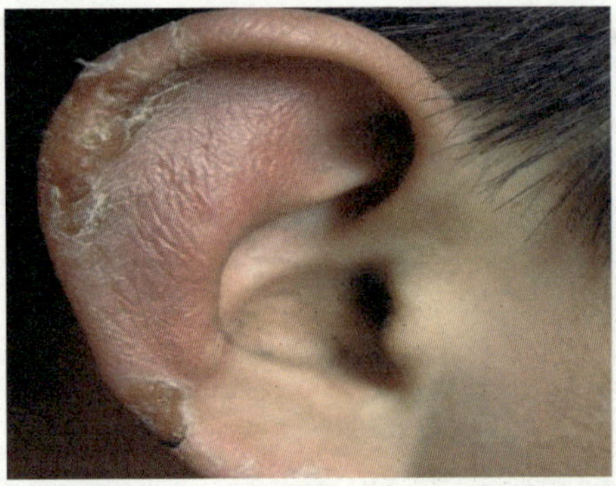
图8-5 冻疮

图8-6 白痱

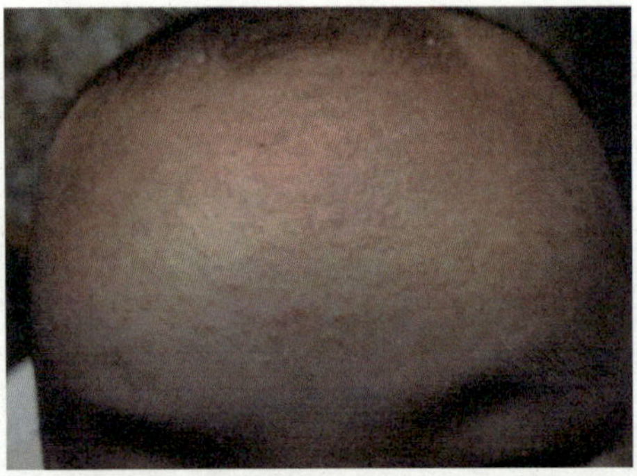
图8-7 红痱

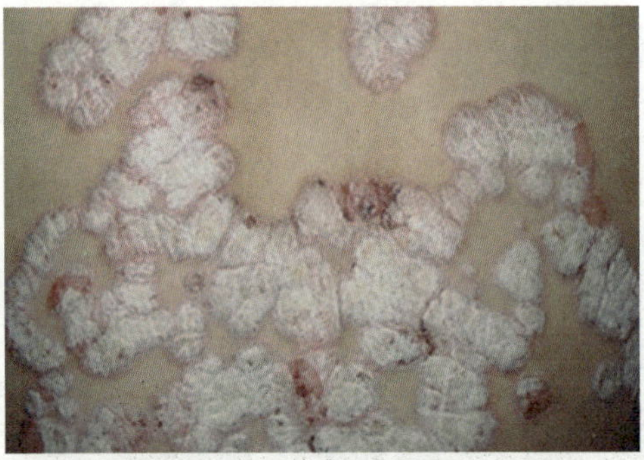
图9-1 寻常型银屑病

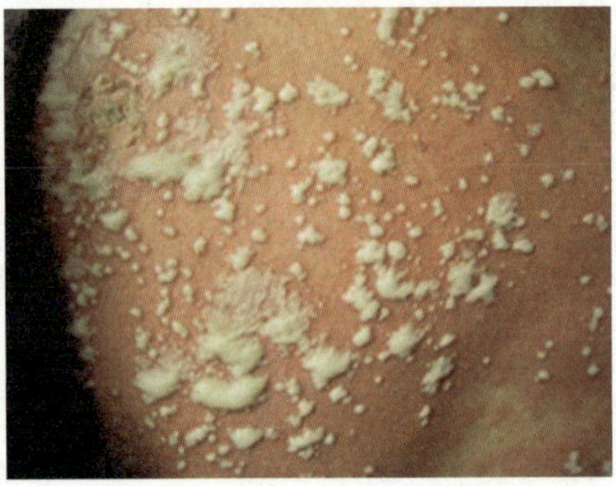
图9-2 泛发型脓疱型银屑病

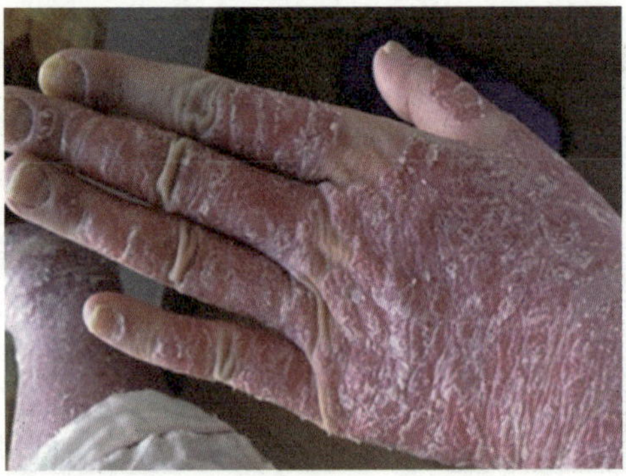
图9-3 红皮病型银屑病

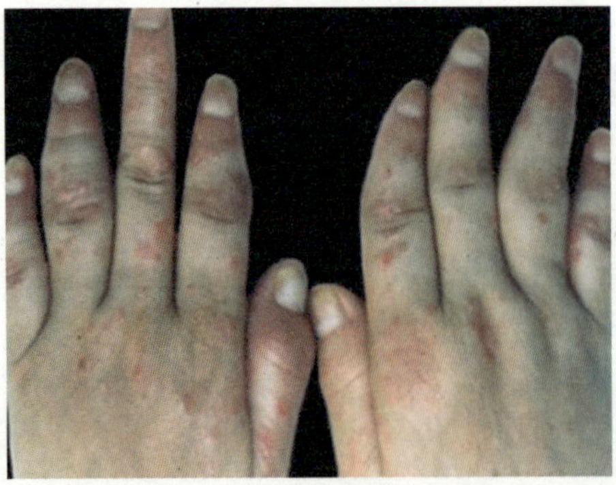
图9-4 关节病型银屑病

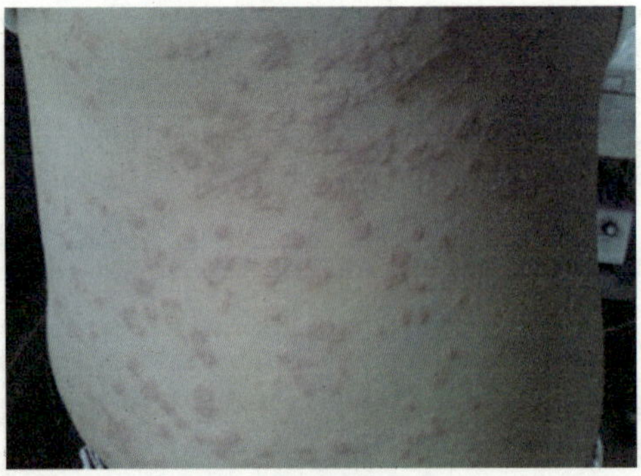
图9-5 玫瑰糠疹

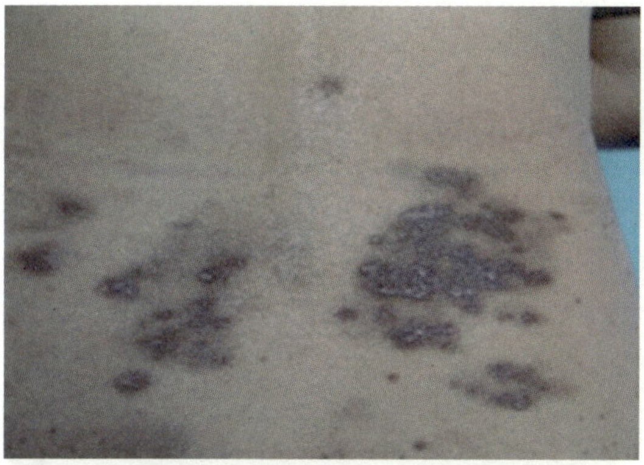
图 9-6　扁平苔藓特征皮损

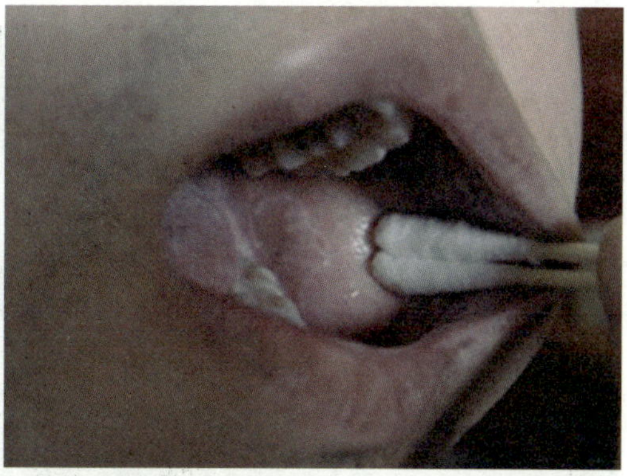
图 9-7　扁平苔藓口腔改变

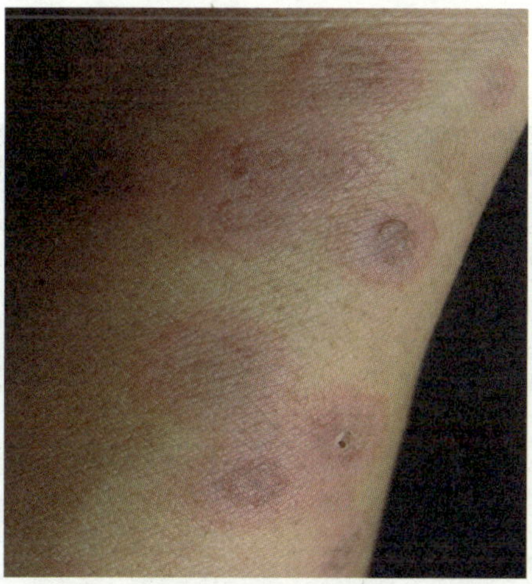
图 9-8　靶形红斑

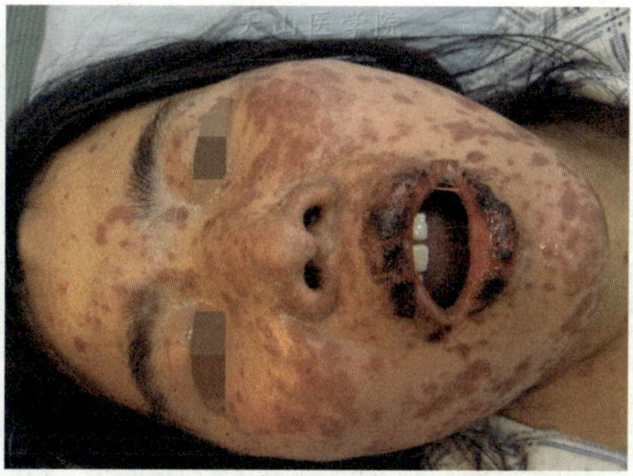
图 9-9　水疱和大疱损害

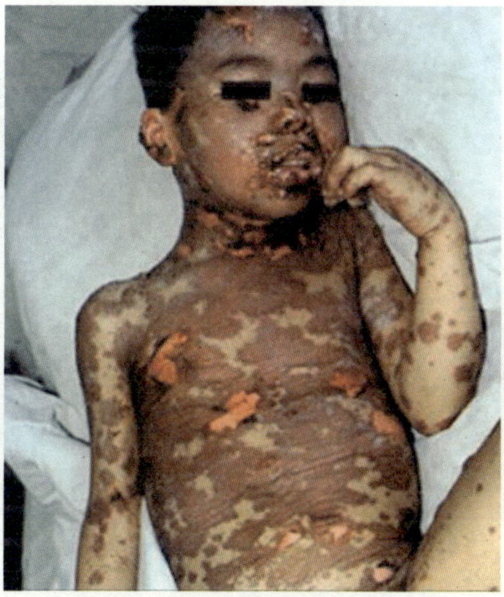
图 9-10　重症型累及全身

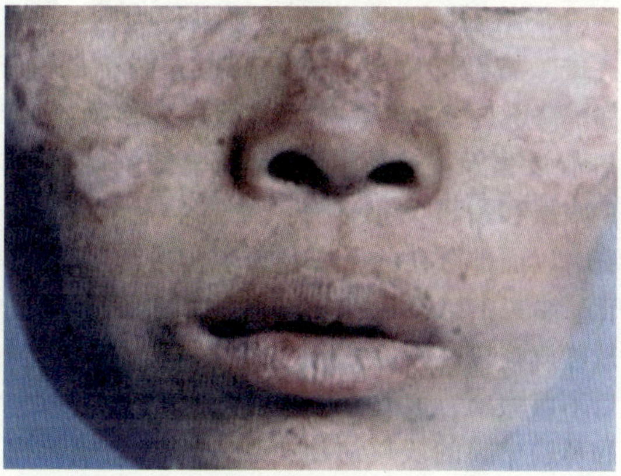
图 10-1　盘状红斑狼疮

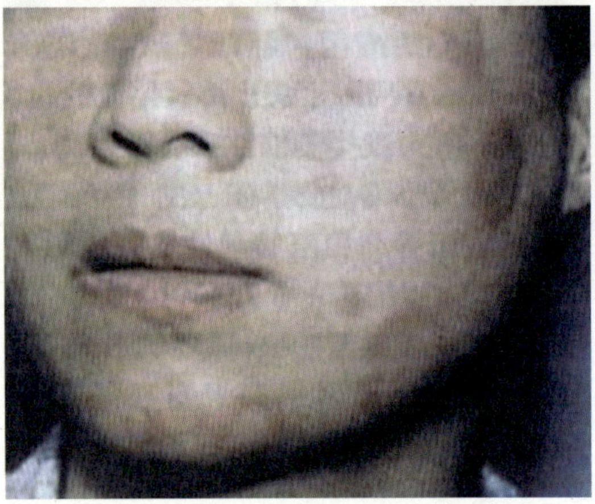

图 10-2　亚急性皮肤红斑狼疮

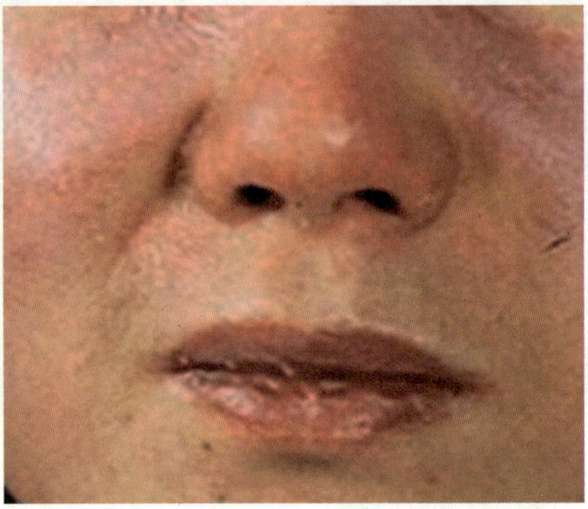

图 10-3　系统性红斑狼疮蝶形红斑

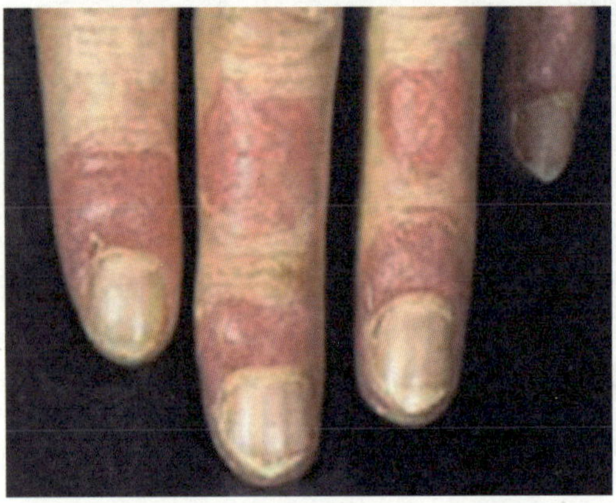

图 10-4　系统性红斑狼疮甲周红斑

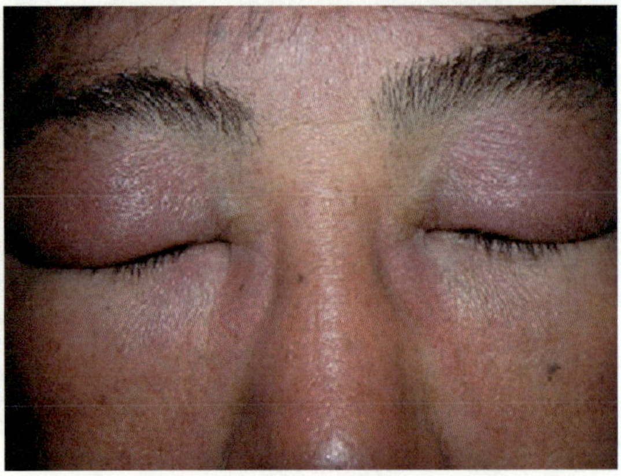

图 10-5　双上眼睑紫红色水肿红斑

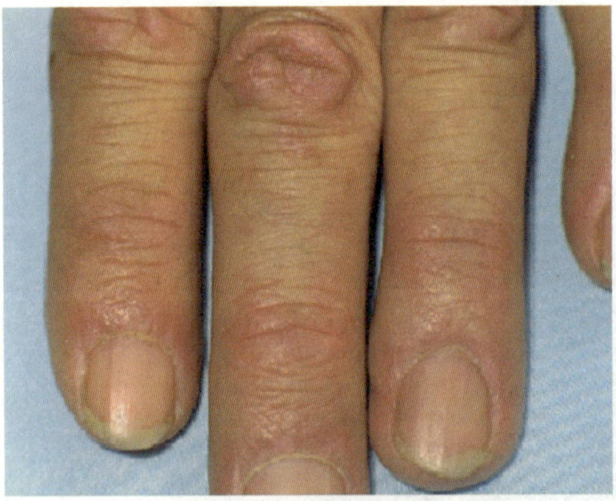

图 10-6　Gottron 丘疹

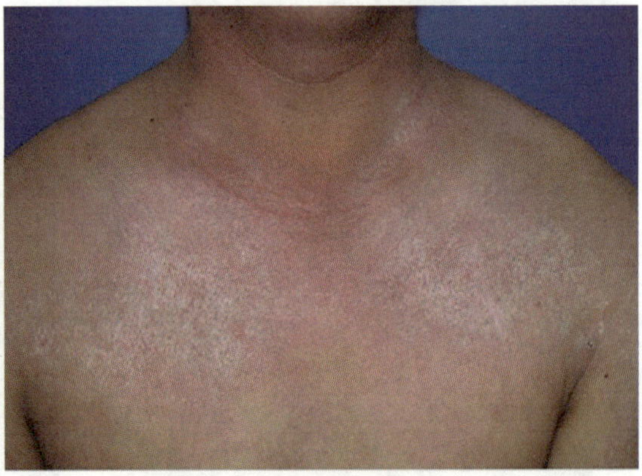

图 10-7　皮肤异色症

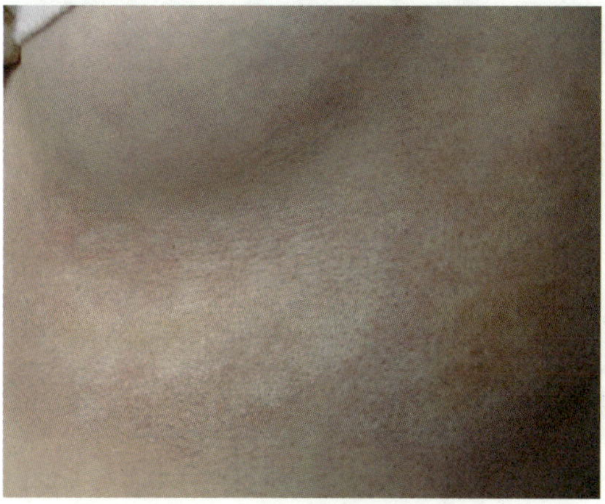

图 10-8　斑状硬皮病

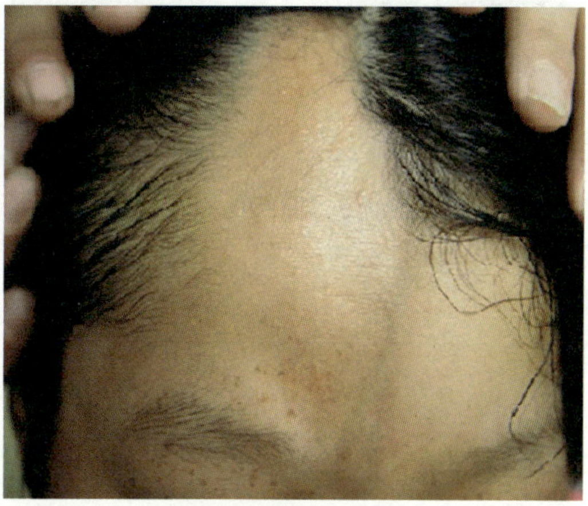

图 10-9　线状硬皮病

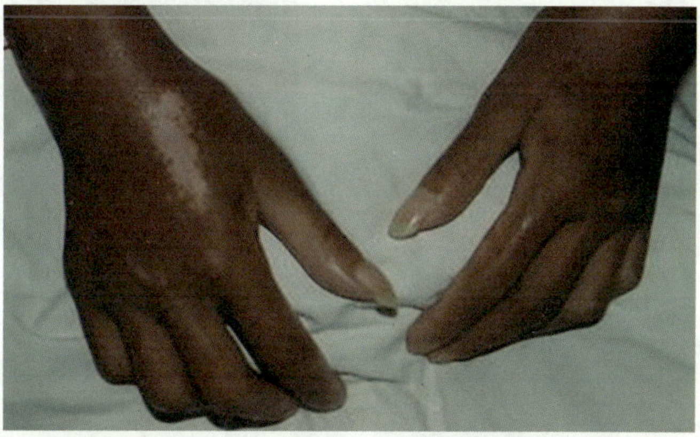

图 10-10　肢端硬化型硬皮病

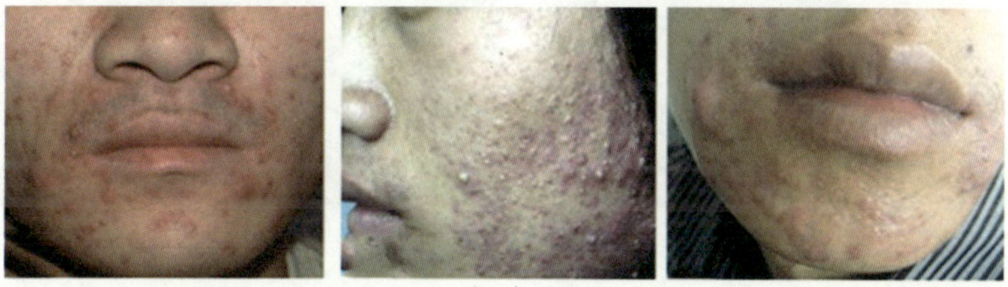

（a）粉刺　（b）丘疹、脓疱　（c）囊肿、结节

图 11-1　痤疮

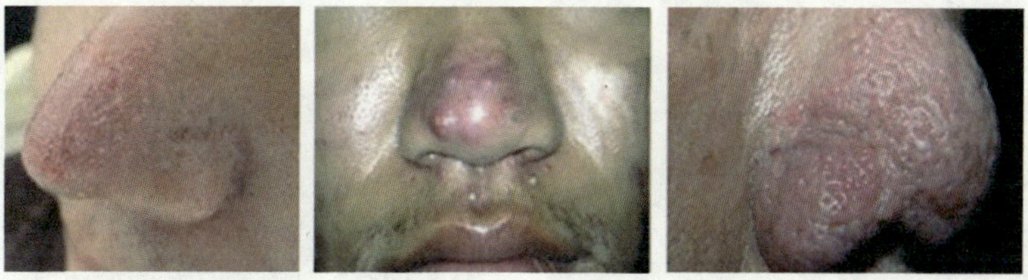

（a）红斑期　（b）丘疹脓疱期　（c）鼻赘期

图 11-2　酒渣鼻

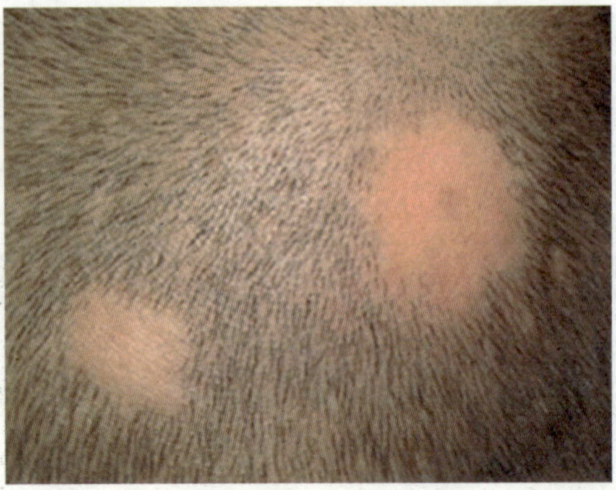

图 11-3 斑秃

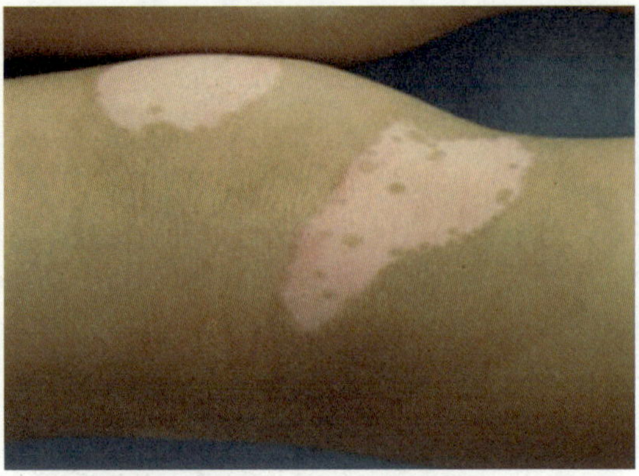

图 12-1 白癜风色素岛

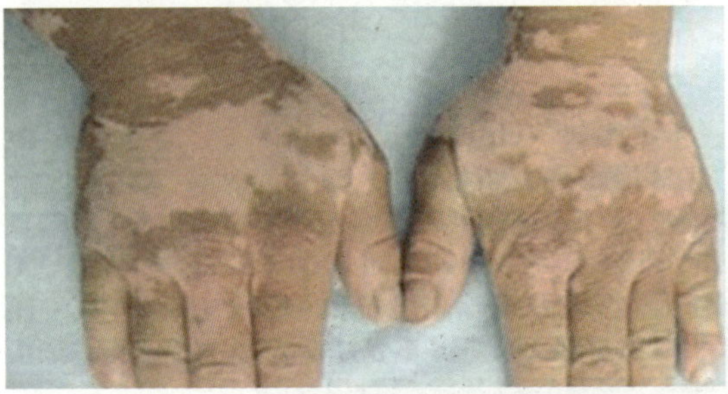

图 12-2 节段型白癜风

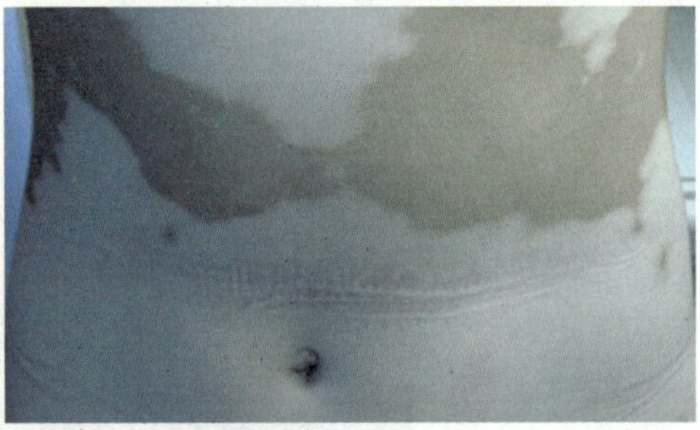

图 12-3 全身型白癜风

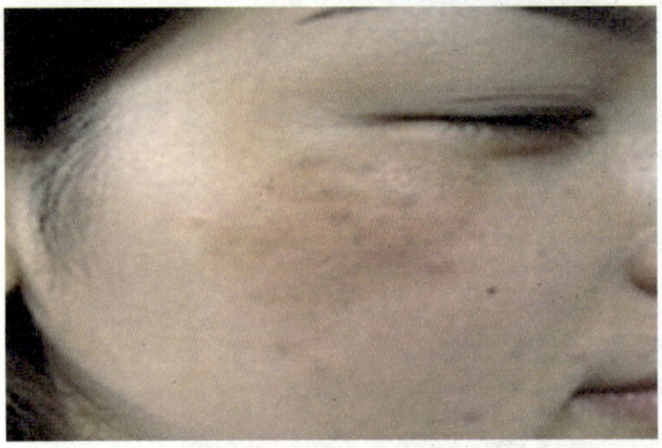

图 12-4 黄褐斑

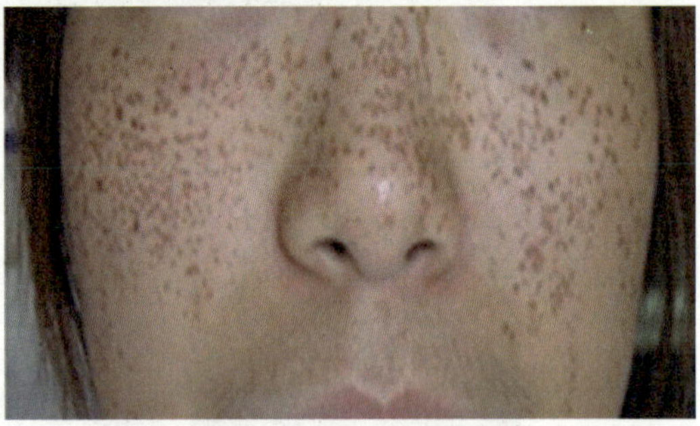

图 12-5 雀斑

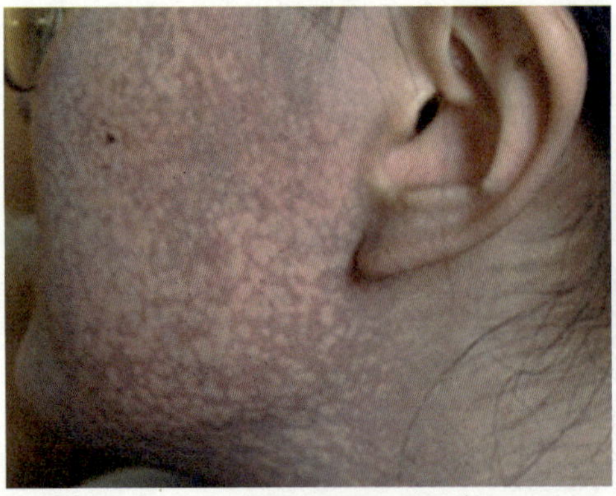

图 12-6 黑变病

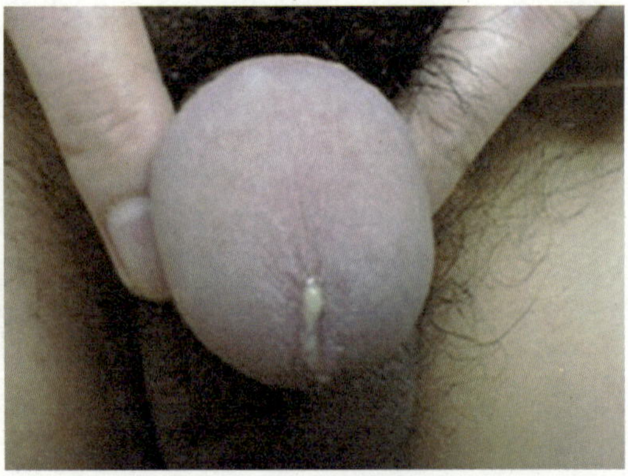

图 13-1 男性淋病

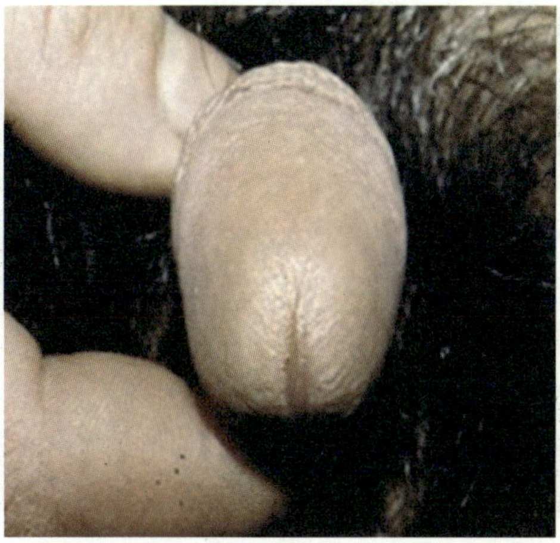
图 13-2 “糊口”现象

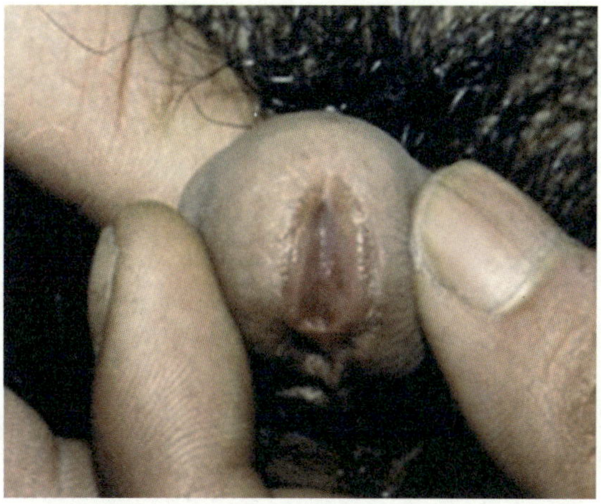
图 13-3 男性非淋菌性尿道炎

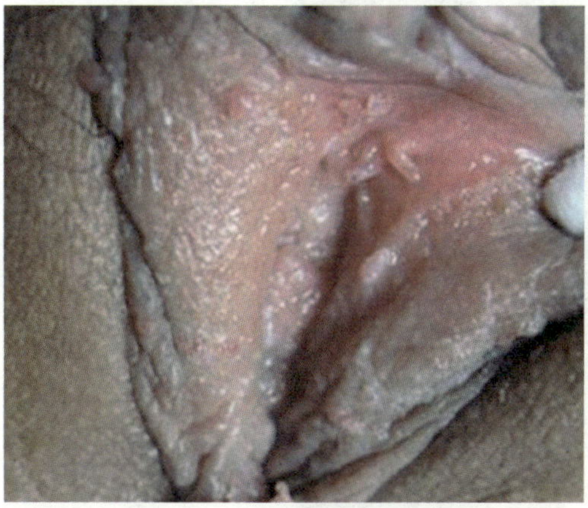
图 13-4 尖锐湿疣

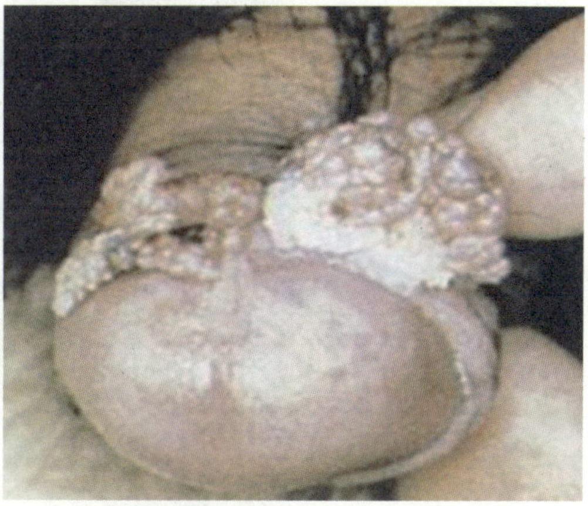
图 13-5 巨大尖锐湿疣

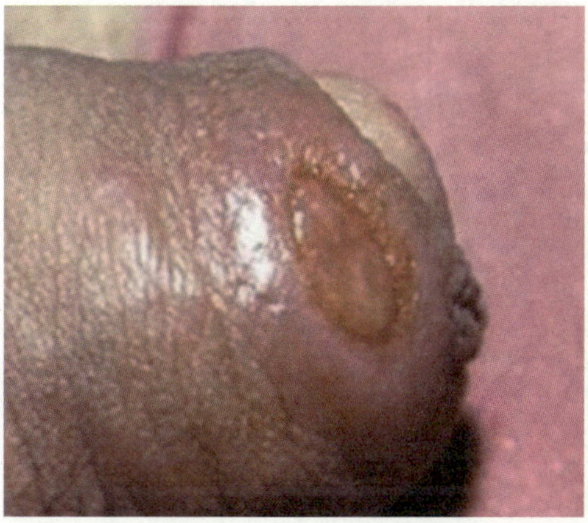
图 13-7 硬下疳

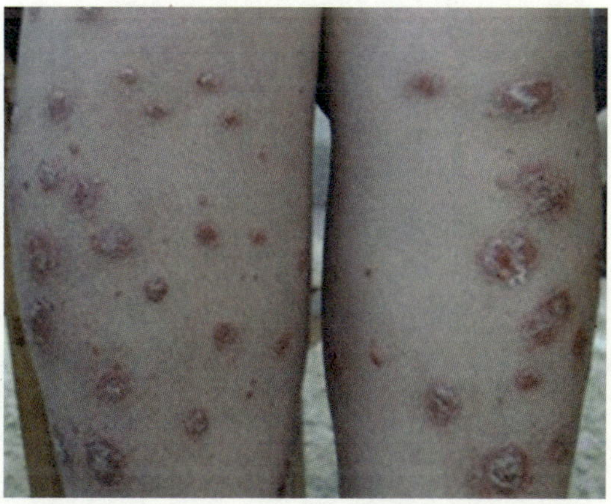
图 13-8 梅毒疹

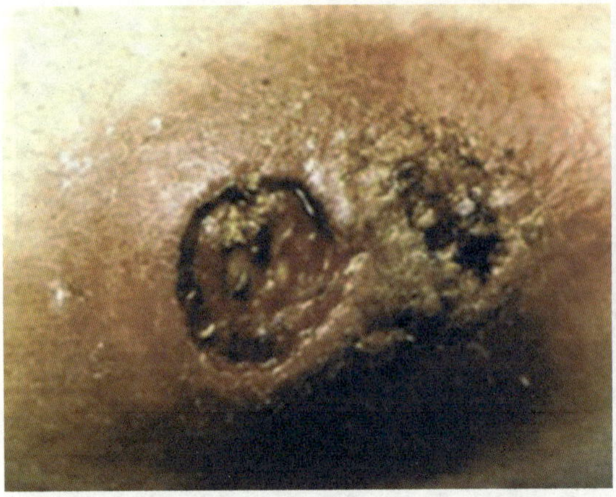

图 13－9　树胶肿

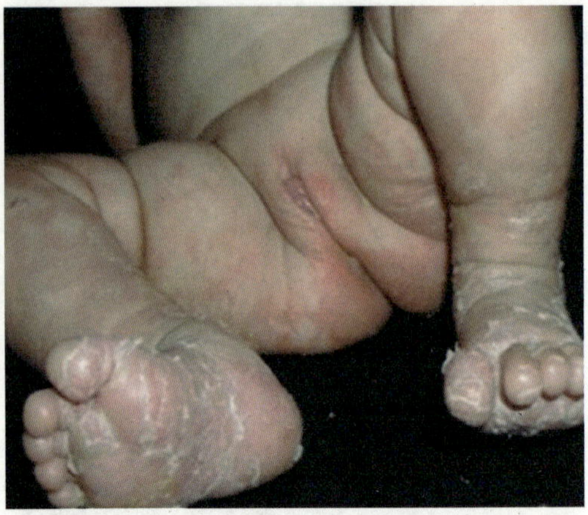

图 13－10　先天性梅毒

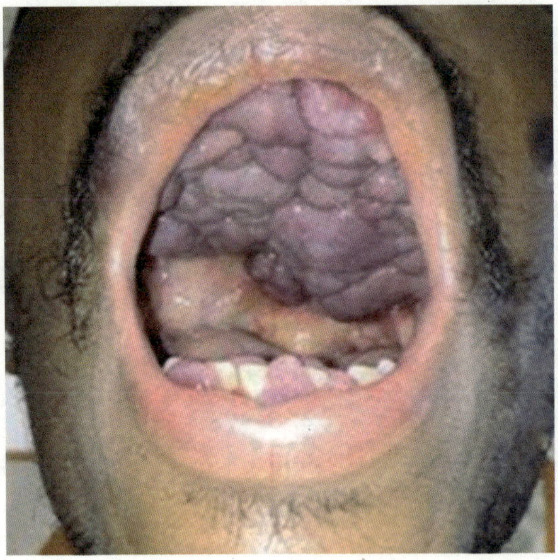

图 13－11　卡波西肉瘤